코로나19 바이러스
"친환경 99.9% 항균잉크 인쇄"
전격 도입

언제 끝날지 모를 코로나19 바이러스
99.9% 항균잉크(V-CLEAN99)를 도입하여 「안심도서」로
독자분들의 건강과 안전을 위해 노력하겠습니다.

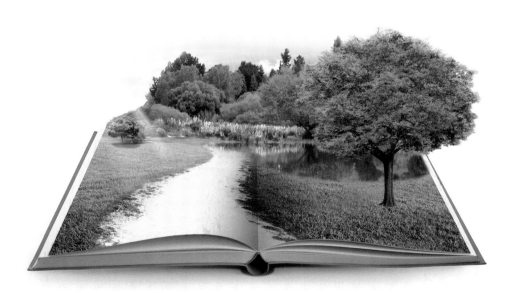

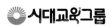

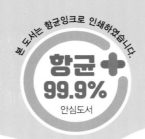

본 도서는 항균잉크로 인쇄하였습니다.

항균 + 99.9%
안심도서

항균잉크(V-CLEAN99)의 특징

◉ 바이러스, 박테리아, 곰팡이 등에 항균효과가 있는 산화아연을 적용

◉ 산화아연은 한국의 식약처와 미국의 FDA에서 식품첨가물로 인증받아 **강력한 항균력을** 구현하는 소재

◉ 황색포도상구균과 대장균에 대한 테스트를 완료하여 **99.9%의 강력한 항균효과** 확인

◉ 잉크 내 중금속, 잔류성 오염물질 등 **유해 물질 저감**

TEST REPORT

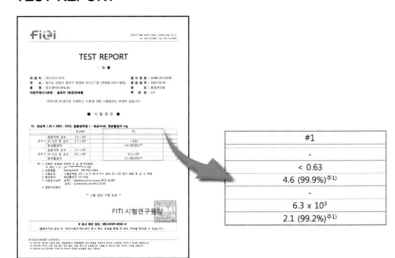

#1
-
< 0.63
4.6 (99.9%)주1)
-
6.3 x 10³
2.1 (99.2%)주1)

Clean Zone

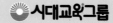
시대교육그룹

시 대 에 듀

독학사 4단계

— 간호학과 —

간호학 벼락치기

간호연구방법론 | 간호과정론 | 간호지도자론 | 간호윤리와 법

머리말

학위를 얻는 데 시간과 장소는 더 이상 제약이 되지 않습니다. 대입 전형을 거치지 않아도 '학점은행제'를 통해 학사학위를 취득할 수 있기 때문입니다. 그중 독학학위제도는 고등학교 졸업자이거나 이와 동등 이상의 학력을 가지고 있는 사람들에게 효율적인 학점인정 및 학사학위취득의 기회를 줍니다.

간호학과는 4단계 학위취득과정만 합격하면 4년제 간호학사 학위를 취득할 수 있어 더 효율적인 방법이라 할 수 있습니다. 최근 정부의 간호인력개편의 일환으로 3년제 간호학과가 4년제로 대부분 개편이 되었습니다. 이제 3년제 출신 간호사들의 4년제 학위취득은 직장에서의 승진과 경쟁력 강화를 위해 선택이 아니라 필수가 되었습니다.

독학사 간호학과는 타 제도에 비해 더 낮은 비용과 한 번의 시험으로 4년제 간호학사학위를 취득할 수 있는 가장 효과적인 제도라고 할 수 있습니다.

본 교재는 독학사 시험에 응시하는 수험생들이 단기간에 효과적인 학습을 할 수 있도록 다음과 같이 구성되었습니다.

01 독학학위제 Big Data 반영
다년간 출제된 독학학위제 평가영역을 철저히 분석하여 시험에 꼭 출제되는 내용을 중심으로 이론과 문항을 구성하였습니다.

02 핵심 키워드
기본서의 내용을 중요 부분 위주로 정리한 '핵심 키워드'를 통해 시험에 자주 출제되는 중요한 부분을 효율적으로 학습할 수 있도록 하였습니다.

03 최종모의고사
최종 마무리 정리를 위해 실제 시험과 유사한 양식과 난이도의 '최종모의고사'를 수록하였고, 엄선된 문제들을 풀어보며 실제 시험처럼 연습이 가능하도록 구성하였습니다.

04 주관식 철저 대비
4단계 학위취득과정에 대비할 수 있도록 각 단원의 최종모의고사에 최근의 독학사 주관식 출제경향과 일치하는 주관식 문제를 수록하였습니다.

이 책을 통해 독학사 간호학과 4단계 시험의 다양한 기출 중심 테마를 학습하고, 시험 대비에 적합한 객관식 문제와 주관식 문제 풀이를 하며 해당 내용을 이해하고 정리한다면 원하는 결과를 충분히 이루어 내리라 확신합니다.

편저자 씀

BDES

독학학위제 소개

독학학위제란?

「독학에 의한 학위취득에 관한 법률」에 의거하여 국가에서 시행하는 시험에 합격한 사람에게 학사학위를 수여하는 제도

- ⊘ 고등학교 졸업 이상의 학력을 가진 사람이면 누구나 응시 가능
- ⊘ 대학교를 다니지 않아도 스스로 공부해서 학위취득 가능
- ⊘ 일과 학습의 병행이 가능하여 시간과 비용 최소화
- ⊘ 언제, 어디서나 학습이 가능한 평생학습시대의 자아실현을 위한 제도
- ⊘ 학위취득시험은 4개의 과정(교양, 전공기초, 전공심화, 학위취득 종합시험)으로 이루어져 있으며 각 과정별 시험을 모두 거쳐 학위취득 종합시험에 합격하면 학사학위취득

독학학위제 전공 분야 (11개 전공)

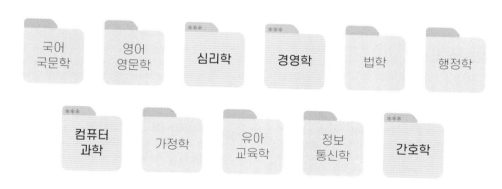

| 국어 국문학 | 영어 영문학 | ★★★ 심리학 | ★★★ 경영학 | 법학 | 행정학 |

| ★★★ 컴퓨터 과학 | 가정학 | 유아 교육학 | 정보 통신학 | ★★★ 간호학 |

※ 유아교육학 및 정보통신학 전공 : 3, 4과정만 개설
※ 간호학 전공 : 4과정만 개설
※ 중어중문학, 수학, 농학 전공 : 폐지 전공으로 기존에 해당 전공 학적 보유자에 한하여 응시 가능

※ 시대에듀는 현재 4개 학과(심리학, 경영학, 컴퓨터과학, 간호학과) 개설 중

독학학위제 시험안내

과정별 응시자격

단계	과정	응시자격	과정(과목) 시험 면제 요건
4	학위취득	• 3년제 전문대학 간호학과를 졸업한 자 • 4년제 대학교 간호학과에서 3년 이상 교육과정을 수료한 자 • 4년제 대학교 간호학과에서 105학점 이상을 취득한 자	없음(반드시 응시)

응시 방법 및 응시료

• 접수 방법 : 온라인으로만 가능
• 제출 서류 : 응시자격 증빙 서류 등 자세한 내용은 홈페이지 참조
• 응시료 : 20,200원

독학학위제 시험 범위

• 시험과목별 평가 영역 범위에서 대학 전공자에게 요구되는 수준으로 출제
• 시험 범위 및 예시문항은 독학학위제 홈페이지(bdes.nile.or.kr) – 학습정보–과목별 평가영역에서 확인

문항 수 및 배점

과정	일반 과목			예외 과목		
	객관식	주관식	합계	객관식	주관식	합계
전공심화, 학위취득 (3~4과정)	24문항×2.5점 =60점	4문항×10점 =40점	28문항 100점	15문항×4점 =60점	5문항×8점 =40점	20문항 100점

※ 2017년도부터 교양과정 인정시험 및 전공기초과정 인정시험은 객관식 문항으로만 출제

합격 기준

• 4과정(학위취득 종합시험) 시험 : 총점 합격제 또는 과목별 합격제 선택

구분	합격 기준	유의 사항
총점 합격제	• 총점(600점)의 60% 이상 득점(360점) • 과목 낙제 없음	• 6과목 모두 신규 응시 • 기존 합격 과목 불인정
과목별 합격제	• 매 과목 100점 만점으로 하여 전 과목(교양 2, 전공 4) 60점 이상 득점	• 기존 합격 과목 재응시 불가 • 기존 합격 과목 포함하여 총 6과목 초과하여 선택할 수 없음 • 1과목이라도 60점 미만 득점하면 불합격

시험 일정 및 간호학과 4단계 시험 시간표

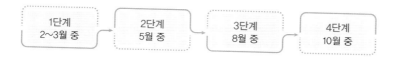

1단계	2단계	3단계	4단계
2~3월 중	5월 중	8월 중	10월 중

• 간호학과 4단계 시험 과목 및 시험 시간표

구분(교시별)	시간	시험 과목명
1교시	09:00~10:40 (100분)	국어, 국사, 외국어 중 택2 과목 (외국어를 선택할 경우 **실용영어**, 실용독일어, 실용프랑스어, 실용중국어, 실용일본어 중 택1 과목)
2교시	11:10~12:50 (100분)	• 간호연구방법론 • 간호과정론
중식	12:50~13:40 (50분)	
3교시	14:00~15:40 (100분)	• 간호지도자론 • 간호윤리와법

※ 입실시간: 08:30까지 완료, 합격기준: 6과목 합격(교양 2과목, 전공 4과목)

※ 시험 일정 및 시험 시간표는 반드시 독학학위제 홈페이지(bdes.nile.or.kr)를 통해 확인하시기 바랍니다.

※ 시대에듀에서 개설된 과목은 빨간색으로 표시했습니다.

이 책의 구성과 특징

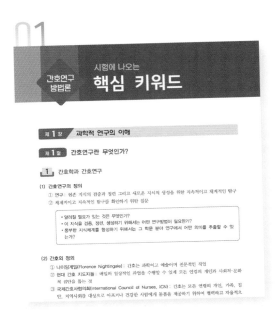

두꺼운 기본서는 가라!
시험에 나오는 핵심 키워드

평가영역을 바탕으로 구성한
'시험에 나오는 핵심 키워드'를 통해
중요한 이론을 효율적으로
학습할 수 있어요!

모의고사로 실전 감각 키우기!
합격으로 가는 최종모의고사

'합격으로 가는 최종모의고사'를
실제 시험처럼 시간을 정해 놓고 풀어 보세요!

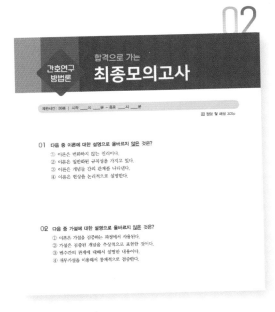

03

24 다음 중 연구논문 작성법과 관련된 설명으로 올바르지 않은 것은?

① 연구방법 부분에는 자료 분석을 위해 사용된 통계방법에 대하여 상세히 기술한다.
② 초록은 연구 전반에 대한 요약으로 연구목적, 연구방법, 연구결과, 결론을 간략히 작성한다.
③ 논의에서는 서론에 제시한 가설의 검정 여부를 기술하고, 문헌고찰의 내용을 비교한다.
④ 연구 제목은 짧지만 연구의 내용을 포괄적으로 설명해주는 내용으로 작성되어야 한다.

주관식 문제

01 유의수준에 대하여 간략히 서술하시오.

02 각각의 설명에 해당하는 연구방법을 순서대로 쓰시오.

[연구 ①]
연구를 시작하면서 연구대상자를 모집하고 모집한 대상자를 시간에 따라서 추적 조사하는 연구로 흡연자들을 추적 관찰하면서 폐암과의 연관성을 확인하는 연구가 이에 해당한다.

[연구 ②]
기록되어 있는 자료를 가지고 하는 특정인자의 노출여부에 따른 질병발생여부에 대한 연구로 최근 5년 동안 담배공장에 근무한 사람들의 폐암발생여부를 확인하여 두 인자의 연관성을 확인하는 연구가 이에 해당한다.

4단계 주관식을 공략하기 위해
주관식 철저 대비!

각 단원의 최종모의고사에 수록되어 있
는 주관식 문제를 풀이하며 4단계 주관
식 문제에 대비해 보세요!

Bachelor's Degree
Examination for
Self-Education

CONTENTS

목차

벼락치기

I

간호연구방법론

—

- 시험에 나오는 핵심 키워드
- 합격으로 가는 최종모의고사

간호학과 4단계 벼락치기

I wish you the best of luck!

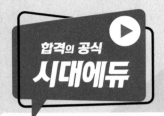

합격의 공식 **시대에듀**

잠깐!

자격증 · 공무원 · 금융/보험 · 면허증 · 언어/외국어 · 검정고시/독학사 · 기업체/취업

이 시대의 모든 합격! 시대에듀에서 합격하세요!

www.youtube.com → 시대에듀 → 구독

제 1 장 과학적 연구의 이해

제 1 절 간호연구란 무엇인가?

1 간호학과 간호연구

(1) 간호연구의 정의

① 연구 : 현존 지식의 검증과 정련 그리고 새로운 지식의 생성을 위한 지속적이고 체계적인 탐구
② 체계적이고 지속적인 탐구를 확인하기 위한 질문

> • 알려질 필요가 있는 것은 무엇인가?
> • 이 지식을 검증, 정련, 생성하기 위해서는 어떤 연구방법이 필요한가?
> • 풍부한 지식체계를 형성하기 위해서는 그 학문 분야 연구에서 어떤 의미를 추출할 수 있는가?

(2) 간호의 정의

① 나이팅게일(Florence Nightingale) : 간호는 과학이고 예술이며 전문적인 직업
② 현대 간호 지도자들 : 매일의 일상적인 과업을 수행할 수 있게 모든 연령의 개인과 사회적·문화적 집단을 돕는 것
③ 국제간호사협의회(International Council of Nurses, ICN) : 간호는 모든 연령의 개인, 가족, 집단, 지역사회를 대상으로 아프거나 건강한 사람에게 돌봄을 제공하기 위하여 협력하고 자율적으로 행하는 것
④ 간호연구의 큰 목적은 인간의 본성을 이해하여 간호의 특성을 연구하고 간호행위를 설명, 예측 및 통제하는 것으로 인류의 건강을 도모하는 것임. 즉, 간호 현상을 분석함으로써 생물학적, 사회적, 심리적, 행동적 및 문화적 영역에서 건강과 질병에 대한 인간의 반응을 통제함
⑤ 간호의 궁극적인 목적 : 환자, 가족, 보건의료 제공자와 보건의료체계를 위한 양질의 성과를 증진하는 근거 중심의 간호를 제공하는 것

2 간호연구의 필요성 및 영역

① 전문직 지식체 형성 : 간호가 전문직으로서 성장하는 데 필수적인 자율성을 증진하는 데 이바지함
② 간호의 범주 규명 : 연구를 통해 간호의 경계를 분명하게 함
③ 간호중재의 효율성 입증 : 간호중재의 효율성을 입증
④ 의사결정 : 간호 사정, 진단, 계획, 중재, 평가 등에서 의사결정에 도움
⑤ 간호교육에 기여 : 학생들에게 연구수행 역할 교육, 연구 현장에 노출하여 지식 변화
⑥ 간호행정에 기여 : 간호사의 권리 향상과 인력 확보 등에 이바지함
⑦ 간호실무에 기여 : 실무 중심 간호연구로 간호 실무를 향상

3 간호연구의 발전과 전망

(1) 1900년대 이전
① 나이팅게일(Notes on Nursing, 1859) : 관찰기록의 중요성 강조
② 나이팅게일(1850 ~ 1910) 이후 1900년대 중반까지는 연구가 관심을 받지 못함

(2) 1900년 초기
① 1900 ~ 1950년대까지 간호연구 활동은 제한적
② 1900 ~ 1940년은 병원 간호학교 안에 디플로마 학위 과정 신설
③ 1900년에는 「American Journal of Nursing」이 발간
④ 골드마크 보고서(Goldmark Report, 1923) 발표
⑤ 1940년대 또한 간호연구의 주요 관심사는 간호교육

(3) 1950 ~ 1960년대
① 간호연구의 발전기
② 1952년 「Nursing Research」 창간
③ 각 분야의 간호표준이 개발됨
④ 1960년대에는 임상연구의 수가 증가
⑤ 다양한 학제 간 연구의 이론과 방법론이 등장

(4) 1970년대
① 1970년대 교육연구는 교육방법의 평가와 학생의 학습경험 등에 관심
② 전문간호사(NP, CNS)의 역할 증대가 요구됨
③ 1960년과 1970년대 후반에는 모델, 개념, 이론개발에 관심
④ 다양한 간호학 잡지가 창간됨

(5) 1980년대

① 미국 간호협회 간호연구위원회는 향후 10년간 연구 방향을 간호현장에서 활용할 실무중심 연구로 제시

② 1983년에 미국 간호협회는 간호연구센터(Nursing Research Center) 설립, 「Annual Review of Nursing Research」 창간

③ 양적, 질적 연구방법 모두 필요함을 인식

④ 1986년에는 미국국립보건원에 국립간호연구센터가 설립

⑤ 1980년대 후반 근거 중심 의학이 대두

(6) 1990년대

① 1900년대 이후 건강관리 서비스의 효율성을 강조

② 1993년에는 미국 국립간호연구센터가 국가 지원으로 더욱 활성화됨

③ 1990년대 임상중심, 근거중심 실무 전문학술지 발행

④ 'Cochrane Collaboration'이 1993년에 창립

⑤ 1990년 미국 국립간호연구센터의 연구 우선순위
  ㉠ 〈저체중 신생아, 면역결핍 바이러스 감염, 만성환자 간호와 증상 관리, 건강 증진〉 등의 주제
  ㉡ 이후 〈지역사회 중심 간호 모델, 인지 손상의 치료방법, 만성질환에 대한 대처, 면역력 증진을 위한 중재〉 등이 강조됨

⑥ 1997년 국제간호협회는 연구의 우선순위를 〈보건의료개혁의 영향평가, 사회 경제 수준과 환경에 따른 간호 인력의 수요공급 비교, 생산성 평가, 교육의 질 분석, 의료 인력의 교육서비스 효과분석, 취약집단 케어 모형에 관한 연구, 건강관리체계 간 간호의 질, 그 밖에 윤리적, 가정간호, 직업병, 감염관리〉 등의 연구로 결정

(7) 국내 간호연구 동향

① 1940년대 후반기 구체적인 간호연구의 시작

② 1953년 「대한 간호」의 출간

③ 1955년 간호대학 과정의 설립

④ 1962년 대학원 교육의 확대

⑤ 1960년대 연구는 초보적 연구단계로 기술적 연구가 주류를 이룸

⑥ 1970년대 초반부터 대학과정에서 간호연구 과목이 개설

⑦ 1978년 간호계 첫 박사학위 과정 신설

⑧ 1989년 성인간호학회지 발간과 7개 분야별 학회에서 학회지 발간

> **❗ 더 알아두기 🔍**
>
> • 1955년 : 이화여자대학교에 간호학과 개설
> • 1960년 : 이화여대에 대학원 석사과정 개설
> • 1978년 : 연세대학교에 최초로 박사과정 개설

4 간호연구에서의 문제점과 전망

(1) 간호연구의 문제점

> • 환자 중심의 연구 부족
> • 타 보건의료인과의 학제 간 연구 부족
> • 교육과 임상과의 거리감
> • 간호사 스스로 고등교육준비에 대해 가치를 두지 않음
> • 보건의료직 및 타 분야가 간호사의 고등교육 준비에 대해 가치를 두지 않음
> • 간호 교수가 간호연장으로부터 소외되어 있음
> • 임상 간호를 위한 축적된 간호지식의 부족
> • 실제로 활용될 수 있는 연구 부족
> • 반복연구 부족

(2) 간호연구의 전망

> • 근거중심 실무에 대한 초점 증가
> • 반복연구를 통한 강력한 지식체 구축
> • 통합적인 고찰의 강조
> • 다학제 간 공동 연구의 강조
> • 연구결과의 보급 및 확대
> • 성과연구에 대한 관심 증가
> • 간호연구의 가시화 증가

> **!** 더 알아두기 🔍
>
> 2003년 미국 국립간호연구소에서 제시한 다섯 가지 미래간호연구 주제
> ① 더 나은 건강을 위한 생활방식의 변화
> ② 삶의 질을 향상하기 위한 만성 질환의 관리
> ③ 건강의 불균형을 감소시키기 위한 효과적인 전략의 규명
> ④ 인간의 요구를 충족하기 위한 진보된 기술의 이용
> ⑤ 환자와 가족을 위한 생의 종말 경험 연구의 강화

제 2 절 과학, 이론 그리고 연구

1 과학적 연구의 의미

(1) 과학적인 연구란 무엇인가?

① 과학이란 체계적이고 조직적인 방법에 의해 얻어진 지식체이다.
② 좁은 의미의 과학이란 용어는 자연과학의 뜻으로 흔히 사용되나, 넓은 의미로 사용될 때는 인문과학, 사회과학, 철학 등 모든 학문을 포함한다.
③ 과학적 연구는 관심 있는 문제를 연구하기 위해 과학적 방법을 적용하는 것이다.
④ 과학적 방법의 연구란 정보를 얻기 위해 질서 있는 체계적 절차를 따르는 것을 의미한다.
⑤ 광범위한 과학적 연구방법에는 양적 연구와 질적 연구가 있다.

(2) 왜 연구를 하는가?

① 서술(Description)
② 설명(Explanation)
③ 예측(Prediction)
④ 통제(Control)

2 이론과 과학적 연구

이론은 한 개념이나 개념 간의 관계에 대한 일반화된 서술 또는 설명이다. 한 번만 실행한 연구로는 이론이 형성되지 않는다. 그래서 많은 연구결과가 비슷하게 나왔을 때 이론이 만들어진다.

(1) 이론과 연구와의 관계

이론을 구축하거나 검증하는 과정에서 연구는 필수적인 방법이다. 논리적인 전개방법은 연역적(deductive) 방법과 귀납적(inductive) 방법으로 구분된다.

① 가설적인 이론이 존재하는 경우라면 그것을 바탕으로 연역적 접근방법 이용
② 근거되는 이론이 존재하지 않는다면 귀납적 방법 이론을 형성
③ 간호연구의 궁극적인 목적
  ㉠ 체계적이고 객관적인 관찰법을 이용
  ㉡ 경험적인 간호현상 속에 내재하는 제반 규칙을 찾음
  ㉢ 이를 계량적인 방법으로 검증함으로써 그 규칙을 타당성 있게 기술하고 설명
  ㉣ 이를 토대로 하여 이론과 법칙으로 일반화
  ㉤ 이론이나 법칙에 의해 앞으로 나타날 현상을 예견하고 조절

3 과학, 이론 그리고 연구와의 관계

① 연구는 이론, 교육, 실무와 연계되어 있다. 연구 결과에 의해 지지가 된 이론의 형식화(formulation)는 이론 중심 간호 실무의 기반이 된다. 이론은 연구와 실무를 이어주는 틀을 제공하며, 의미 있고 일반화가 가능한 과학적 연구에 이바지한다. 실무와 이론 모두 연구문제 도출에 이용된다. 또한, 간호이론은 연구문제에 대한 해답을 찾는 데 적절한 방법이 무엇인가에 대한 방향도 제시한다. 연구는 이론을 검증하고 수정하는 방법이다. 이 순환경로는 연구를 통해 지지가 되어 온 이론이 실무를 안내할 수 있을 때 비로소 완성된다. 간호교육을 통해 각기 다른 이론을 탐구하며 연구결과에 비추어 이들을 평가하게 된다.
② 간호연구에서 과학적 연구의 한계성
  간호연구는 인간의 행태를 관찰하거나 사회현상을 관찰하는 속성이 있다. 인간의 행태와의 관계를 규명하려 할 때 수많은 요인을 통제해야 하므로 연구수행에 있어서 현실적으로 어려움이 발생한다.

제 3 절 　간호연구자의 역할 및 일반적 연구과정

1 　전문직 간호사와 간호연구

(1) 간호연구에서 간호사의 역할

① 연구논문을 읽는 소비자
② 연구를 계획하고 진행하는 연구자
③ 모든 교육과정에서 간호연구는 필수적

(2) 교육수준별 간호연구의 역할

① 간호 학생의 수준
　㉠ 간호실무를 위해 연구의 필요성 또는 가치를 파악한다.
　㉡ 간호실무에서 연구문제 확인을 돕는다.
　㉢ 연구자료 수집을 돕는다.
② 간호학 학사 수준
　㉠ 간호실무에 적용하기 위해 보고서를 읽고 해석하고 평가한다.
　㉡ 간호결과를 간호실무에 적용한다.
　㉢ 연구문제 확인과 연구수행에 참여한다.
　㉣ 간호실무를 향상할 자료를 수집한다.
　㉤ 동료와 연구결과를 공유한다.
③ 간호학 석사 수준
　㉠ 간호실무 문제를 분석하고 재구성한다.
　㉡ 간호연구의 질과 임상적 연관성을 강화한다.
　㉢ 연구 활동을 지지하고, 다른 연구 분야와 협조하여 연구 활동을 진행한다.
　㉣ 임상 상황에서 간호실무의 질 향상을 위한 연구를 수행한다.
　㉤ 간호실무에서 연구를 통해 얻은 결과를 적용하여 다른 사람들을 도와준다.
④ 간호학 박사 수준
　㉠ 실무 향상을 위해 과학적 지식과 다른 지식 자원 사이의 상호작용에서 지도력을 발휘한다.
　㉡ 대상자들의 안녕에 대한 간호활동의 공헌도를 평가한다.
　㉢ 간호실무의 질 향상과 간호활동의 공헌도를 평가하려는 방법을 개발한다.
　㉣ 연구방법을 배우려는 다른 간호사들을 지도하고 격려하는 역할모델이 된다.
　㉤ 교육기관이나 건강관련기관과 협동 연구하거나 상담하는 역할을 한다.

2 연구의 유형

(1) 양적 연구와 질적 연구

① 양적 연구 : 연역적이며 객관성과 그 결과를 일반화하는 능력을 강조한다.

② 질적 연구 : 질적 연구는 지식을 발견하거나 확대하는 귀납적 접근법이다.

항목	양적 연구	질적 연구
연구초점	변수들에 대한 특정적 연구초점	전반적 연구초점
연구관점	객관적	주관적
조건	과학적으로 철저하게 조작화, 통제화, 통제된 연구 현장, 무작위화	무조작화, 무통제화, 자연스러운 현장
이론과의 관계	이론적 틀을 검증함, 연역적	이론을 검증하지 않음, 이론을 형성, 귀납적
연구가설	가설	광범위한 연구 질문들
연구도구	정신사회적 또는 생리적 도구를 사용	면담, 관찰, 다른 의사소통 방법
대상자 선정	표본추출 절차에 근거하여 대상자 선정, 대상 자 수 결정	주정보제공자 확인, 이론적 포화도의 개념에 기초한 정보제공자의 수 결정
통계분석	자료의 통계 분석	패턴이나 주제에 따라 자료의 기호화

(2) 종적 연구(longitudinal research)와 횡적 연구(cross-sectional research)

① 종적 연구 : 동일한 대상으로부터 장기간에 걸쳐 자료를 수집하는 방법이다.

② 횡적 연구 : 여러 다른 시점에 있는 대상자의 다양한 상태를 동시에 조사하는 방법이다.

(3) 역사적 연구(archival or historical research)

역사적 연구는 연구자가 설정한 가설의 논리성과 관련지어 과거의 기록을 추적한다든지 또는 당시에 살았던 사람들과 면담을 함으로써 과거를 객관적으로 정확하게 재구성해 보려는 목적으로 시행된다.

(4) 사례 연구(case study)

관심을 가지는 사회적 단위(개인, 소규모 집단, 대규모 집단 등)의 현재상황 및 주위환경과의 상호 작용 등을 집중적·심층적으로 연구하고자 하는 목적으로 행해지는 연구이다.

(5) 자연관찰 연구(natural observation study)

자연발생적인 사건에 대한 관찰을 통해 이루어지므로 연구설계에 개입(intervention)이 없는 것이 특징이다.

(6) 조사 연구(survey research)

조사 연구는 변수 간의 상호관련성, 분포 및 이환율에 대한 정보를 얻기 위해 설계되며 비실험 연구 로 이루어진다. 대개 인간에 대한 행동, 지식, 의도, 여론, 자세 및 가치에 대한 정보를 수집한다.

(7) 실험 연구(experimental research)

① 실험 연구는 인과관계를 파악하기 위한 연구이다. 그러나 간호학의 관심영역은 대개 여러 개의 원인을 가지고 있으므로 관심 없는 원인들은 통제하고 관심 있는 원인만을 다루게 된다. 원인을 명확히 파악하면 예측과 통제가 가능해진다.

② 조작(manipulation), 통제(control), 무작위(randomization)가 특징이다(세 가지 원칙을 다 지키면 순수실험연구, 일부 원칙만 지키면 유사실험연구).

③ 실험 연구란 용어 자체가 독립변수의 조작이란 의미이다.

④ 실험 연구의 한계

　㉠ 본질적으로 조작이 불가능한 독립변수가 있는 상황(성, 혈액형, 성격, 나이 등)

　㉡ 윤리적으로 조작이 어렵다(IRB 승인 고려).

　㉢ 실제적이지 못한 상황(불충분한 시간, 불편감, 협조부족, 자금부족 등)

(8) 개인차 연구(individual difference research)와 상관관계 연구(correlational research)

① 개인차 연구는 차이점을 보기 위해 실시하며 두 그룹 간의 '차이가 있다 or 없다'만 가린다.

② 상관관계 연구는 개념 간의 관계의 정도와 양상을 파악하기 위한 연구이며, 변수 간의 관계를 조사하는 것이다.

　㉠ 두 변수 간에 서로 같은 방향으로 변하는지? 다른 방향으로 변하는지?

　㉡ 즉, 정적(+)으로 변하는지? 부적(−)으로 변하는지?

3 연구의 일반적 절차

(1) 연구기본용어

① 개념

　㉠ 현상의 속성

　㉡ 어떤 현상이나 사물에 대한 추상적이며 상징적인 언어적 표현(예 스트레스, 죽음)

　㉢ 명제나 이론을 구성하는 가장 필수적이고 기본적인 요소

　㉣ 개념은 이론의 주제(subject matter)로서 이론의 현상을 구성하는 사물이나 사건의 상징적인 표현이고, 이론은 수량화할 수 있는 사실적인 면을 나타냄

② 개념의 기능

가장 중요하고도 필수적인 개념의 기능은 의사소통이다.

> ㉠ 인지적 기능 : 관찰한 것을 조직하고 질서를 부여하는 기능
> ㉡ 평가적 기능 : 지각한 것이 얼마나 중요하고 의미 있는지를 판단하는 기능
> ㉢ 실용적 기능 : 개념이 규정하는 뜻을 바탕 삼아 우리의 행위를 좌우하는 기능
> ㉣ 의사소통 기능 : 개념을 사용하여 서로의 뜻을 전달하고 의사소통하는 기능

(2) 이론적 정의(개념적 정의, 구조적 정의, 명명적 정의, 합리적 정의)

① 다른 개념, 다른 단어를 이용하여 그 개념이 갖고 있는 본래의 뜻이나 의미를 명확히 하는 것
② 모든 사람들이 정의가 없이도 명확히 이해할 수 있을 때까지 수정, 보완(최신의 정의로)
③ 기존 이론이나 다른 학자들의 정의 또는 개념분석을 통해 얻음
④ 조작적 정의보다 훨씬 넓은 범위를 포함하며 추상적임
⑤ 시대와 학자에 따라 다를 수 있고 수정, 보완, 기각하는 작업이 계속 이루어짐
⑥ 개념의 의사소통을 위해 일관성, 정확성, 명확성을 고려해야 함
⑦ 개념이 명확하게 정의되지 않으면 혼란을 초래하여 연구진행이 순조롭지 못하게 됨

(3) 조작적 정의(측정하는 도구를 적용한 정의)

① 이론적 개념을 가장 잘 나타낼 수 있는 방법
② 이론적 정의보다 훨씬 구체적으로 정의를 내리는 것, 즉 이론적 정의를 내린 개념을 일상생활에서 관찰할 수 있게 경험적 지표를 형성하는 것
③ 직접 측정을 위한 목적이 추가, 어떤 이론적 개념을 경험적으로 확인하기 위하여 관찰자가 따라야만 하는 활동 또는 절차를 세밀하게 묘사해주는 과정이 포함됨
④ 연구 시 사용될 측정의 수단인 경험적 지표, 지수, 척도를 제시
⑤ 개념을 측정할 수 있게 하기 위해 혹은 연구자의 연구목적에 따라 개념을 축소하거나 이론적 개념의 일부만으로도 정의를 내림

4 상수(constant)와 변수(variable)

(1) 상수(constant)
수식 따위에서 늘 일정하여 변하지 않는 값을 가진 수나 양을 뜻한다.

(2) 독립변수(independent variable)
독립변수는 종속변수의 원인 또는 선행조건이 되는 변수, 조작되는 변수를 말한다. 예측변수라고도 한다.

(3) 종속변수(dependent variable)
① 종속변수는 연구효과로 측정되는 변수, 결과변수 또는 준거변수(criterion variable)라고도 한다. 독립변수들의 영향에 의해 변화가 일어나는 변수이다.
② 실험연구에서는 처치, 실험처치의 효과가 종속변수이다. 비실험적 연구에서는 추정 받는 변수는 종속변수가 된다.

(4) 가외(외생)변수(extraneous variable)

① 외생변수는 연구결과에 영향을 주는 변수이긴 하지만, 연구에서 관심 있게 다룰 변수가 아닌, 일종의 또 다른 독립변수이므로 혼동변수라고도 한다.

② 도식

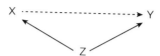

③ 설명

X와 Y 각각에 영향을 주는 변수로서, X와 Y에 아무런 관계가 없는데 Z의 영향을 받으면 인과관계가 있는 것으로 나타난다.

(5) 통제변수(control variable)

① 외생변수에 해당되지만 연구결과를 명확하게 해주는 변수이다.

② 도식

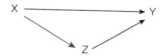

③ 설명

㉠ X와 Y 사이에 잠재적으로 존재하면서 Y에 영향을 주는 변수이다.
㉡ X와 Y 사이의 인과관계를 더 확실하게 돕는 변수이다.
㉢ Z를 통제하면 X와 Y의 관계가 사라지거나 약화될 수 있다.

(6) 중재변수(intervening variable)

독립변수와 종속변수 사이에서 이들 두 변수의 관계를 더 확실하게 이해하도록 돕는 변수이다.

(7) 효과 변경 인자(effect modifier)

① 도식 : 점선 화살표는 영향을 미칠 수도 있지만 아닐 수도 있다는 것을 말한다.

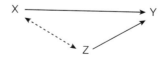

② 설명 : X와 Y의 결과에 영향을 미치는 제2의 X 같은 변수로 통제되어야만 하는 변수이다.

5 가외(외생)변수를 만들어 내는 4가지 근원

① 피험자(subject)
② 연구자(researcher)
③ 환경(environment)
④ 측정(measurement)

6 양적 연구의 일반적인 절차

① **연구문제와 연구목적 설정**
　연구문제는 연구문헌을 통해서나, 임상실무에서, 연구자 간의 상호작용으로 혹은 간호학 이론 등에서 찾아낼 수 있다.

② **관련 문헌 고찰**
　연구주제에 대해 지금까지 무엇이 얼마만큼 이루어졌는지 잘 알아야 한다. 또한 선행 연구자의 연구결과를 토대로 연구자가 원하는 연구방법에 접근할 수 있다.

③ **연구가설 설정**
　연구자들은 추상적으로 진술된 연구문제와 목적, 연구설계, 자료 수집과 분석을 위한 계획 간의 차이를 연결하기 위해 연구목표, 연구질문, 가설을 설정한다.

④ **연구변수와 연구도구 결정**
　연구문제의 설정을 통해서 문제가 제기되었던 주제를 연구개념이라고 한다. 이러한 연구개념들은 연구목적을 달성하기 위하여 측정 가능하고 구체적인 개념들로 정의한다.

⑤ **표본 추출**
　연구문제와 연구목적, 연구설계, 대상자의 특성, 필요한 대상자 수 등을 고려하여 표본을 추출한다.

⑥ **자료 수집과 분석 계획**
　연구목적에 맞도록 정확하고 진실에 가까운 자료를 획득하는 방법을 기술한다.

⑦ **연구수행**
　㉠ 예비연구 수행
　　수행하려는 연구를 소규모로 시행하여 연구설계의 문제를 발견할 수 있으며 측정도구의 적절성을 알아본다.
　㉡ 자료 수집
　　자료 수집은 필요한 정보를 실제로 얻는 과정이다.
　㉢ 자료 분석
　　자료 분석은 자료를 정리하고 체계화하고 의미를 부여하는 과정이다.

⑧ **연구결과의 해석**
　자료 분석에서 얻은 결과를 체계적이고 의미를 가지도록 해석하는 과정이다.

⑨ 연구보고서 작성

연구결과의 해석이 마무리되면 결론을 내리고 연구보고서를 작성한다.

제 2 장　연구변인의 결정 및 가설의 설정

제 1 절　간호연구 문제의 영역 설정

1　연구문제의 출처

① 임상실무
② 문헌
③ 이론
④ 동료 및 외부상황
⑤ 연구의 우선순위

2　연구문제의 결정

(1) 연구영역의 선정 : 연구문제 선정은 전적으로 창조적인 과정으로 미선택 주제들도 보관

(2) 연구문제 범위의 축소 : 연구 가능한 문제영역으로 주제를 좁혀 나가는 과정

(3) 연구문제 선정의 기준

　① **참신성** : 새로운 주제의 연구 지향
　② **구체성** : 구체적 용어 사용, 구체적인 연구범위
　③ **가능성** : 현실적인 연구 가능 여부
　④ **공헌도**
　　㉠ 이론적 의의로 연구 : 그 분야의 학문발전에 얼마나 공헌할 것인가?
　　㉡ 실용적 가치로 연구 : 현실적인 문제를 해결하는 데 얼마나 도움이 되느냐?
　　㉢ 방법론적 의의 : 새로운 연구방법을 적용하여 방법의 효용성을 입증하는가?

3 연구 문제의 진술

(1) 문제 진술 또는 연구목적 진술의 형태

구분	의문형(연구문제)	서술형(연구목적)
요인추구 수준	식욕 과다증 환자의 식습관은 어떠한가?	본 연구의 목적은 식욕과다증 환자의 식습관의 형태를 규명하는 것
요인관련 수준	흡연과 lipoprotein과는 어떤 관련이 있는가?	본 연구의 목적은 흡연 정도와 lipoprotein의 양이 유의한 관계가 있는지를 규명하는 것
상황관련 수준	암환자의 자기간호 행위를 설명할 수 있는 요인은 어떤 것이 있는가?	본 연구의 목적은 암환자의 자기간호 행위를 설명할 수 있는 요인을 규명하고자 함
상황생성 수준	운동이 암환자의 피로를 경감시키는가?	본 연구의 목적은 운동을 시키면 암환자의 피로가 감소하는지를 검정하고자 함

(2) 문제 진술상의 용어 정의

① 개념 정의 : 조작적 정의, 이론적 정의
② 필요하면 독립변수, 매개변수, 외생변수, 종속변수를 구분하여 연구설계를 계획

4 연구 제목의 표현방법

연구 제목은 논문의 주요 아이디어를 간단히 요약해 놓은 것이다. 가능한 한 적은 단어를 사용하여 필요하고 정확한 정보를 알기 쉽게 제공하는 것을 목표로 요약한 것을 다시 요약하는 과정이다.

5 연구문제의 평가

(1) 연구문제의 중요성

① 연구가 간호에 얼마나 공헌할 것인가?
② 연구주제는 긍정적인 잠재력을 가지고 있어야 한다.
③ 연구의 적용가능성에 질문을 해보아야 한다.
④ 연구문제의 중요성을 인정할 수 없는 연구문제는 연구할 필요가 없다.
⑤ 어떤 이론적 틀을 갖지 못한 것은 의미가 없다.

(2) 연구 가능성(researchability)

① 다루고 있는 개념이 명확하여 구체적인 질문이 가능해야 한다.
② 다루고 있는 개념이 직접적인 관찰이나 활동을 근거로 하여 설명되어야 한다.
③ 그 개념은 현실세계에서 조작화되어 측정 가능해야 한다.

(3) 연구자의 흥미

선정된 주제는 그 연구결과가 연구자의 개인적 지식뿐 아니라 간호의 지식체를 확대할 수 있을 만큼 충분히 중요해야 한다.

(4) 연구 수행 용이성(feasibility)

현실적으로 수행할 수 있는 문제이며 연구여건이 갖추어졌는지를 고려하여야 한다(시간과 시기, 대상자 확보 가능성, 관련자로부터의 협조, 시설이나 기구 확보 가능성, 비용, 연구자의 경험, 윤리적인 고려).

제 2 절 문헌고찰

연구자가 연구주제를 선정하고 선정된 연구주제에 맞는 연구문제를 구체화할 때 학회지나 학위논문, 단행본, 학술대회 자료집 등 다양한 문헌들을 검토하는 과정이다.

1 문헌고찰의 필요성

① 연구주제로서의 적합성을 확인
② 지식획득의 과정

2 문헌고찰의 기능

① 연구문제에 대한 구체화 과정에 도움
② 불필요한 연구의 반복을 최소화
③ 연구를 위한 이론적 기틀을 제공
④ 연구방법에 대한 정보를 제공

3 문헌정보의 유형

① 예비자료

관련문헌을 요약하여 출처를 알려주는 자료로 색인, 초록, 서지가 있다.

② 1차적 자료

연구자가 직접 연구에 참가하여 관찰한 결과들을 기록한 자료(예 학회논문, 학위논문)

③ 2차적 자료

㉠ 연구에 직접 참가하거나 관찰하지 않은 연구자가 기록한 자료(예 편람, 비평서, 교과서 등)

㉡ 가급적 1차 자료를 찾아 고찰하는 것이 바람직하다.

4 문헌 찾는 방법

① 국내 연구보고서 검색

② 주요 데이터베이스(Web of Science, Scopus)

③ 간호학 데이터베이스

④ 국내 데이터베이스

⑤ 정부 제공 사이트

⑥ 포털 사이트

5 문헌의 정리와 보관방법

(1) 검색된 문헌을 정리하는 방법

① 잘 정리된 문헌은 연구논문 작성 및 논지 확립에 도움이 된다.

② 분류기준 : 연구목적, 연구문제, 연구가설, 독립변수 및 종속변수, 연구대상자의 특성 및 표본수, 연구설계, 자료수집 방법 및 측정도구, 연구결과 및 결론, 문헌고찰에 인용될 수 있는 중요한 인용문, 연구결론의 일반화나 결론의 타당도 평가 등

(2) 문헌정보 관리

양이 많지 않다면 도서카드를 이용, 많다면 서지관리도구(Endnote, Zotero) 등을 사용

6. 문헌고찰 결과의 진술방법

어떤 개념들에 대하여 문헌고찰을 할 것이라는 개요를 소개하고 독립변수와 종속변수 각각에 대하여 소제목으로 구성한다. 독립변수와 종속변수의 관계에 대하여 하나의 소제목으로 구성한다. 문헌고찰에 대한 전체적인 요약을 간단히 서술한다.

제 3 절   연구자의 윤리

1. 연구에 대한 윤리지침

(1) 연구윤리의 역사

① 뉘른베르크 강령(The Nuremberg Code, 1947)
  ㉠ 제2차 세계대전 인체실험을 비판하며 만들어진 연구윤리 기준이다.
  ㉡ 의의
    ⓐ 최초의 국제 연구윤리 지침
    ⓑ 헬싱키 선언 등 사람을 대상으로 하는 연구의 윤리기준에 대한 지침의 토대가 됨
② 탈리도마이드 사건(Thalidomide, 1957)
  ㉠ 개요
    동물 독성 시험에서는 기형유발효과를 보이지 않았지만 이후 임산부에게 입덧 방지에 처방되어 해표기증(Phocomelia) 기형을 앓는 1만여 명의 신생아가 출산되었다.
  ㉡ 영향
    ⓐ 약물 효능 수정안(1962, 미국) : 1962년 탈리도마이드 사건으로 인해 발효된 수정 법률안으로서, 적합하지 아니한 방법으로 제조된 의약품은 불량의약품으로 봄
    ⓑ 신약개발 전 효과와 안전성을 입증하는 자료 제출 의무
    ⓒ 임상시험 허가, 신약허가심사 규정의 기초가 됨
③ 헬싱키 선언(Declaration of Helsinki, 1964)
  ㉠ 세계의사협회가 1964년 총회에서 발표를 하였으며, 연구자가 스스로 주체가 되어 만든 윤리원칙이다. 뉘른베르크 강령 10개의 조항에 담긴 원칙들을 발전시키는 문서로 2013년 브라질에서 열린 64차 세계의사협회에서 제7차 개정이 이루어졌다.
  ㉡ 기본원칙
    ⓐ 개인에 대한 존중, 자발적인 결정과 연구 참여에 대해 충분히 설명을 들은 후 동의하는 것으로, 이는 연구의 시작과 중간 과정을 모두 포함한다.
    ⓑ 연구자의 연구대상자를 최우선으로 하며, 연구의 필요가 있더라도 연구대상자의 안녕이 과학적 질문과 사회의 이해를 상회한다.
    ⓒ 연구대상자에 대한 윤리가 법과 규정을 상회한다.

ⓒ 헬싱키 선언의 영향

인간대상연구의 윤리문제에 막대한 영향을 주었다. 2000년 개정 이후 단순히 의사만을 위한 것이 아니라 모든 의학 및 과학 연구에 종사하는 연구자들을 대상으로 하였으며, 인간을 대상으로 하는 의학연구를 위한 윤리원칙들로 변경이 되었다.

④ 터스키기 매독 연구(Tuskegee syphilis study, 1932~1972)

㉠ 개요

1932~1972년 미국 공중보건국이 매독을 치료하지 않고 내버려두면 어떻게 되는지 알기 위해서 농촌지역의 흑인들을 대상으로 시행한 연구이다.

㉡ 영향

벨몬트 보고서(The Belmont Report)에서 정의의 원칙을 발전시키는 주 이유로 작용하였다. 또한 1974년 국가 연구법(The National Research Act)의 통과를 이끄는 촉매가 되었다.

⑤ 벨몬트 보고서(The Belmont Report, 1979)

㉠ 미국이 국가적 차원에서 생명윤리 체제의 기본 원칙을 선언한 문서이다.

㉡ 내용

ⓐ 시술과 연구의 경계(Boundaries Between Practice and Research)

ⓑ 기본적인 윤리원칙

인간존중의 원칙	인간은 자율적 존재로 대우받아야 하며, 자율성이 있는 연구대상자에게는 동의를 받아야 하며, 제한된 개인은 보호를 받아야 함
선행의 원칙	연구대상자의 복지와 안전을 위한 원칙으로 가능한 이익의 최대화, 손해의 최소화
정의의 원칙	연구에서 파생되는 부담과 이익이 동등하게 분배될 수 있도록 연구를 설계하고, 사람들을 공정하게 대할 것을 요구하여야 함

ⓒ 적용

사전동의	충분한 정보의 제공, 정보에 대한 이해 내지 숙지, 자발성, 인간존중의 원칙 관련
위험과 이익의 평가	신체적·정신적·사회적·법적 측면 모두 관련, 선행의 원칙 관련
대상자 선정	선정 절차의 공정성 및 선정 결과의 공정성

(2) 생명윤리법에 따른 기관생명윤리위원회(Institutional Review Board : IRB)

① 개요

기관생명윤리위원회는 인간 등을 대상으로 하는 연구나 생명윤리 및 안전의 확보가 필요한 기관에서 연구계획서 심의와 수행 중인 연구과정 및 결과에 대한 조사, 감독 등을 통해 연구자 및 연구대상자 등을 보호할 수 있도록 설치된 자율적·독립적 윤리 기구를 말한다.

② 주요업무

㉠ 심사

IRB 위원회의 중요한 역할은 벨몬트 보고서의 세 가지 원칙인 인간 존중, 선행, 정의의 원칙에 따라 특정 시험이 가져올 수 있는 위험과 이득을 검토하는 것이다.

ⓛ 조사 및 감독

기관위원회는 해당 기관에서 수행되는 연구의 진행과정 및 결과에 대한 조사·감독을 수행하여야 한다.

ⓒ 교육 및 운영 등

    ⓐ 해당 기관의 연구자 및 종사자 교육

    ⓑ 취약한 연구대상자등의 보호 대책 수립

    ⓒ 연구자를 위한 윤리지침 마련

ⓔ 보고

생명윤리 또는 안전에 중대한 위해가 있는 연구에 대한 심의 결과를 신속하게 보고하여야 한다.

2 윤리적 연구의 성격

연구의 윤리적 실천 원칙(principles for ethical conduct in research) : 레스닉(2009년)

① 정직함	② 객관적 타당성	③ 개방과 수용
④ 비밀준수	⑤ 주의깊음	⑥ 동료의 존중
⑦ 지식재산의 존중	⑧ 준법	⑨ 실험대상의 존중
⑩ 자원의 관리	⑪ 사회적 책임	⑫ 자유

3 연구대상자의 네 가지 권리

(1) 해 입지 않을 권리

① 연구에 참여함으로 인해 발생하는 '피해'로부터 보호해야 한다.

② 취약집단에 대한 예우 : 고위험 집단을 연구할 때는 사전동의, 위험/이익 평가, 적절한 연구 절차에 대한 지침을 이해해야 한다.

(2) 사생활 유지와 비밀보장

익명성이란 연구에 참여한 대상자의 이름을 밝히지 않는 행위를 말한다.

(3) 자기결정의 권리

① 대상자는 연구내용을 충분히 알고 연구 참여를 결정해야 한다.

② 참여과정에서 부당한 압력이나 강요를 받지 않고 스스로 판단하도록 한다.

(4) 연구내용을 모두 알 권리

연구 참여에 대해 정보가 충분한 상태에서 자발적으로 결정을 내릴 권리를 뜻한다.

4 연구부정행위

(1) 세계 각국의 연구부정행위 정의

연구부정행위란, 연구과정에서 연구자에 의해 행해진 위조, 변조, 표절, 부당한 저자 표시 등 학문 분야에서 통상적으로 용인되는 범위를 심각하게 벗어난 행위를 말한다. 각 나라별로 각각의 부정행위 가이드라인이 존재한다.

(2) 국내의 연구부정행위 정의

우리나라도 올바른 연구 수행 지원을 위하여 국가적 차원에서 '연구윤리 확보를 위한 지침'을 제정하고 지속적인 개정을 통해 연구부정행위에 관한 가이드라인을 마련하고 있다.

(3) 연구부정행위의 발생원인 및 의미

① 연구 수행 자체의 특성
② 연구 환경, 관행, 혹은 제도 등의 사회문화적 차원
③ 연구자 개인의 윤리의식

(4) 연구부정행위의 유형

① 위조
연구결과 등을 허위로 만들거나 기록 또는 보고하는 행위(가상의 인터뷰 대상, 가상의 주제에 대한 설문지를 완성하여 연구결과를 허위로 날조하는 행위 등)

② 변조
변조는 연구를 시행하여 얻은 연구자료를 선택적으로 변경하거나 연구자료의 통계분석에서 불확실한 것을 마치 확실한 것처럼 그릇되게 설명하는 행위 등

③ 표절
일반적 지식이 아닌 타인의 독창적인 아이디어 또는 창작물을 적절한 출처표시 없이 활용함으로써, 제3자에게 자신의 창작물인 것처럼 인식하게 하는 행위

④ 부당한 논문저자 표시
연구내용 또는 결과에 대하여 공헌 또는 기여를 한 사람에게 정당한 이유 없이 자격을 부여하지 않거나, 공헌 또는 기여를 하지 않은 사람에게 감사의 표시 또는 예우 등을 이유로 저자 자격을 부여하는 행위

⑤ 중복게재
복사 중복게재, 쪼개기 중복게재(분절출판), 덧붙이기 중복게재, 번역출판

⑥ 연구윤리를 확립하려는 노력을 심각하게 방해하는 행위

　본인 또는 타인의 부정행위에 대한 조사를 고의로 방해하거나 제보자에게 위해를 가하는 행위

⑦ 학문공동체에서 통상적으로 용인되는 범위를 심각하게 벗어나는 행위

　㉠ 논문에 저자 등재를 요구하는 행위

　㉡ 학생이나 연구원을 부적절하게 이용하거나 지배하는 행위

⑧ 연구출판 부정행위(misconduct)

연구(Research)	• 날조, 위조(fabrication) • 변조(falsification) • 비윤리적 연구(unethical research)
출판(Publication)	• 표절(plagiarism) • 비뚤림 보고(biased/selective reporting) • 저자됨 남용(authorship abuse) • 중복출판(redundant publication) • 이해관계 미보고(undeclared conflict of interest) • 심사자 부정(reviewer misconduct) • 지위의 남용(abuse of position)

5 　사전동의

① 사전동의란 참여자가 연구에 대한 정보를 충분히 가지고 있고, 그 정보를 이해하고 연구 참여에 자발적으로 동의하거나 거절할 능력이 있는 상태에서 동의한다는 뜻이다.

② **사전동의의 이해** : 글을 통한 정보 제공이 말을 통한 설명을 대체해서는 안 된다.

③ **사전동의의 문서화** : 참여자가 동의서에 서명하게 함으로써 사전동의를 문서로 남긴다.

제 4 절 　연구변인의 결정 및 가설의 설정

1 　연구변인의 결정 : 변수의 조작화 및 측정기준

(1) 독립변수의 조작

　개념을 측정가능한 변수로 바꾸는 조작화 과정은 중요하면서도 어려운 과정이다. 연구자는 측정하려는 개념이 과연 측정할 수 있는 변수인가를 확인하는 과정이 필요하다.

(2) 종속변수의 타당성

조작적 정의에 의해 설명된 변수가 측정하려는 개념의 범주에 포함되는 것인지, 이 변수를 측정하려는 도구는 과연 그 개념을 측정할 수 있는지 확인해야 한다. 개념을 객관적으로 측정할 수 있는 도구일수록 좋은 도구라고 할 수 있다.

(3) 종속변수의 신뢰성

신뢰도는 측정도구가 얼마나 일관되고 오류 없이 측정을 수행할 수 있는지에 대한 내용이다. 불성실하게 대응하는 사람(상황에 따라 반응이 달라짐), 모호하게 구성된 질문(문항을 다르게 이해하는 등)을 제외하는 것이 신뢰도를 높이는 방법의 하나이다.

2 가설의 설정

(1) 가설(hypothesis)

① 정의 : 가설은 연구를 통해 검증하고자 하는 2개 이상의 현상 또는 개념 간의 관계를 미래형의 문장으로 서술한 것이며 이는 연구문제의 잠정적인 해답이다.
② 중요성 : 변수들 간의 관계를 간결하게 제시하여 연구과정의 초점을 알게 해 준다.
③ 가설의 목적
  ㉠ 이론의 검증
  ㉡ 지식의 확대
    ⓐ 예측된 가설이 지지되는 경우 → 이론이 검증되어 지식이 확대된다.
    ⓑ 예측된 가설이 지지되지 못한 경우 → 연구에 기초가 되었던 이론적 기틀이나 선행연구를 비판적으로 분석하게 된다.
  ㉢ 연구방향 제시
④ 가설의 출처
  ㉠ 기존이론
  ㉡ 선행 연구결과
  ㉢ 개인의 경험이나 영감
⑤ 가설의 준거
  ㉠ 기대되는 관계의 진술 : 유용한 가설의 특징은 둘 또는 그 이상의 변수들 간의 기대되는 관계를 진술하는 것이다.
  ㉡ 검정성(testability) : 변수가 관찰, 측정, 분석이 가능해야 함을 의미하는 것이다.
  ㉢ 정당성(justifiability) : 가설은 정당한 합리성을 기초로 설정되어야 한다.

(2) 통계가설과 연구가설

① 통계가설 : 통계적 가설은 서술 가설을 어떤 기호나 수에 의하여 표현한 가설을 말한다.

② 연구가설 : 연구자가 연구의 종료 후에 얻어지는 결과를 예측한 형태로 기술되어 있는 형태의 가설을 말한다.

(3) 가설의 종류

① 영가설/대체가설(null hypothesis/alternative hypothesis) : H_0/H_A
  ㉠ 영가설 : =
    둘 또는 그 이상의 모수치 간에 '차이가 없다' 혹은 '관계가 없다' 또는 '같다'라고 진술하는 가설 형태를 말한다.
  ㉡ 대체가설 : ≠, 〉, 〈
    영가설과 반대로 '차이가 있다' 등으로 표현하는 가설 형태이다.
② 연구가설(research hypothesis) : 서술적 가설
  실제적 가설, 진술적 가설 또는 과학적 가설이라 일컬어지는 연구가설은 변수들 사이의 기대되는 관계의 진술이며, 연구자가 연구를 통해 발견하기를 기대하는 가설이다. 통계검정을 위해서는 영가설이 가정된다.
③ 지시적/비지시적 가설(directional/nondirectional hypothesis)
  ㉠ 지시적 가설 : 연구자가 결과기대의 방향을 제시함으로써 '관계의 존재'뿐 아니라 '관계의 특성'을 예측하는 가설이다.
  ㉡ 비지시적 가설 : 관계의 방향을 제시하지 않아 변수 간의 관계는 예측하나 관계의 정확한 특성에 대해서는 예측하지 못한다. 이는 선행연구가 없고 그 방향을 논리적으로 예측할 수 없을 때 사용하는 방법이다. 관련이론이나 선행연구가 없을 때, 또한 선행연구 결과가 일관성이 없거나 연구자의 경험상 기대의 방향이 명확하지 않을 때에는 비지시적 가설을 사용하게 된다. 비지시적 가설은 근거가 되는 가설이 뚜렷하지 않다.
④ 서술적/인과적 가설(descriptive/causal hypothesis)
  ㉠ 서술적 가설은 변인 간의 관계 파악이 목적이 아니라 특정 변인의 분포상태나 그 존재 양상을 확인하기 위한 목적으로 설정된 가설이다.
  ㉡ 인과적 가설은 변인 간의 인과관계를 분석하고자 설정된 가설이다.
⑤ 단순가설과 복합가설
  ㉠ 단순가설 : 한 개의 독립변수와 한 개의 종속변수 간의 관계를 서술한 가설이다.
  ㉡ 복합가설 : 독립변수나 종속변수가 두 개 이상인 가설이다.

(4) 좋은 가설의 특징

① testable : 검증가능성이 있어야 한다.
② simple : 간단명료해야 한다.
③ falsifiable : 가정된 것이어야 한다.
④ precise : 명확해야 한다.
⑤ rational : 이론적인 근거가 있어야 한다.

제 **3** 장 　간호연구의 설계 및 자료수집

제 **1** 절 　연구설계의 유형

1 　비실험연구와 실험연구

(1) 비실험연구

연구자가 인위적으로 새로운 처치 혹은 변화를 유도하지 않은 상태에서 수행되는 연구이다.

① 장점 : 다양한 변수를 연구할 수 있다.

② 단점 : 순수 실험연구에 비해 인과적인 추론을 강하게 할 수 없고 자기 선택 편견의 문제, 외생 변수 통제 제한, 해석의 오류 위험이 높다.

(2) 실험연구

실험연구는 인과관계를 파악하기 위한 연구이다.

2 　비실험연구의 종류

(1) 조사 연구

① 개요

조사 연구는 본질적으로 비실험연구이며 어떠한 실험적 처치도 없는 것이 특징이다. 흔히 모집 단 내의 변수의 백분율, 분포도, 상호관련성에 관한 정보를 얻기 위해 설계된다. 조사 연구는 모집단에서 나타나는 특성, 태도, 행동 등을 서술하기 위해 대상자에게 자가보고하게 함으로써 자료를 수집한다.

② 자료수집 대상자 형태에 따른 분류

㉠ 전수조사(census) : 전수조사의 예는 매 5년마다 실시하는 인구센서스이다.

㉡ 대단위조사(mass survey)

대규모 표본으로부터 비교적 피상적인 정보를 수집하는 것으로 연구목적이 전체모집단의 특 성을 규명하는 것이고 체계적 표출법을 사용한 표본으로부터의 자료수집이다.

㉢ 집단조사(group survey) 또는 표본조사(sample survey)

집단조사에서 표본의 크기는 대단위 조사에서보다 작을 수 있으나 수집된 정보의 범위와 내 용은 더 구체적이다. 일반적으로 집단조사에서 시행하는 자료수집 내용은 다음과 같다.

> • 대상자들의 개인적 배경과 현재 상황에 관한 정보
> • 대상자의 사회적 배경
> • 연구의 주된 내용

③ 자료수집 방법에 따라
   ㉠ 질문지(mailed questionnaire)
   ㉡ 개별면접조사 또는 1대1 면접조사(face-to-face interview survey)
   ㉢ 전화면접조사(telephone survey)

④ 연구목적에 따른 분류
   ㉠ 서술적 조사(descriptive survey)
      어떤 새로운 현상을 기술하기 위하여 특정 모집단을 정확히 묘사할 목적으로 수행한다. 종종 태도나 행위의 범위 또는 방향을 결정하기 위해 사용된다.
   ㉡ 비교 조사(comparative survey)
      특정 변수에 대하여 둘 이상의 대표가 되는 표본을 비교하기 위해 사용된다.
   ㉢ 상관성 조사(correlational survey)
      대상자의 특정 모집단 내의 변수들 간의 관계의 방향과 크기를 발견하기 위해 계획된 조사로 한 특성이나 현상의 변화범위가 다른 특성의 변화와 일치하는지를 연구한다.
   ㉣ 발달 조사(developmental survey)
      시간의 흐름에 따른 특정 집단의 변화 등을 측정하는 것으로 횡단적 연구방법, 종단적 연구 방법 등을 이용한다.
   ㉤ 평가 조사(evaluative survey)
      ⓐ 특수한 목적을 위해 수행되는 프로그램을 평가하기 위한 연구이다.
      ⓑ 평가연구의 세부 유형

> • 계획 평가연구   • 과정 평가연구   • 결과 평가연구

⑤ 연구시점에 따라
   ㉠ 후향적 조사(retrospective survey)
      현존하는 어떤 현상이 과거에 일어난 다른 현상에 연계될 수 있는가에 흥미를 가지고 그것을 발생시킨 선행요인을 찾고자 시도하는 연구로 후향적 조사는 순수실험연구와 반대되는 특성이 있다.

실험연구	독립변수를 직접 조작함으로써 원인을 발생시키고 그 결과로 나타나는 종속변수를 관찰하는 미래지향적인 방법
후향적 조사	어떤 상황의 발생에서 시작하여 원인적 요인을 규명하려는 과거지향적인 방법

      ⓐ 장점 : 비실험연구로서 원인추론이 가능하고 재정과 시간을 절약할 수 있다.
      ⓑ 단점 : 자료수집에 통제를 가할 수 없고 혼동변수를 통제하기 어렵다.

       ⓛ 전향적 조사(prospective study)
- ⓐ 원인 결과에 초점을 맞춘 설계로 예상된 원인의 검사에서 시작하여 예상된 결과가 나타날 때를 기다려 측정하는 연구이다. 질병의 이환율(뇌졸중), 치료성공률(뇌졸중 환자의 5년 생존율) 및 질병결과율(사망, 재입원) 등을 비교하여 서술하는 것을 목적으로 한다. 위험요인(흡연)이나 질병과 관련된 요인을 분석하기 위한 전향적 코호트 연구도 여기에 속한다.
- ⓑ 단점 : 장기간 관찰해야 하므로 대상자 탈락을 예상하여 많은 수의 표본을 갖고 시작해야 하기 때문에 후향적 연구보다 비용이 많이 든다.

       ⓒ 횡단적 조사(cross-sectional survey)
- ⓐ 여러 다른 시점에 있는 대상자의 다양한 상태를 동시에 조사하는 것으로 연구자는 다른 시기에 존재하는 다른 사람을 동시에 표집하게 되므로 시간표출의 제한점이 있다.
- ⓑ 횡단연구의 특징
  - 모든 측정이 한 시점에서 이루어진다.
  - 모집단에서의 발생률을 추정하는 것이어서 표본의 대표성이 연구 타당도를 결정한다.
  - 측정결과 간의 상관관계를 사정하며 논리적인 이론적 틀과 일치하면 인과관계를 암시할 수 있다.

       ⓔ 종단적 조사(longitudinal survey)
- ⓐ 횡단적 연구와는 반대로 종단적 연구는 동일한 대상자로부터 시차를 두어 적어도 두 번 이상 자료를 수집하는 방법이다.
- ⓑ 장점 : 시간에 따른 변화과정을 개인특성의 영향 없이 측정 가능하다.
- ⓒ 단점 : 단기간의 종단적 연구라 하더라도 이를 완성하는 데 오랜 시간이 걸린다.

⑥ 조사 연구의 장·단점
- ㉠ 장점
  - ⓐ 목적이 융통성이 있다.
  - ⓑ 비교적 시간과 비용이 적게 들면서 많은 대상으로부터 정보를 수집할 때 사용될 수 있다.
- ㉡ 단점
  - ⓐ 우편 질문지와 같은 조사 연구 방법은 회수율이 낮다.
  - ⓑ 예상된 질문이 반응자와 관련이 없거나 그들을 혼동시킴으로써 의미 없는 자료를 얻게 될 가능성이 있다.
  - ⓒ 방대한 자료를 저장하고 활용하기 위한 시스템 개발이 필요하다
  - ⓓ 상대적으로 피상적인 자료를 얻을 가능성이 높다.

(2) 역사적인 연구(archival or historical research)

① 개요

역사적 연구는 연구자가 설정한 가설의 논리성과 관련지어 과거의 기록을 추적한다든지 또는 당시에 살았던 사람들과 면담을 함으로써 과거를 객관적으로 정확하게 재구성해 보려는 목적으로 시행된다.

② 역사적 연구자료 수집을 위한 출처
- ㉠ 1차적 출처 : 회의록, 계약서, 유서, 사진, 필름, 지도, 카탈로그, 뉴스기사, 일기 등의 문서들, 현장에 있었던 사람과의 인터뷰를 통해 얻은 자료, 그 당시의 유물(옷, 건물, 책, 연장 등)
- ㉡ 2차적 출처 : Original이 아닌 다른 사람이 그 사건에 대해서 쓴 기록

(3) 사례 연구(case study)

사례 연구는 특정한 한 대상(개인, 프로그램, 기관 또는 단체, 어떤 사건)에 대해 조사 의뢰자가 당면하고 있는 상황과 유사한 사례를 찾아내어 철저하고 깊이 있게 총체적으로 분석하는 연구를 말한다. 한 사례에 대한 깊이 있는 분석을 통해 같은 상황 속에 있는 다른 사례들을 이해하고 도움이 될 수 있는 방법을 찾을 수 있다.

① 장점
- ㉠ 한 개인을 집중적으로 연구하므로 그 사람에 관한 자료를 많이 수집할 수 있다.
- ㉡ 여러 가지 종류의 기법을 사용할 수 있다.(예 검사, 인터뷰 등)
- ㉢ 어떤 연구도 사례 연구보다 더 깊이 있고 자세하게 할 수 없다.
- ㉣ 가설 검증은 불가능하나 앞으로의 연구방향을 제시하는 데 큰 도움을 준다.

② 단점
- ㉠ 시간이 많이 걸린다.
- ㉡ 연구자의 편견이 개입될 가능성이 많다.
- ㉢ 깊이 있는 연구는 되나 폭넓은 연구는 될 수 없다.
- ㉣ 원인과 결과를 찾아내는 연구는 될 수 없다.
- ㉤ 결과의 일반화가 불가능하다.

(4) 자연관찰 연구(naturalistic observation study)

① 개요

간호사와 환자와의 상호작용, 환자에 대한 경험이나 또는 정신질환자의 자가 방어태도, 자폐아의 정서반응, 마취로부터의 각성유형 같은 예이다. 언어적, 비언어적 의사소통, 활동, 환경적 상태에 대한 다양한 정보를 얻을 수 있다.

② 자연관찰 연구의 문제점
- ㉠ 관찰자를 의식한 피험자의 반응
- ㉡ 관찰자의 편견
- ㉢ 기타 관찰 환경에 기인하는 요인

(5) 방법론적 연구

방법론적 연구는 측정도구 개발을 위한 연구라고도 할 수 있다. 간단한 측정도구라면 연구의 일부로 도구 작성을 수행할 수 있고 자신의 연구목적에 부합되는 도구가 이미 제작되어 있을 때에는 타당도 검사와 신뢰도 검사를 거쳐 그대로 활용할 수 있다. 새로운 측정도구의 개발은 상당히 방대한 것이어서 하나의 독립된 연구로 시도해야만 한다.

① 개념 틀을 이용한 문항 작성 → ② 잠정적인 문항을 이용한 자료 수집 → ③ 구성타당도 계측 → ④ 예측타당도 계측 → ⑤ 동시타당도 계측 → ⑥ 신뢰도 검사 및 문항 분석

(6) 상관관계 연구(correlational research)

상관관계 연구는 개념 간의 관계의 정도와 양상을 파악하기 위한 연구이며, 변수 간의 관계를 조사하는 것이다. 이 연구에서 연구자는 관계를 서술하고, 변수 간의 관계를 예측하고, 이론적 명제에서 제안된 관계를 검증하기 위해 이용할 수 있다.

(7) 질적 연구

① 질적 연구의 역사적 고찰

1980년대에는 간호의 철학적, 존재론적, 인식론적 변화와 더불어 질적 연구방법도 간호현상을 공부하기 위한 폭넓은 연구접근방법으로서 간호연구방법론에서 수용되었다. 이와 발맞춰 질적 연구방법론자들은 질적 연구의 본질과 예증적 가정을 제시하기 시작하였다.

② 질적 연구방법의 목적

㉠ 기존의 양적 연구방법으로는 연구현상을 기술하는 데 혹은 이해하는 데 문제가 있는 경우, 좀 다른 방향의 새로운 견해를 가지고 연구현상을 보기 위하여 질적 연구방법을 사용한다.

㉡ 보통 질적 연구방법은 잘 알려지지 않은 경험을 자세히 기술하기 위해서 사용된다.

㉢ 간호대상자의 간호요구에 좀 더 민감하게 대응하기 위해 사용된다.

㉣ 양적 연구의 도구개발을 위한 예비 연구로서 질적 연구들이 많이 이루어지고 있다.

㉤ 이론개발을 위해서 많이 사용된다.

㉥ 일상경험을 기술하기 위해서 사용된다.

③ 질적 연구방법의 3가지 유형

㉠ 현상학적 연구방법(phenomenological approach)

현상학에서 현상이란 어떤 객관적인 사물을 가리킴이 아니라 의식에 의한 경험의 대상이 의식 앞에 나타나는 구체적인 모습을 말한다. 현상학적 연구과정은 일반적으로 현상 확인, 연구의 구조화, 자료수집, 자료분석, 보고서 작성의 단계를 거치는데, 나머지 단계는 유사하나, 자료수집 후 자료분석방법은 다양한 방법들이 존재한다.

㉡ 근거이론 연구방법(ground theory approach)

근거이론 방법은 이러한 인간의 문제나 경험의 다양성이나 풍부함을 탐구하여 실무적으로 용이한 중범위 이론을 개발하는 데 기여한다. 즉 근거이론은 자연스러운 상황에서 발생된 현상을 탐구하여 실제적 자료에 근거한 실체이론을 만들어 내는 것이다. 근거이론 방법은 1930년대 실용주의 철학자에 의해 주창되고 이후 구체화된 상징적 상호작용이론을 바탕으로 한 질적 연구방법이다.

㉢ 문화기술지 연구방법(ethnographic approach)

문화기술지는 인간을 다른 종의 동물들과 구별할 수 있는 유일한 특성을 '문화'라고 간주하고, 이 문화를 기술함으로써 인간에 대한 이해를 구하고 궁극적으로는 인간에게 봉사하는 데 목적을 둔 문화인류학의 전통적인 연구접근이다.

3   실험연구

실험연구 방법의 특징은 실험연구 방법만이 원인과 효과(cause and effect)의 관계성을 규명해주는 연구 방법이라는 것이다.

① 원인은 결과보다 시간적으로 선행한다.
② 예상된 원인과 예상된 결과 사이에는 연구자의 경험이 뒷받침된다.
③ 외생변수가 제거된 증거가 있어야 한다.

4   실험연구 방법의 분류

(1) pre-experimental design(실험전단계설계, 원시실험연구)

실험전단계설계는 무작위화, 철저한 조작 및 대조군 설정이 이루어지지 않아 통제가 되지 않은 설계이다.

(2) quasi-experimental design(유사실험설계)

유사실험설계는 독립변수의 조작과 외생변수의 통제는 이루어졌으나 표본추출 시 무작위화 원칙이 지켜지지 않은 설계이다.

(3) true-experimental design(진정한 실험설계) = 순수실험연구

진정한 실험설계는 독립변수의 조작, 외생변수의 엄격한 통제 및 무작위화가 특징인 연구설계이며 자연과학이나 기초과학에서 흔히 사용하는 연구설계이다.

5   실험연구 방법의 분류 기준

(1) 가외(외생) 변수를 얼마나 통제할 수 있는가?

실험 시작 이전에 집단 간의 차이가 있으면 연구결과가 변수조작에 의한 것인지를 파악하기 어려우므로, 연구 상황 하에 있는 집단들은 처치 이전에 다른 외생변수에 의한 영향이 없도록 동질 군으로 만들어야 한다.

(2) 무작위성(randomness) : 아래와 같은 3가지 상황에서 무작위 방법을 얼마나 사용할 수 있는가?

① 모집단에서 표본을 추출할 때(sampling)
② 피험자를 그룹에 배정할 때(group assignment)
③ 각 그룹에 treatment를 배정할 때(receiving treatment)

[표] 각 설계 간의 차이점

구분	실험전단계(원시)설계	유사실험설계	진정한 실험설계
통제그룹(비교그룹) 존재 여부	대부분 없음	대부분 없음	항상
모집단으로부터 표본추출의 무작위성 정도	×	×	○
그룹 배정 시 무작위성 여부	×	×	○
그룹에 처치 시행 시 무작위성 여부	×	×	○
외생변수 통제수준 정도	낮음	보통	높음

6 원시실험설계

(1) 단일 집단 사후 설계(one-shot case study design or one group post-test design)

통제가 전혀 이루어지지 않았기 때문에 내적타당도에 매우 큰 위협을 받는다. 빠르고 쉽게 연구할 수 있으나 잘못된 판단을 초래할 수 있다. 암시적이고 직관적이며 인상적인 것을 제외하고는 어떤 비교도 가능하지 않다. 통제집단을 두지 않았기 때문에 사건과 선택편중의 문제가 발생할 수 있다.

(2) 단일집단 사전-사후 설계(one group pre-test post-test design)

실험군만 있으며 그 실험군에 실험 조작을 실시하고 사전조사와 사후조사로 결과의 차이를 확인한다. 실험에 사용된 처치가 사전조사와 사후조사 간의 차이를 발생시키는 주요인이었는지를 확증할 방법이 없고 통제 집단이 없기 때문에 사건이 발생할 수 있다. 성숙, 시험효과 그리고 선택편중과 탈락의 문제가 복합되어 발생할 경우 문제가 될 수 있다.

(3) 정체 집단 비교 설계(static group comparison design)

실험집단과 비실험집단이 준실험설계와 비슷하게 설정된다. 사전검사는 없이 사후검사로만 비교한다. 처치 후의 결과로는 정도만 알 수 있고 처치 전의 수준을 알 수 없다. 즉 처치가 어떤 차이를 만들었는지 알 수 없다.

7 유사실험설계

(1) 비동등성 대조군 사후 설계(nonequivalent control group posttest only design)

비동등성 대조군 사후 설계는 순수실험설계의 무작위 대조군 사후실험설계와 유사하나 대상자의 무작위배정이 아니라는 점이 다르다. 따라서 실험군과 대조군이 같은 모집단에서 추출된 표본인지를 확인할 수 없기 때문에 연구결과를 일반화할 수 없다.

(2) 비동등성 대조군 사전-사후 설계(nonequivalent control group pretest-posttest design)

대상자들이 실험군과 대조군에 무작위로 할당되지 못했다는 것을 제외하고는 무작위 대조군 사전-사후 설계와 동일하다. 무작위 할당이 이뤄지지 않아 실험군과 대조군 간에 동질성이 확보되지 않으므로 두 그룹이 최대한 비슷한 조건을 가지는 집단으로 구성되도록 노력해야 한다. 기존에 구성되어 있는 집단을 와해하지 않아도 되고 실험과정에 대한 반응 효과가 연구결과의 일반화 가능성에 해를 입힐 수도 있으나 무작위 대조군 사전-사후 설계보다는 그 정도가 덜하다. 다만 무작위 할당이 이루어지지 않았기 때문에 사전조사에서 발견하지 못했던 차이가 발생할 가능성이 있어, 이러한 차이가 사후조사 결과에 영향을 미칠 수 있고 통계적 회귀가 발생할 가능성이 있다.

(3) 단일집단 시계열 설계(one group time-series design)

처치 이전과 처치 이후에도 조사기간을 연장하여 여러 번 반복해 사전, 사후 조사를 시행한다. 처치 전후에 여러 차례 측정이 이루어진다는 점을 제외하면 단일집단 사전-사후 설계와 동일한 연구설계이다. 반복적으로 측정이 계속될 때는 무작위 할당의 유지가 어렵다. 대조군이 없기 때문에 외부의 영향력 있는 사건이 처치 전후에 발생한 경우, 그 사건이 외적타당도를 위협할 수 있다. 또한 선택편중과 처치 간 상호작용이 발생할 수 있다.

(4) 통제집단 시계열 설계(control group time-series design)

단일집단 시계열 설계에 단순히 대조군을 더한 형태로 단일집단 시계열 설계를 보완한 설계이다. 외부 사건이 처치 전후에 발생하였을 경우 대조군 시계열 설계에서는 대조군이 있어 이러한 위협에서 상대적으로 자유로울 수 있다. 또한 성숙과 선택편중의 상호작용을 통제할 수 있으며 여러 번 사후 조사를 하므로 한 번의 사후조사로는 나타나지 않았던 내용을 파악할 수 있다.

8 실험설계

(1) 무작위 대조군 사전-사후 통제집단 설계
(randomized Subjects pre-test post-test control group design)

대상자를 모집단에서 무작위 할당법으로 표출해 무작위로 실험군과 대조군에 배정하고 사전조사를 한 뒤 처치를 가한 후 사후조사를 하는 것으로 결과적으로 이 방법은 무작위화, 조작화, 통제 이렇게 세 가지 실험연구의 조건을 모두 갖춘 경우이다.

(2) 무작위 사후 통제집단 설계(randomized post-test only control group design)

실험군과 대조군을 무작위 할당으로 배정하고 사전조사를 시행하지 않고 실험군에만 처치한 후 두 집단 모두 사후조사를 하여 서로 비교하는 방법이다. 무작위 할당으로 내적 타당도를 확보했다고 생각하고 외적 타당도를 확보하는 데 주력하는 연구설계이다. 두 그룹이 서로 다르지만 처치 전의 수준을 알 수 없다.

(3) 무작위 사전-사후 다수 실험집단 설계
(randomized pre-test post-test multiple experimental groups design)

무작위 대조군 사전-사후 통제집단 설계와 같지만 대조군과 실험군이 각각 1개인 경우가 아니라 실험군이 1개 이상인 경우를 말한다. 무작위 대조군 사전-사후 통제집단 설계에서 실험집단이 늘어난 것으로 여러 가지 변수의 특성을 볼 수 있다는 장점이 있지만, 분석이 까다롭고 통계적으로 유의한 결과를 도출하기 위해서는 많은 인원이 동원되어야 하므로 실행이 어렵다는 단점이 있다.

(4) 무작위 솔로몬 네 집단 설계(randomized solomon four-group design)

무작위 대조군 사전-사후설계와 무작위 대조군 사후설계를 결합한 설계로 무작위 대조군 사전-사후설계의 단점인 사전검사로 인한 영향을 통제하기 위하여 무작위 대조군 사전-사후설계에 사전검사를 실시하지 않는 또 다른 실험군과 대조군을 추가한 설계이다. 연구결과에 영향을 주는 여러 효과들의 영향을 따로 볼 수 있고 사전조사하지 않은 집단을 두어 외적 타당도가 감소되는 위험을 배제할 수 있다. 또한 무작위 할당으로 집단 간 동질성을 확보하는 장점도 있다. 다만 2배 이상 많은 표본이 필요하고 현실적으로 시행하기 어렵다는 단점이 있다.

9 연구의 통제

연구설계는 과학적 계획이기 때문에 외생변수를 어떻게 통제하느냐에 따라 연구설계가 잘 구축되면 연구결과의 신뢰도가 높아진다. 연구설계의 주목적은 외생변수를 통제하여 오차변량을 극소화시키는 것으로 통제개념은 외적 통제와 내적 통제로 분류할 수 있다.

(1) 외적 통제

일반적으로 실험연구에서는 연구의 특성상 내적 통제, 비 실험연구에서는 외적 통제가 연구결과의 신뢰도를 높일 수 있는 중요한 요소이다. 외적 통제는 연구의 상황과 관련된 통제방법이다.

① 대조군의 설정

과학적 증거를 얻기 위해서 적어도 하나의 대조군을 실험군과 '같은 조건 하'에 두어야 한다.

② 환경

관찰을 잘 해서 무엇이 환자에게 영향을 주고 있는지 알아내고 제외시키는 등 환경적 맥락에 주의해야 한다.

③ 시간

자료수집 시간을 일정하게 유지하여 동일한 시기, 동일한 시간에 수집되어야 한다.

④ 자료수집 절차

자료수집자의 특성이 대상자의 행위에 영향을 미치므로 이중차단 장치를 사용하여 처치가 제공되는 사람과 종속변수를 측정하는 사람이 다르게 하여야 한다.

⑤ 균일한 처치내용

받는 사람의 입장에서 균일한 처치내용을 가하도록 구체적인 처치절차를 일정하게 하는 것이 중요하다.

⑥ 측정도구와 관찰자

측정오차를 줄이기 위해 측정도구의 신뢰도를 높이고 관찰자 오차를 줄이기 위해 관찰자 훈련을 하여 측정자 간의 신뢰도를 구해야 한다.

(2) 내적 통제

연구대상자의 특성이 외생변수로 작용하여 종속변수에 미치는 영향을 통제하는 것으로 외생변수로 채택되는 변수는 이론적 기틀과 연구설계에 따라 달라진다.

① 무작위 할당

각 집단에 대상자를 무선으로 배치하는 것을 의미한다. 무작위 할당(random assignment)이란 모든 대상자가 각 집단에 배치될 확률이 같다는 것을 뜻한다. 무작위 할당은 연구설계에서 체계적인 편중(systematic bias)을 제거하기 위한 일반적인 통제기능을 한다.

② 외생변수의 동질화

외생변수로 파악되는 변수들의 속성이 동일한 대상자만을 표본으로 사용하는 방법이다. 동질대상을 이용하는 방법은 비교적 쉬우며 상당한 통제력을 제공한다. 이 방법의 제한점은 연구결과의 일반화를 제한하는 점이다.

③ 무작위 블럭 설계법

외생변수를 연구설계 내에 블럭으로 포함시킴으로써 오차변량을 최소화하는 것이다. 연구자에 의해 조작될 수 없는 변수는 장애변수(blocking variables)라고 한다.

④ 짝짓기법

비슷한 대상자를 골라 한 사람은 실험군에, 다른 한 사람은 대조군에 배정하는 것이다. 이 방법은 블럭설계보다 열등하다고 볼 수 있고 외생변수를 통제하는 더 효과적인 방법이 없을 때만 이용된다.

⑤ 통계적인 방법

외생변수를 통제하는 방법으로 통계적인 방법을 이용하고 하는 것이며, 효과적인 통제법인 공변량분석(analysis of covariance)이 대표적이다.

⑥ 중복노출법

반복측정설계라고도 한다. 이월효과의 문제가 있으므로 실험처치 내용에 따라 선별해서 사용해야 한다. 처치의 순서에 따른 효과의 차이(서열효과)를 최소화하기 위해 계통적 순번교체법을 반복측정설계와 결합하여 사용하면 효과적이다.

(3) 내적 타당도와 외적 타당도

일반적으로 실험연구에서는 내적 타당도를 더 중요시하고 비실험연구에서는 외적 타당도를 더 중요시한다.

(4) 내적 타당도(internal validity)

연구를 통해 얻고자 하는 결과를 얻을 수 있느냐의 문제로 독립변수의 조작을 통해 종속변수에 유의한 차이를 나타내게 하는지의 여부이다. 실험설계를 할 때 내적 타당도에 위협을 줄 수 있는 요인은 다음과 같다.

① 제3변수 개입(history)

독립변수 이외의 어떤 특정변수가 독립변수와 함께 종속변수에 작용하여 실험결과에 영향을 미쳐 마치 독립변수의 영향인 것처럼 착각하게 하는 경우이다.

② 성숙(maturation)

연구기간이 경과함에 따라 실험대상자 내부에서 일어나는 생리적인 변화나 심리적인 변화로 인해 연구결과가 달라지는 것을 말한다.

③ 대상자 탈락(mortality)

자료수집과정에서 2회 이상 측정할 때 즉 사전측정과 사후측정 또는 시차를 두어 여러 번 측정할 때 대상자 중에서 많은 수가 탈락하는 경우이다.

④ 시험효과(testing effect)

한 대상자에게 같은 도구를 이용하여 사전조사와 사후조사를 실시하는 경우 그 대상자가 조사내용에 대해 예민하게 반응하거나 사전조사 내용을 기억하여 사후조사에 영향을 미치게 되는 경우를 말한다.

⑤ 측정도구 상의 문제(instrumentation)

자료수집을 장기간에 걸쳐 실시할 때 그 자료수집 과정에서 생겨나는 오차 때문에 발생한다.

⑥ 평균치로의 수렴(statistical regression)

극단적인 점수를 가진 사람들에게 같은 척도로 재조사하면 다른 아무런 이유 없이 첫 번째 값보다는 평균 쪽으로 움직여진 점수를 얻게 된다는 것이다.

⑦ 대상자 선택편중(selection bias)

표본을 구하기 어려운 상황에서 편의표출하는 경우 대상자 선택 상의 편중이 생길 수 있다.

⑧ 대상자 선택편중과 제3변수의 상호작용

실험군과 대조군을 서로 여건이 다른 곳에서 선택했을 때 제3변수의 개입으로 인해 생겨날 수 있는 문제이다.

⑨ 대상자 선택편중과 성숙의 상호작용

두 비교군의 성숙도가 다를 경우에 생겨날 수 있는 차이를 문제시하는 것으로 중요변수의 블럭화 등의 방법으로 성숙 정도를 동등하게 관리하고 무작위 할당으로 선택편중을 막아야 한다.

⑩ 후광효과(halo effect)

실험자 효과 또는 실험자 편중이라고도 한다. 측정자가 연구대상자의 어떤 한 가지 특징에 영향을 받아 다른 특징을 잘못 평가하는 것을 말한다.

⑪ 실험의 확산(diffusion of treatment)

시도하려는 실험내용과 결과에 대해 실험군의 대상자와 대조군의 대상자가 서로 의사소통할 수 있는 경우에 자유로이 정보를 교환한다면 실험군의 특색이 없고 실험의 효과를 얻지 못하는 경우를 말한다.

⑫ 측정시기와 효과발생의 시기

연구내용에 따라 실험처치의 효과가 발생하는 시기가 다르므로 시기를 잘 맞추지 못하면 잘못된 결과가 나올 수 있다.

(5) 외적 타당도(external validity)

외적 타당도는 연구결과의 대표성 또는 다른 대상자에게 일반화할 수 있는 능력이다.

① 모집단 타당도

연구자가 표본에서 얻은 연구결과를 모든 가능성이 있는 근접모집단이나 표적모집단으로 일반화시키는 범위가 타당한가를 보는 것이다.

② 환경적 타당도

실험환경이 명확하고 일관성이 있어서 그와 똑같은 환경에서 다른 연구자가 반복연구할 수 있다면 이는 환경적 타당도를 갖는다고 할 수 있다. 현실적으로 환경적 타당도 상의 문제를 배제하려면 독립변수와 종속변수에 대해 명확히 조작적 정의를 내리고 Hawthorne 효과를 배제해야 한다.

　㉠ 호손효과(Hawthorne effect)

　　연구대상자가 자신이 연구대상으로 선정되었다는 사실을 알게 될 때 보통 때와는 달리 반응하는 데서 파생되는 결과이다.

　㉡ 실험자 효과

　　실험자의 태도, 행동 및 특성이 대상자의 반응을 결정한다.

　㉢ 상황적 효과

　　실험자가 노련한 사람인지 또는 첫 실험인지에 따라 결과가 달라질 수 있다.

제 2 절 표집 방법

1 모집단(population)과 표본(sample)

① 모집단 : 연구자가 관심을 갖는 사람이나 사물의 전체 대상이다.
② 표적 모집단(target population) : 연구자가 관심 있어서 일반화하고자 하는 전 사례집단이다.
③ 근접 모집단(accessible population) : 연구자가 접근할 수 있는 사례집단이다.
④ 표본 : 전체 모집단 중의 일부분이다.

2 표집(sampling)과 표본(sample)

① 표집 : 전체 모집단에서 표본 요소를 뽑는 과정이다.
② 표본 : 모집단을 이루는 기본적인 하위단위로 구성되며 그 단위 하나하나를 표본요소(sample element)
라고 한다.
✪ 표본을 선정하는 데 가장 중요한 고려점은 대표성이다. 즉 모집단의 특성과 표본의 특성은 일치해야 한다.

3 대표성(representativeness)과 일반화(generalization)의 개념

① 대표성 : 표본이 모집단을 대표(대변)할 수 있는 정도를 말한다.
② 일반화 : 과학이 객관적이며 보편적인 세계에서 받아들여진 견해이다. '일반적으로 적용될 수 있는가'
하는 것이다.

4 표집(sampling)의 기본원칙

① 우연의 원칙(principle of chance) : 표본의 일원으로 우연히(의도적이 아닌) 뽑혀야 한다.
② 동일 확률의 원칙(principle of equal probability) : 모집단의 모든 구성원은 표본으로 뽑힐 확률이 똑
같아야 한다.

5 표집(sampling)의 두 가지 방법

(1) 확률표집(probability sampling)

각 대상자가 같은 확률로 추출되는 과정으로 '무작위표출'이라고도 한다. 모집단에 포함된 모든 구성원이 표본에 포함될 수 있는 가능성을 똑같이 가진다. "대표성이 있다"고 볼 수 있다.

(2) 비확률표집(non-probability sampling)

각 대상자가 같지 않은 확률로 추출되는 과정으로, 모집단의 각 구성원이 모두 표본으로 선택될 기회를 가진다고 확신시킬 방법이 없다. "대표성이 있다"고 볼 수 없다.

6 확률표집(probability sampling)

(1) 단순무작위(simple random) 표집방법

모집단에 포함되어 있는 모든 조사단위에 표본으로 뽑힐 기회를 똑같이 부여해 놓고 표본을 추출하는 방법이다. 표본의 범위와 크기를 결정한 다음 추출방법을 정하는 것으로 그 추출 방법에는 제비뽑기, 난수표 방법이 있다.

(2) 체계적(systematic) 표집방법

단순무작위 표출법의 한 방법으로 모집단의 구성을 일정한 순서 없이 배열시켜 일정 간격을 두고 추출해 내는 방법이다. 이 방법은 난수표 방법보다 시간이 절약되나 주관성이 개재될 위험성이 있다.

(3) 층화무작위 표출법(stratified random sampling)

층화 표출법은 모집단이 지니고 있는 특성에 따라 몇 개의 계층(strata)으로 나누어 각 계층 속에서는 동일성을 유지하게 한 후에 그 계층으로부터 표본을 무작위 표출하는 방법이다.

(4) 군락(cluster) 표집방법

모집단을 구성하는 요소로서의 개인 하나하나를 뽑는 것이 아니고 집단으로 추출하는 방법을 의미한다.

7 비확률표집(non-probability sampling)

(1) 편의(convenience) 표집방법

연구자가 자기의 임의대로, 편의에 의해 표본을 선정하는 방법으로써 대표성이 확보되지 않은 방법이다.

(2) 할당(quota) 표집방법

모집단의 특성을 대표하는 일정수의 카테고리를 정해 그 카테고리를 대표하는 사례수를 정하며 이 카테고리에서 사례수를 작위적으로 추출한다. 층화추출과 동일한 방법인데 모집단의 확률을 모를 때 사용한다.

(3) 의도(purposive) 표집방법

조사자가 어떤 목적을 가지고 의도적으로 표본을 선택하는 방법으로 표본오차가 크지 않고 확률표집이 실제 불가능할 때 사용한다.

(4) 눈덩이식(snowball) 표집방법

이는 편의 표출법의 한 방법으로 분류되기도 한다. 이것도 대표성을 유지하지 못하는 방법인데, 원하는 특징의 기본 표본을 구하기가 매우 힘들 때 사용하는 방법이다. 연구대상자가 쉽게 파악이 되지 않는 경우 이 방법을 쓰는 경우가 많다.

8 표본의 크기 정하기

① 연구 성격에 따라 달라진다.
    ㉠ 실험연구 : 검정력과 유의도 수준에 입각하여 표본 수를 정한다.
    ㉡ 서술연구 : 모집단 크기와 자료수집 내용에 따라 다르다.
    ㉢ 상관성 연구 : 측정도구 문항수의 5 ~ 10배를 대상으로 한다.
② 두 집단 간을 비교해서 차이가 근소할 경우는 표본 크기가 커야 진정한 차이를 찾아낼 수 있다.
③ 일반적으로 표본 크기가 클수록 좋다.
④ 표본의 하위집단(subgroups)을 비교하기 위해서는 표본의 크기를 크게 잡는 것이 좋다.
⑤ 우편으로 자료를 수집할 경우에는 표본의 크기를 크게 잡는 것이 좋다.
⑥ 연구를 실행하는 데 가장 중요한 돈과 시간요인을 참작하여 표본 크기를 정한다.

제 3 절 자료수집 방법

1 설문지 조사법

(1) 설문지 조사법의 정의

설문지는 응답자 스스로 자신의 의견을 기입할 수 있도록 작성된 하나의 필답용 조사도구로 연구의 목적과 내용에 따라 다양한 형태로 구성된다.

(2) 설문지 조사법의 특성

설문지는 응답자가 보고할 의사가 있어야 하며, 보고할 수 있는 소재가 있어야 원만한 성과를 얻을 수 있다. 면접보다 시간, 노력 및 비용이 적게 든다는 장점이 있다. 또한 익명으로 자료수집이 가능하기 때문에 정확한 자료수집이 가능한 방법이다.

(3) 설문지 조사법의 분류

① 구성형태에 따라
   ㉠ 구조적 질문
   ㉡ 비구조적 질문
② 질문형태에 따라
   ㉠ 폐쇄형 질문
   ㉡ 개방형 질문

(4) 설문지 조사법의 장·단점

① 폐쇄형 설문지(구조적 설문지)

자기 의사와 가장 가까운 것을 선택할 수 있도록 선택지를 제시하는 것이다.

장점	• 주어진 시간 내에 많은 질문에 응답할 수 있음 • 언어적 구사력이 불충분한 사람에게서도 자료수집이 가능 • 계량적 분석이 용이
단점	• 충분한 선택지가 주어지지 못할 때 응답자는 원하지 않는 답을 강요받아 정확한 답을 얻을 수 없음 • 질문이나 선택지가 너무 피상적이어서 문제의 핵심을 파헤치기 어려운 때가 있음

② 개방형 설문지(비구조적 설문지)

질문의 깊이와 범위를 규격화시키지 않고 광범위하게 질문하며, 응답자가 자신의 의사를 충분히 표시할 수 있도록 공간을 주는 것이다.

장점	• 응답의 다양성을 기할 수 있고, 깊이 있는 응답을 얻을 수 있음 • 응답자에게 충분한 시간적 여유를 줄 수 있으므로 심사숙고하여 대답할 수 있음 • 기대하지 않았던 새로운 사실을 발견할 수 있음
단점	• 응답자가 많은 시간을 투자해야 하기 때문에 심리적인 압박이나 지루함을 느낌 • 결과의 회수율이 낮음 • 응답을 통해 얻은 결과를 수량화하는 과정이 어렵고 시간 소모가 많음

③ 설문지 형태의 선택기준

도구의 구조화 정도 : 아래의 사항을 모두 고려하여 선택해야 한다.

㉠ 도구제작의 목적

㉡ 응답자들의 언어구사력

㉢ 반응 소요시간

장·단점	• 일반적으로 각각의 장점과 단점을 보충하기 위해서 두 유형을 혼합해서 사용하고 있음 • 조사내용에 대한 설문지는 폐쇄형이 개방형보다 더 많이 사용됨 • 연구자가 생각할 수 없는 부분을 얻고자 하거나 응답을 유형화하기 힘들 때는 폐쇄형보다는 개방형을 사용함

(5) 질문내용 구성

① 질문내용

㉠ 응답자 자신에 관한 질문

㉡ 응답자가 잘 알고 있는 다른 사람들에 대한 자료

㉢ 응답자가 잘 알고 있는 상황에 대한 자료

㉣ 어떤 현상에 대한 신념, 태도, 지식, 실천 등에 관한 질문

② 질문 수와 순서

연구의 내용범위에 따라 질문의 수가 결정된다. 다루려는 내용을 골고루 포함하는 질문들을 만들기 위해 질문의 내용분류표(table of specification)를 사용하는 것이 좋다. 하지만 대상자를 고려하여 질문의 문항 수와 시간은 어느 정도 제한해야 하고 이때 꼭 필요한 질문과 관련하여 우선순위를 결정해야 한다. 이는 불필요한 질문을 하거나 중요한 질문을 놓쳐버리는 경우가 생긴다면 연구의 질이 떨어지는 결과가 생기기 때문이다.

③ 질문의 형식

㉠ 이분식 질문 : 두 개의 선택지 중 하나를 선택한다.

㉡ 선다식 질문 : 이분식 질문보다 더 많은 정보를 줄 수 있으며 응답자가 더 정확하게 답할 기회를 제공하므로 의견이나 태도를 묻는 데 적합하다.

㉢ 서열식 질문 : 제시된 항목 중 선호의 정도를 감안하여 좋아하거나 싫어하는 순서로 항목을 선택하도록 질문하는 방식이다.

㉣ 체크리스트 : 응답자들이 쉽게 이해할 수 있는 비교적 효율적인 방법으로 연구자에 따라 체크리스트라는 말 대신 행렬식 질문이라는 말을 사용하는데 이때는 2차원적 특성을 가진다.

㉤ 평정식 척도 : 질문에 대한 답에서 강도를 알아내려는 척도이다.

④ 질문어구 선정

같은 글이라도 응답자에 따라서 각각 다른 의미로 받아들이고 다른 반응을 나타내게 된다면 그 도구의 타당도 상에 문제가 발생하게 된다.

⑤ 설문지 개발단계

설문지의 형식 결정 → 수집될 정보의 유형을 결정 → 모든 관련내용에 대한 분류표를 만들고 질문의 초안을 작성 → 질문의 배열순서 결정 → 서문 준비 → 연구내용과 조사방법에 대한 전문가와 함께 설문지 초안을 비판적으로 토의 → 여러 사람들과 토의 후 다듬어진 도구를 가지고 예비조사 실시

2 면접법

(1) 면접법의 정의

① 면접법의 정의

연구에서 활용되는 면접법은 조사자가 알고자 하는 주제에 관한 정보, 의견, 신념, 태도 등의 자료를 수집하기 위해 조사표를 가지고 피면접자와 1대1로 대면하거나 전화, 인터넷을 통한 tele-meeting 등으로 실시하는 언어적인 상호작용이다.

② 면접법의 특성

면접은 새로운 개념의 탐색 도구로 사용된다. 연구과정에 있어서는 자료수집의 도구로 면접이 이용되는데 보통 다른 자료수집방법을 보완하는 방법으로 사용되는 경우가 있다.

③ 성공적인 면접의 조건

㉠ 호감 유도

㉡ 조사의 중요성 인식

㉢ 심리적 장애요인 극복

(2) 면접법의 종류

① 표준화 면접(standardized interview)

미리 준비된 구조적 조사표에 따라 모든 피면접자에게 같은 내용을 같은 순서로 면접하는 것으로 면접자가 말을 바꾸거나 개별적인 상황에 적합한 질문을 할 자유가 없으며 피면접자의 생각의 흐름에 따라 질문의 순서를 바꿀 수도 없다. 구조화 면접(structured interview) 또는 통제화 면접(controlled interview)이라고도 한다.

장점	• 면접자의 행동에 일관성이 있으므로 경험이 적은 면접자도 용이하게 할 수 있음 • 수집된 자료의 분석에 공통성이 유지되므로 결과의 비교가 가능 • 비표준화 면접에 비해서 신뢰도가 높음
단점	• 새로운 개념을 발견할 가능성이 희박 • 면접상황에 대한 융통성과 적응도가 낮음 • 신축성이 없음

② 비표준화 면접(unstandardized interview)

연구목적의 한도 내에서 실시하되 질문의 순서나 문항이 미리 정해지지 않아 면접상황에 따라 질문의 내용과 순서가 정해지는 방법으로 원칙이나 내용의 줄거리조차 없는 것은 아니며, 다만 일정한 주제 내에서 면접자에게 최대한의 재량권이 부여되는 방법이다.

장점	• 면접상황에 맞추어 질문할 수 있는 융통성이 있음 • 피면접자에게서 정확한 답변을 얻을 수 있기 때문에 면접결과의 타당도가 높음 • 예기치 못했던 새로운 사실을 발견할 가능성이 높음 • 면접자에게 주어진 재량을 신축성 있게 활용할 수 있음 • 비표준화 면접에 비해서 타당도가 높음
단점	• 질문과 응답의 범위가 피면접자마다 다를 수 있으므로 결과를 비교하기가 힘듦 • 도구의 신뢰도가 낮음 • 면접결과의 통계적 처리가 용이하지 않음

③ 준표준화 면접(semi-standardized interview)

연구목적에 부합되는 중요한 질문에 대해서는 일정한 질문목록을 만들어 표준화 면접의 형태로 사용된다. 추가되는 질문에 대해서는 면접자가 자유로이 사용할 수도 있고 생략할 수도 있게 융통성을 부여하여 비표준화 면접형태를 갖추게 한다.

(3) 자료수집 절차

① 면접의 착수
② 면접의 실시
③ 면접 결과의 기록
④ 면접의 종결

(4) 면접법의 선택기준

면접법은 1대1의 면접에 의해 자료를 수집하므로 회수율이 높다. 독해력이 없어서 설문지에 응답할 수 없는 사람(어린아이, 시각장애인, 고령자, 문맹자 등)들도 면접에는 응답할 수 있다. 피면접자가 모호하거나 혼동되는 질문을 받았을 때는 면접자에게 되물어 정확한 자료를 얻을 수 있다. 또한 심층적인 자료를 얻을 수 있고, 1대1 면접은 면접 중 관찰을 통해 부가적인 자료를 얻을 수 있다.

3 초점 그룹 인터뷰

(1) 초점 그룹(focus group) 정의

7~8명 정도의 사람들이 조사의 대상 그룹을 이루고 중재자에 의해 미리 설정된 특정 주제, 상품, 서비스 등에 대한 인식이나 생각을 얻기 위한 토론을 하는 것으로 미리 작성한 개방형 질문에 따라 훈련된 중재자가 진행한다.

(2) 초점 그룹 진행방법

① 모집

참여자를 미디어, 포스터, 광고를 통해 의도적 표본으로 추출한다. 문헌에 따라 상이하지만 일반적으로 6 ~ 10명 정도의 참여자가 적절하다.

② 진행

효과적인 사회자를 선정하여 참여자들이 주제에 대해 얘기하도록 격려하고 참여자들이 원형으로 서로 눈을 맞출 수 있는 공간과 같은 편안한 환경을 조성한다. 한 세션 당 일반적으로 1 ~ 2시간 정도를 진행한다.

③ 분석

자료분석 시 주제에 대해 어느 정도 합의하는지, 어느 정도 관심이 있는지 살피는 것이 중요하다. 진술이 생성된 맥락을 확인해야 한다. 또한 소수 의견에 대한 분석도 매우 중요하다.

4 관찰법

(1) 관찰법의 정의 및 특성

① 관찰법의 정의

관찰법은 자료의 근거가 되는 대상의 상태를 시각과 청각을 이용하여 자료를 수집하는 방법이다.

② 관찰법의 특성

㉠ 직접성

행위가 나타나는 현장에서 연구가 진행되며 대상자의 행위를 말로 묻고 대답할 필요가 없다. 관찰에 의해 수집된 자료는 연구자와 대상자 사이에 삽입될 수 있는 어떤 요인에 의해 오염되지 않는다.

㉡ 자연성

관찰 시에는 피관찰자가 자기가 관찰되고 있다는 사실을 대부분 모르기 때문에 또는 피관찰자가 관찰자와 친숙하여 자신이 침입되고 있다고 느끼지 않기 때문에 인위성이 적다.

㉢ 알리고 싶지 않은 내용의 자료수집

피험자가 자가보고와 면접 등을 통해서 연구자에게 이야기하지 않는 내용을 연구자는 관찰을 통해서 발견할 수 있다.

(2) 관찰내용

① 개인의 특성과 상태

② 언어적 의사소통 행위

③ 비언어적 의사소통 행위

④ 활동

⑤ 기술 습득과 이행

⑥ 환경적 특성

(3) 관찰단위

① 관찰법은 연구문제에 따라 융통성 있게 사용된다.

② 개략적인 관찰내용이 결정된 후에는 관찰단위, 즉 관찰될 실체를 정해야 한다.

③ **방법** : 거시적 접근법, 미시적 접근법

(4) 관찰법의 종류

① 관찰 절차에 의한 분류

    ㉠ 비구조적 관찰

    비통제적 관찰(uncontrolled observation)이라고도 한다. 관찰의 대상, 방법, 관찰시간이나 관찰시기가 분명히 규정되지 않은 상태에서 관찰하는 방법으로 흔히 사전실험연구나 탐색연구에서 많이 활용된다.

    ㉡ 구조적 관찰

    관찰할 내용, 방법, 시기나 시간을 미리 정하고 실시하는 방법으로 흔히 현장실험연구나 실험실 내의 실험연구에 사용되기 때문에 이론적 기틀에 의해 관찰내용의 목록을 정하고 그들의 발생여부, 발생정도를 측정하는 방법이다.

② 관찰자와의 관계에 의한 분류

    ㉠ 참여관찰

    관찰대상 집단의 내부에 들어가서 그 구성원의 일부가 되어 공동생활에 참여하면서 관찰하는 방법으로 조사대상자들의 생생한 삶을 깊이 있게 파악하고자 할 때 유익하다. 구성원으로서 역할을 수행하면서 관찰을 해야 하기 때문에 비조직적 관찰에서 많이 사용된다.

    ㉡ 비참여관찰

    조사자의 신분은 밝히지만 구성원으로서 역할을 수행하지 않고 제3자의 입장에서 관찰하는 방법으로 조직적 관찰에서 많이 사용된다.

    ㉢ 준참여관찰

    관찰대상 집단에 부분적으로 참여하여 관찰하는 방법으로 이 방법에서는 주로 피관찰자들이 관찰을 받고 있다는 사실을 알고 있는 경우가 많다.

(5) 관찰법의 표본추출

① 시간표출

    관찰될 행동의 대표적인 시간을 표출하는 것으로 무엇을 관찰할 것이냐를 정하는 것도 중요하지만 그에 못지않게 중요한 것이 언제 관찰하느냐의 문제이다. 시간표출은 1회에 관찰할 시간과 관찰간격을 정하는 과정이다.

② 사건표출

특정유형의 행동이나 사건을 미리 선정하는 것으로 연구자가 사건 발생에 대한 어떤 지식이 있거나 그것의 발생을 기다릴 위치에 있을 때 시행하는 방법이다.

(6) 관찰도구의 분류체계

준거가 되는 목록을 가지고 관찰자는 관찰을 시행하고 관찰을 진행하여야 하기 때문에 목록작성은 중요한 과정이다. 이때 관찰도구 선정의 중요한 조건은 관찰할 행위나 사건을 분명하게 정의하는 것이다.

① 체크리스트(checklist)

행동의 목록을 열거하고 수행여부를 체크하는 방법이다.

② 평정척도(rating scale)

구조적 관찰법에 의해 수집되는 자료는 평정척도를 이용할 수 있다. 평정척도는 관찰자가 행동의 연속선상에서 어떤 현상을 평가하는 도구로 관찰 완료 후 관찰자가 전체적 사건이나 상황을 요약하는 데 평정척도를 사용한다.

㉠ 시각적 상사척도(visual analogue scale)

일종의 등간 척도로 직선(10cm)상에서 감정, 의견, 신념을 반영한 점을 표시한다. 해당 길이를 제어 값을 얻는 방식으로 획득한다.

㉡ 도표 평정척도(graphic rating scale)

형상을 직선을 긋고 그 위에 등간격으로 지시문을 기술하고 해당되는 지점에 표시하도록 하여 측정하는 방법이다. 척도 간격은 5개, 9개가 이용되기도 하지만 일반적으로는 7개로 나누는 방법이 가장 빈번하게 사용된다.

㉢ 서술 평정척도(descriptive rating scale)

도표를 사용하지 않고 현상의 정도를 응답 범주로 서술해서 순서대로 나타내는 것이다.

㉣ 총화 평정척도(summated rating scale)

리커트(Likert) 척도라고도 한다. 속성을 여러 개 문항으로 만들고, 각 문항 3 ~ 7점 척도로 배점한 후 모든 문항을 합산하여 한 개인의 특성을 점수화하는 방법이다.

③ 어의 구별척도(semantic differential scale)

태도를 측정하기 위해 사용한다. 양극에 상반된 형용사를 두고 측정하는데 일반적으로 평가, 능력, 활동의 형용사를 사용한다.

(7) 관찰법의 신뢰도 및 타당도

관찰법에 의해 얻어진 자료가 믿을만하고 보편성이 보장되는 결과를 얻기 위해 관찰내용의 신뢰도와 타당도를 생각하게 된다.

① 신뢰도를 높이기 위한 구체적인 방법

㉠ 관찰자의 기술 습득

㉡ 관찰도구의 이용

　　　　ⓒ 관찰결과에 대한 반복평가

　　　　ⓔ 관찰자 훈련 등

　　② 타당도에 영향을 미치는 편중 유형 및 요인

　　　　㉠ 관찰 편중

　　　　　　ⓐ 대비효과의 강화 : 관찰자가 인위적으로 내용을 명확하게 구분하려 할 때 발생할 수 있는 관찰의 왜곡경향

　　　　　　ⓑ 집중경향 : 극단의 사건이 중심값을 향하여 회귀될 때 일어나는 왜곡경향

　　　　㉡ 동화 : 관찰자가 관찰내용을 이전에 투입된 사실과 동일시하려는 방향으로 왜곡시키는 것

　　　　㉢ 후광효과(halo effect) : 피관찰자의 특징이 관찰자에게 영향을 주어 오차를 발생시키는 것

　　③ 관찰자의 성격특성으로 인한 오차 발생

　　　　㉠ 관대성의 오류(error of leniency) : 실제보다 더 긍정적으로 평정하는 경우

　　　　㉡ 엄격성의 오류(error of severity) : 실제보다 더 부정적으로 평정하는 경우

　　④ 관찰편중을 배제시키는 방법

　　　　㉠ 관찰자를 철저히 훈련시킨다.

　　　　㉡ 훈련기간 동안 관찰자로 하여금 여러 가지 의문과 어려움에 봉착하게 하여 이를 해결하는 실습을 해야 한다.

　　　　㉢ 여러 명의 관찰자가 관찰한 결과를 서로 비교하여 일치하는 점과 상이한 점을 함께 토의하여 의견일치를 보게 한다.

　　　　㉣ 이러한 과정 후에 관찰자들은 한 예비대상자를 관찰하고 기록한 후 그 결과에 대한 관찰자 간의 신뢰도를 측정하고 이를 연구보고서에 제시하여 독자에게 도움을 준다.

(8) 관찰법의 장·단점

　　① 장점

　　　　관찰자가 직접 피험자의 행동을 현장에서 즉시 포착하여 기록할 수 있기 때문에 정보의 깊이와 폭이 다양하다. 언어에 의한 구사력이 부족한 대상자일 때 유용하다. 피조사자가 자신의 행동을 인식하거나 보고하기 어려울 때 유용하다. 피조사자가 조사에 응하기를 꺼려하는 상황에서도 관찰에 의해 자료수집이 가능하다.

　　② 단점

　　　　관찰의 대상이 되는 현상을 현장에서 포착해야 하는데 그러한 현상이 자주 발생하지 않을 때에는 나타날 때까지 기다려야 한다. 또한 관찰현상이 성격상 관찰자의 체력이나 인내가 필요하거나(예 탄광촌, 전쟁터), 숨겨진 사실(예 부부싸움, 도둑질, 성행위 등)인 경우에는 관찰이 더욱 어려울 수 있다. 최대의 난점은 관찰자의 주관이 많이 개입되기 때문에 자료의 신뢰성과 타당성에 위협을 줄 가능성이 있다는 점이다.

5 생리적 측정법

(1) 생리적 기구의 유용성

생리적 변수의 측정은 환자의 치료 및 간호효과를 측정할 수 있는 중요한 방법이다. 간호는 인간의 반응과 관련되므로 간호연구자들은 인간반응을 측정하기 위해 자주 생리학적, 정신적, 사회적 변수를 측정한다. 우울과 불안 등의 사회심리적 변수들도 생리적 방법으로 측정될 수 있다.

(2) 생리적 측정법의 장·단점

① 생리적 측정법의 장점
  ㉠ 객관성을 내포한다.
  ㉡ 사회심리적 측정방법보다 신뢰도와 타당도가 높다.
② 생리적 측정법의 단점
  ㉠ 생리적 측정법을 이용하여 인간이라는 생체로부터 자료를 수집할 때 발생될 수 있는 문제는 기계를 다룰 줄 아느냐의 기술적인 문제이다.
  ㉡ 기계의 제한점을 잘 이해하지 못하는 사람은 그 기계의 정확성이 절대적이라고 믿게 되므로 기계 자체로 인한 오차를 발견하지 못한다.
  ㉢ 생리적 측정법은 그 측정 과정에서 측정하려는 변수에 영향을 미치는 경우가 많다.
  ㉣ 전기자극과 같은 자극을 인체에 줄 때 세포파괴나 다른 심한 손상을 입지 않도록 최대한의 주의를 기울여야 한다.
  ㉤ 생리측정에 사용되는 기계는 대부분 고가여서 개인이나 작은 기관에서 구입하기 어렵다.

6 기타 자료수집 방법

(1) 투사법(projective techniques)

투사법에 의해 간접적인 자극을 주어 그들의 태도, 감정 등을 무의식적으로 노출시켜 자료를 수집하는 데 그 목적이 있다.(예 그림 투사, 언어 투사)

(2) Q 분류법(Q Sort)

어떤 주제에 대한 많은 사람들의 의견을 모은 후 이 의견에 대해 동의하는 정도로 개인들의 태도나 성향을 분류하는 방법이다.

(3) 델파이법(delphi technique)

전문가의 의견을 활용한 예측 방법론으로 '전문가 합의법'이라고 불린다. 내용이 아직 전혀 알려지지 않거나 일정한 합의점에 달하지 못한 내용에 대해 수차례에 걸친 전문가들의 의견조사를 통해 합의된 내용을 얻는 방법으로 거리와 시간상 면접이 불가능한 경우에 사용한다.

(4) 일지

장시간에 걸쳐 정보를 수집하는 방법 중 하나로 대상자에게 사건의 기록 혹은 일지를 작성하게 하는 것이다. 연구자는 이렇게 모은 일지에 있는 데이터를 수집하고 분석한다.

제 4 절 측정

1 측정(measurement) 및 측정 방법

(1) 측정이란?

어떤 현상에 수치 즉, 숫자적인 가치를 부여하는 것이다.

(2) 측정원칙

① 추상성과 측정
  ㉠ 어떤 대상을 측정하고자 할 때는 개념의 속성을 측정해야 한다. 즉 개념의 속성이 완전히 규정될 때 비로소 측정이 가능하다. 개념에 대한 분명한 규정 없는 측정은 가치가 없으며 적절한 의사소통이 이루어질 수 없다.
  ㉡ 추상성과 측정 과정의 어려운 점
    ⓐ 추상적인 개념을 측정하기 전에 그 개념의 속성을 전반적으로 분석해보는 것이 중요하다.
    ⓑ 추상성은 단순하지 않다는 특성을 가지고 있다. 즉 고유한 개념이기보다 여러 개가 상호 관련된 개념의 집합체일 수 있다.
② 수량화와 측정
  측정은 어떤 속성을 수량화하기 위하여 대상에 숫자를 배정하는 것으로, 수량화는 측정 및 전체적인 연구과정과 밀접한 관련성이 있다. 대부분은 과학적 연구에서 양적 자료를 사용한다. 측정에서 숫자를 배정하는 목적은 대상자의 속성을 세분화하여 구별하기 위해서이다. 다루고 있는 개념의 속성을 규정하는데 있어서 수량 개념을 많이 사용하는 학문일수록 발전된 과학의 부류에 속하게 된다.

③ 규칙과 측정

규칙이 없는 수량화는 의미가 없다고 할 수 있다. 속성을 측정하기 위한 새로운 도구의 합당성 판단이 어렵기 때문에 새롭게 개발된 측정규칙을 이용하여 속성이 어떻게 기능하고 얼마나 다양한지에 관한 가설을 설정하고 그 도구의 가치를 검정하는 연구를 진행해야 한다.

④ 문항의 표본추출과 측정

새로운 측정도구를 개발할 때 대표가 될 수 있는 항목, 질문 또는 관찰 내용을 선정하고 이후 표본 측정도구에 의해 측정한 결과와 모집단에 해당되는 모든 항목을 사용하여 측정한 결과가 동일해야 한다.

⑤ 현실성과 측정

측정도구에 의한 측정결과가 현실과 합리적으로 일치하지 않는다면, 그 측정도구는 과학적인 유용성이 없다고 할 수 있다. 심리적 개념을 측정하는 측정도구는 물리적인 측정보다 더 현실세계와 일치되기 어려우며, 따라서 사회과학분야에서 자연과학분야보다 오류가 더욱 심하다고 할 수 있다.

(3) 측정의 4가지 기준/단계(levels of measurement)

① 명목척도(nominal level)

가장 하위수준의 척도이다. 속성을 분류하기 위해 숫자를 사용할 뿐이며 배정되는 숫자에 수량적 정보를 전달하려는 의도는 없다.

② 서열척도(ordinal level)

특정 속성을 기초로 서로 상대적인 위치의 서열을 부여하는 것을 서열척도라고 한다. 이때 숫자의 크기는 독립적으로 일상생활을 수행할 수 있는 능력이 증가되는 것을 의미할 뿐이며 한 속성의 수준이 다른 수준보다 얼마나 더 높은가에 대해서 알려줄 수는 없다.

③ 등간척도(interval level)

등간척도란 등급 간의 간격이 동일하다고 간주하는 척도이다. 대부분의 교육 및 심리검사(성적, 지능지수, 체온 및 온도)는 등간척도를 토대로 한 자료이다.

④ 비례척도(ratio level)

가장 높은 측정수준으로 이론상 의미 있는 0점을 가지고 있으며 이론상의 0을 가지고 있는 물리적 측정값은 비율척도에 의해 측정된다고 볼 수 있다. 비율척도로 얻은 자료는 등간척도로 얻은 자료의 통계적 분석기법과 동일하다.

(4) 신뢰도(reliability)와 타당도(validity)의 중요성

① 신뢰도의 중요성

신뢰도는 도구가 측정하고자 하는 현상을 측정하는 일관성의 정도로 정의된다. 신뢰도는 또한 정확성의 정도로 정의된다. 이는 측정도구가 측정하려고 하는 속성을 얼마나 실제 값에 가깝게 측정했느냐에 관한 것으로 측정오차가 적을수록 도구의 신뢰도는 높아진다.

② 타당도의 중요성

측정도구가 측정하고자 하는 개념의 속성을 제대로 측정하는 정도이다. 암 환자의 불안을 측정하도록 고안된 도구는 불안을 측정해야지, 항암 화학요법의 부작용이나 병태 또는 생리적 변화를 측정해서는 안 된다는 것이다.

(5) 신뢰도의 개념적 정의

① 관찰된 점수는 진정한 점수와 오차 점수로 구성되어 있다.
② 신뢰도는 진정한 점수와 관찰된 점수의 비율로 계산된다.
③ 측정에 있어서 오차가 일어나는 2가지 요소
　　㉠ 측정 방법 또는 측정 환경에 기인된 오차(method error)
　　㉡ 피험자 특징 즉 피험자의 컨디션이나 특정한 조건으로 인한 오차(trait error)

(6) 신뢰도의 종류

① 검사-재검사 신뢰도(test-retest reliability)

동일한 척도로 반복하여 얻은 측정값이 서로 얼마나 유사한가 하는 안정성을 평가하는 것으로 물리적 척도와 자가보고 척도에 적용된다.

② 검사이등분 신뢰도(split-half reliability)

가장 고전적인 방법이며 하나의 척도를 대상자 각자에게 배부하고 한 번 검사한 후에 문항을 무작위, 전후반부, 또는 홀짝수에 의해 두 부분으로 나누어 신뢰계수를 측정한다.

③ 동등검사 신뢰도(parallel forms reliability)

두 개의 비슷한 형태의 측정도구를 이용하여 동일한 대상자에게 무작위 순서로 측정한 후 두 개의 측정 점수 간의 상관계수를 구함으로써 두 개의 도구가 같은 속성을 측정하는지를 결정하기 위한 것이다.

④ 검사자 간 측정 신뢰도(inter-rater reliability)

같은 집단, 응답자에게서 다른 자료수집이나 평가자에 의해 얻어진 정보의 동일성으로 면담자나 관찰자들 간의 일치수준을 반영한다.

⑤ 내적 일치도(internal consistency-Cronbach's alpha)

척도를 구성하는 문항이 어느 정도까지 동일한 개념을 측정할 수 있는가를 검사하는 방법으로 다중 항목 척도에 있어서 측정오차를 사정할 수 있는 중요한 수단이다. Cronbach's alpha(coefficient alpha : 5점 척도에서 사용)와 K-R 20(Kuder-Richardson formula : 이분법 척도에서 사용)을 이용한다. 도구를 구성하는 항목 간에 일관성이 높은 것으로 간주한다. Cronbach's alpha 계수는 일반적으로 0.8 이상이면 바람직한 것으로 알려져 있다.

(7) 신뢰도를 증가시키는 방법

① 측정문항의 수를 증가시킨다.
② 불분명한 문항(애매모호하거나 이해하기 어려운 것)을 제거한다.
③ 검사가 이루어지는 조건과 환경을 표준화한다.

④ 너무 어렵거나 너무 쉬운 문항을 그렇지 않게 수정한다.

⑤ test에 방해가 되는 환경적인 조건을 제거하거나 최소화시킨다.

⑥ 측정에 필요한 지시 내용 및 절차를 표준화한다.

⑦ 채점 방법을 통일시킨다.

(8) 상관계수(correlation coefficient) 측정

상관계수는 두 변수 간의 상호종속 관계를 측정해 주는 계수로서 −1에서 +1까지의 값을 갖는다. 상관계수의 종류로는 Pearson(가장 강력하다), Spearman, Kendall 등이 있다. 상관계수는 완전한 음적 관계인 −1.0에서부터 전혀 관계가 없는 0, 완전한 양적 관계인 +1.0까지 가능하다. 즉 계수의 절대값이 높을수록 관계의 강도가 더 큰 것이다. 가장 흔히 사용되는 상관계수는 Pearson 상관계수 r이라고 한다. 이 계수는 두 변수를 등간척도나 비율척도로 측정했을 때 사용한다.

(9) 타당도의 개념적 정의

'측정도구가 측정하고자 하는 개념을 어느 정도까지 측정할 수 있는가?'를 뜻한다. 도구의 신뢰도와 타당도 간의 관계가 전혀 없다고 볼 수는 없는데 도구의 타당도가 낮아도 신뢰도는 높을 수 있고, 도구의 신뢰도가 낮다고 타당도가 낮아지는 것은 아니기 때문이다. 타당도는 신뢰도와 마찬가지로 유무의 문제가 아니라 정도의 문제이다. 연구자는 도구 자체의 타당도를 검증하기보다는 도구의 적용가능성에 대한 타당도를 검증한다.

(10) 타당도의 종류

① 내용 타당도(content validity)

표집 타당도(sampling validity), 외관 타당도(face validity)라고도 한다. '측정도구가 측정하고자 하는 분야의 내용을 적절히 포함하고 있는가?' 하는 것으로 특정분야의 지식을 검증하는 경우와 심리−사회적 성향의 측정에 중요하다.

② 준거 타당도(criterion validity)

측정도구에 의한 점수와 어떤 기준 간의 관련성을 찾는 실용적인 접근법이다. 측정도구가 이론적 성향이나 추상적 속성을 측정하고 있는가에 대해서는 관심이 없으며 측정도구에 의한 점수가 어떤 기준점수와 일치한다면 준거 타당도가 높다고 말할 수 있다. 준거타당도의 조건은 주요 측정도구로 측정한 점수와 비교하고 신뢰할 수 있는 타당성 있는 기준을 세워야 한다.

㉠ 예측 타당도(predictive validity)

미래의 어떤 기준을 근거로 행위 또는 수행능력 차이를 구별해 낼 수 있는 도구의 능력을 뜻한다. 현재의 도구가 미래의 어떤 성취도 정도를 적절하게 예측할 수 있는 측정도구인지를 가려내는 타당도이다.

㉡ 동시 타당도(concurrent validity)

시간적인 차원에서만 예측 타당도와 다르다. 측정도구에 의한 측정결과가 대상의 현재 상태를 올바르게 구분할 수 있느냐를 다루는 것이다. 공인 타당도라고도 한다.

③ 구성 타당도(construct validity)

'측정도구가 어떤 개념 또는 구성을 측정하고 있는가?' 하는 질문과 관계가 깊다. 추상적인 개념일수록 구성 타당도를 입증하기가 어렵고 준거관련 타당도를 측정하기도 어렵다.

④ 얼굴 타당도(face validity)

도구가 측정하고자 하는 내용을 포함하고 있는가를 확인하기 위해 대상자 또는 동료에게 설문지 내용을 검토하도록 요구하는 방법이다. 외관 타당도라고도 한다.

(11) 신뢰도와 타당도와의 관계

어떤 측정 도구는 신뢰도는 있지만 타당도는 없을 수도 있다. 그러나 타당도가 있는 측정도구는 반드시 신뢰도가 있기 마련이다.

(12) 측정도구에 대한 평가기준

① 효율성(efficiency)

2개 이상의 도구가 모두 신뢰도를 인정받을 수 있는 수준 이상이면 도구에 포함된 문항 수가 적은 도구일수록 효율성이 높다고 할 수 있다.

② 민감성(sensitivity)

각 개인이 소유하고 있는 속성의 정도를 얼마나 구별할 수 있느냐에 관한 것으로 문항분석법을 이용해서 평가한다. Alpha의 분석기법 중에서 각 문항과 전체 문항의 상관계수 또는 해당문항을 제외시켰을 때의 α계수를 보면 그 문항의 민감성을 알 수 있다.

③ 객관성(objectivity)

한 도구를 여러 계측자가 이용하여 동일 대상자에게서 측정할 때 동일하거나 유사한 점수를 내는 정도를 말한다. 일반적으로 생리적 측정도구는 객관성이 높고 관찰법은 주관적인 경우가 많다. 도구는 가능한 객관적으로 만들어져야 한다.

④ 속도(speed)

측정과정의 적정 시간을 확인해야 한다. 너무 시간이 오래 걸리면 지루하여 정확하게 응답하지 않는 경향이 있어 신뢰도가 낮다.

⑤ 반동성(reactivity)

가능한 한 도구는 측정될 속성에 영향을 미치지 않도록 해야 한다. 자신의 속성이 측정된다는 사실을 알게 됨으로써 과잉반응을 할 수 있다.

⑥ 간결성(simplicity)

다른 것이 동일하다면 간결한 도구가 복잡한 도구보다 바람직하다. 복잡한 도구일수록 오차의 위험성이 크기 때문이다.

⑦ 종합

적절한 측정 도구를 개발하는 것은 간호학 연구에서 가장 어려운 문제이다. 간호와 관련된 좋은 도구를 개발하고 적용하는 것이 간호학에서 앞으로의 큰 이슈이다.

제 4 장 　연구자료의 분석

제 1 절 　통계분석을 위한 자료준비

1 통계분석의 의미와 유형

(1) 통계분석의 필요성

수집된 자료에 의미를 주는 과정에서 필요한 것이 통계적 방법이다. 사실에 대한 정확한 추정을 기초로 한 과학적 분석이 통계분석이다.

(2) 통계분석의 종류

① 기술통계(descriptive statistics)와 추론통계(inferential statistics)
　　㉠ 기술통계(서술통계) : 기술통계의 목적은 한 표본의 양상을 기술하는 데 있으며, 분포로부터 원점수를 취해 다루기 쉬운 형태로 자료들을 요약한다. 모집단에 대한 개념은 없으며, 있는 그 자체에만 관심이 있다.
　　㉡ 추론통계(유추통계) : 표본의 통계치를 가지고 모집단의 모수를 추정해서 표본연구의 결과를 일반화하는 데 사용되는 통계 방법이다. 한 sample을 가지고 population 특징을 추정한다.
② 모수통계(parametric statistics)와 비모수통계(non-parametric statistics)
　　㉠ 모수통계 : 변량분석에서는 모집단분포가 정상분포일 것과 변량의 동일성 가정이 필요하다. 이 모든 검증은 모수와 관련되어 있고 모수에 관한 가정을 요구하기 때문에 모수통계라고 한다.
　　㉡ 비모수통계 : 비모수통계는 구체적인 모수에 관한 가설을 세우지 않고 모분포에 관한 가정도 거의 하지 않는다. 후자의 이유로 비모수통계를 분포에 무관한 검증이라고 한다. 그 이유는 점수들이 정상분포에서 나왔다는 가정을 요구하지 않기 때문이다.

2 통계분석을 위한 자료의 준비 및 검토

(1) 수집자료의 편집

수집된 자료는 정비하여 사용할 수 있도록 준비가 필요하다. 일차적으로 수집한 자료를 검토하는 과정으로 수집된 자료의 완전성, 누락 등을 확인한다. 생리적인 기록 등을 수집한 이후에도 기계적 결함으로 혹시나 측정에 오류가 있는지 등을 수집 즉시 확인하는 것이 좋다. 마지막으로 수집된 자료들이 연구의 타당성기준에 맞는지 확인해야 한다. 연구자가 초기에 세운 표본 규칙과 다른 응답자가 발생할 수도 있다.

(2) 기호화(coding)

자료를 분석하기 위해서 원자료(raw data)를 컴퓨터에서 이용 가능한 기호로 바꾸는 과정을 기호화(coding, 코딩)라고 한다. 통계분석을 위한 다양한 프로그램들은 수치화된 데이터를 이용하여 자료를 처리한다.

(3) 코딩북 작성

코딩북은 한 연구 내에 포함된 모든 분석 대상 변수들의 약칭과 코딩원칙을 정하여 기록한 목록이다. 자료를 코딩하는데 약속한 규칙을 모두 외우기 어렵고, 여러 사람이 코딩을 하는 경우 코딩북을 만들면 자료수집 후 코딩 시 실수를 줄일 수 있다.

(4) 자료검토

코딩 이후, 분석작업에 앞서 수집한 자료들이 가설을 검정하기에 타당하며 신뢰성이 있는지 검토해야 한다. 수집한 자료의 타당도와 신뢰도가 낮다고 평가되면 그 자료를 버리고 다시 연구를 시행해야 한다.

제 2 절 　 서술통계

1 　 서술통계의 기능

서술통계는 현상이나 집단의 여러 가지 수량적 특징이나 양상을 있는 그대로 기술하는 데 사용한다.

2 　 일원적 서술통계 방법

(1) 도수분포표(frequency distribution table, 빈도분포표)

조사 연구나 검사에서 얻어진 무질서한 원자료를 간단하게 정리, 조직하여서 제시하는 것

① 계급(class)/계급 구간(class interval)

계급은 자료가 취하는 전체 범위를 몇 개의 소집단으로 나눈 것을 말하며, 계급 구간(class interval)은 그 계급의 간격을 뜻한다.

② 빈도(frequency) : 되풀이되어 일어나는 정도이다.

③ 누적 빈도(cumulative frequency) : 어떤 계급에 해당하는 빈도를 포함해서 그 이하 또는 그 이상에 있는 모든 빈도를 합한 것이다.

> 현 계급의 도수 + 현 계급 다음에 표시된 도수 = 값

④ 백분율(percent)

백분비라고도 한다. 전체의 수량을 100으로 하여, 생각하는 수량이 그중 몇이 되는가를 가리키는 수(퍼센트)로 나타낸다.

⑤ 누적 백분율(cumulative percent)

한 집단에서 어떤 계급 이상 혹은 이하에 해당하는 누적빈도가 관찰대상 중 얼마만큼의 비율을 차지하고 있는가 말해준다.

(2) 백분위(percentile)

한 분포에서 정해진 특정 기준 안에 포함되는 점수 값이다. 백분위 점수는 점수들의 분포 상에서 어떤 일정한 백분위에 해당하는 사례가 그 점수 미만에 놓여 있을 때, 백분위에 해당하는 점수이다.

(3) 도표와 그래프

척도 수준(measurement level)에 맞는 그래프를 선정한다.

① 막대 그래프(bar graph)

직사각형으로 표현하며, 가장 단순한 형태로 명목변수나 서열변수를 위해 사용된다.

② 히스토그램(histogram)

직사각형으로 표시하지만, 막대 그래프와는 달리 y축에는 서열척도와 동간척도로 측정된 자료의 빈도를 나타내고, x축에는 연속적인 항목이나 계급 간격을 표시한다.

③ 선 그래프(frequency polygon)

등간 또는 비율변수를 위한 것으로 히스토그램과 같지만, 더 부드럽게 보인다. 모든 자료에 대해서 히스토그램과 선 그래프는 전체영역이 100%로 같다.

④ 원 그래프(pie chart)

하나의 원이 질적인 변수들의 백분율에 의해 나누어진다. 원 그래프를 만들 때 1%는 원의 3.6°를 의미하며, 100%는 원 전체를 포함한다.

⑤ 줄기-잎 그림(stem-and-leaf display)

자료의 순위와 크기를 동시에 보여주고 분포의 형태에 대해 통찰력을 제공하는 탐색적 자료 분석 방법이다.

(4) 중심화 경향(central tendency, 대푯값)

주어진 자료들의 대표적 경향을 밝혀주고 그 특징을 대표하는 통계량이다.

① 평균값(mean)

평균은 모든 측정값을 합산한 후 연구대상자 수로 나눈 값으로 중심화 경향 측정에서 가장 많이 사용된다.

② 중앙값(median)

한 집단에서 얻은 점수 또는 측정치를 그 크기 순서대로 정렬했을 때 중간에 위치하는 값을 말한다.

③ 최빈값(mode)

가장 빈도가 많은 분포 또는 도수가 가장 많은 곳의 측정값을 뜻한다.

(5) 분산도(variability, 산포도)

① 범위(range)

㉠ 분포의 가장 큰 점수에서 가장 적은 점수를 뺀 것이다.

㉡ 범위 = 높은 점수 – 낮은 점수

㉢ 범위는 점수가 얼마나 퍼져 있는지를 가장 확실하게 설명하는 방법이다.

㉣ 문제점 : 양 극단값에 의해 범위를 구하므로 그 외의 다른 점수를 무시하게 된다.

② 사분위수(quartile), 사분위 범위(interquartile range)

사분위수는 측정값을 낮은 순에서 높은 순으로 정렬한 후 4등분했을 때 각 등위에 해당하는 값을 의미한다.

③ 표준편차(standard deviation)

표준편차(SD)는 개별 측정값이 평균을 중심으로 얼마나 떨어져 있는가를 알려준다.

④ 평균편차(mean deviation)

측정치와 산술평균과의 차이들의 평균이다.

(6) 정규분포

① 표준분포곡선(normal distribution curve)과 그 특징

평균, 중앙값, 최빈값이 곡선의 가운데에 일치하는 종 모양의 대칭적 분포로, 표본을 통한 통계적 추정 및 가설검정이론의 기본이 된다.

② 비대칭도

분포의 형태가 정규분포에서 얼마나 벗어나 있는지 알아보는 방법이다.

㉠ 왜도

ⓐ 분포의 치우침 정도를 의미한다.

ⓑ 왼쪽으로 치우침 : 왜도 값이 양수로 나타남

ⓒ 오른쪽으로 치우침 : 왜도 값이 음수로 나타남

ⓛ 첨도
ⓐ 봉우리의 높이를 의미
ⓑ 봉우리가 정규분포보다 높다 : 첨도가 양수
ⓒ 봉우리가 정규분포보다 낮다 : 첨도가 음수

③ 표준 점수(standard score-z score)

표본에서 각 사례들의 점수가 평균으로부터 떨어진 거리를 표준편차로 나눈 값을 표준점수라고 한다. 종류로는 z점수, t점수 등이 있는데 이 중 가장 많이 쓰이는 것은 z점수이다.

[z score 분포의 특징]

정상분포 곡선의 특징 ＋	① 평균이 '0'이다
	② 표준편차가 '1'이다

④ 표준정규분포 곡선(standard normal distribution curve)과 면적비율(proportion areas)

많은 경우 정규분포의 확률은 분포표를 통해서 구하게 되는데 평균과 분산이 다양하기 때문에 각 경우에 맞는 모든 분포표를 만드는 것은 불가능한 일이다. 따라서 변수를 표준화할 필요가 있다. 다양한 형태의 정규분포를 유일한 하나의 분포로 만든 것을 표준정규분포라고 한다. 표준정규분포란 유일한 분포로서 평균이 0, 표준편차는 1이며, 중심 경향값이 모두 일치하고 평균을 중심으로 좌우대칭이다.

3 이원적 서술통계 방법

(1) 분할표(contingency table)

각 개체를 어떤 특성에 따라 분류할 때 얻는 자료 정리표이다.

(2) 상관관계(correlation)

① 개념

두 변인 사이의 관계를 측정하고 기술하는 데 사용되는 통계 방법이다. 하나의 변수가 다른 변수와 어느 정도 밀접한 관련성을 갖고 변화하는지를 알아보며, 변수 간의 관계를 탐색하려는 방법으로 탐색연구에서 관련성의 존재 여부를 확인하거나 가설검증연구에서 특정 관계에 대한 가설을 검증하기 위하여 사용된다.

② 방향(정적 또는 부적 상관)

㉠ 관계는 정적(+) 또는 부적(-)일 수 있다.

㉡ 정적 상관은 X, Y가 같은 방향으로 변하고 부적 상관은 X, Y가 반대 방향으로 변함을 뜻한다.

㉢ 상관의 부호(+ 또는 -)는 방향을 나타낸다.

③ 상관의 강도(상관계수 : Pearson's correlation coefficient = r)
　㉠ 상관의 강도는 자료점들이 특별한 형태에 일치하는 정도를 측정한다.
　㉡ 1의 상관은 완전한 일치를, 0의 상관은 전혀 일치하지 않는 정도를 나타낸다.
　㉢ 범위 : from +1.00 via .00 to −1.00

제 3 절　추론통계

1　추론통계(inferential statistics)란?

모집단으로부터 얻어진 한 표본 내의 정보에 기초해서 모집단의 특성을 예측하기 위해 사용하는 통계이다.

2　추론통계의 기본 개념

(1) 표집분포(sampling distribution)와 표준오차(standard error)

　① 표집분포
　　모집단에서 추출할 수 있는 모든 가능한 표본을 특정한 크기만큼 선택해 구한 통계치의 분포이다.
　② 표준오차
　　평균의 표준편차이다. 추정량의 정도를 나타내는 측도로서, 표본분포의 표준편차를 말한다.

(2) 확률(probability)과 유의수준(significance level − α)의 개념과 의미

　① 확률
　　확률은 연구집단 간의 차이가 우연의 결과일 가능성을 말한다. 확률 p = .05란 100번 중 우연이 발생될 확률이 다섯 번임을 의미하고, 확률 p = .01은 100번 중 우연 발생 가능성이 한 번임을 의미하며, 확률 p = .001은 1,000번 중 우연이 발생될 확률이 한 번임을 의미한다.
　② 유의수준
　　오류의 허용수준으로 집단 간의 차이가 변수의 조작이나 중재가 아닌 우연에 의해 발생할 확률과 비교하기 위해 사용된다. 일반적으로 사용되는 유의수준은 0.05이다.

(3) 모집단(parameters)과 표본(statistics)

　① 모집단 : 연구자가 연구하고 싶은 집단의 모든 구성원을 의미한다.
　② 표본 : 관찰을 위해 추출된 모집단의 일부분이다.

(4) 영가설(null hypothesis)과 대체가설(alternative hypothesis)

① 영가설

영가설은 연구자의 주장과 반대되는 진술이며 연구목적은 영가설을 기각하는 데 있다. 영가설은 둘 또는 그 이상의 모수치 간에 '차이가 없다.' 혹은 '관계가 없다.'라고 진술하는 가설 형태를 말한다.

② 대체가설

연구문제에 대한 잠정적인 대답으로서 변수의 관계성에 대한 일반적 진술이다. 따라서 연구의 목적은 대체가설을 수락하는 데 있다.

(5) 통계적 추정(statistical estimation)

통계량을 사용하여 모집단의 모수를 구체적으로 추측하는 과정으로 추정의 결과 계산된 통계량을 추정량(estimator)이라고 한다. 모수를 하나의 값으로 추정하는 점 추정과 범위를 제공하는 구간 추정으로 구분한다.

① 점 추정(point estimation)

표본으로부터 계산된 하나의 통계량으로 모수를 추정하는 것으로 모수에 대해 가장 그럴듯한 하나의 값을 찾는 과정이다. 어떤 모수에 대해서든 다수의 여러 추정값을 산출하는 것이 가능하다. 좋은 추정값은 다음의 두 가지 성질을 가지고 있어야 한다.

㉠ 불편성(unbiased)

좋은 추정량은 모수가 중심에 위치하게 되는 표본분포를 가지고 있어야 한다.

㉡ 최소표본오차(small standard error)

좋은 추정량은 다른 추정량에 비해 더 작은 표본오차를 가지고 있어야 한다.

② 구간 추정(interval estimation)

미리 할당된 확률을 가지고 모수를 포함할 수 있는 구간을 표본으로부터 계산하는 것이다. 즉 모수가 포함되리라 믿어지는 일련의 구간을 찾는 과정이다. 구간 추정은 0.95 등의 확률을 가지고 모수가 포함되도록 구성되며, 이와 같이 어떤 믿음의 정도를 나타내기 때문에 신뢰 구간(confidence interval)이라고 한다. 모수에 대한 가장 믿을 만한 값들로 이루어진 구간을 신뢰 구간이라고 하며, 이와 같은 방법으로 모수가 포함될 구간을 만들어낼 확률을 신뢰 수준(confidence level)이라고 한다. 1에 가까운 값을 사용하며 대부분 0.95를 사용한다.

3. 통계 처리 과정에서의 오류

(1) 제1종 오류(type 1 error − α)

사실은 유의미하지 않는데 '유의미하다'고 결론을 내리는 것을 의미한다. 흔히 α-error라고 한다. 제1종 오류는 유의수준을 변화시킴으로써 감소시킬 수 있다.

(2) 제2종 오류(type 2 error $-\beta$)

사실은 유의미한데, '유의미하지 않다'고 결론을 내리는 것을 의미한다. 영가설이 오류일 때 영가설을 채택하는 오류로서 β-error라고 한다.

4 추론통계에서의 가설 검증의 단계

① 수집된 자료가 추론통계의 기본 가정을 만족시켰는지 확인한다.
② 영가설과 대체가설 설정
    대체가설 설정 시 연구 가설을 참조하여 one-tailed test 또는 two-tailed test 중 하나를 선택한다.
③ 가설 검증에 적절한 통계분석 방법을 선택한다.
④ 유의수준 결정 및 표본 크기에 따른 자유도를 계산한다.
⑤ 선택한 통계방법을 이용하여 수집된 자료를 분석한다. 즉, 선택한 통계방법의 계산 통계치(calculated statistical value)를 얻는다.
⑥ 유의수준과 자유도 또는 비교집단의 숫자를 이용하여 통계도표에서 결정적 기준 통계치를 찾는다.
⑦ 계산 통계치와 결정적 기준 통계치를 비교하여 영가설의 기각 여부를 결정한다.
⑧ 유의도 수준에 맞추어 연구가설에 관한 결론을 내린다.

5 개인차(평균치 사용) 비교를 위한 추론통계 방법

(1) Student's t-test(t-test, t-검정) : 두 집단의 평균치 비교 시 사용(3가지 종류)

  ① 독립표본 t검정
     각기 다른 두 모집단의 속성인 평균을 비교하기 위하여 두 모집단을 대표하는 표본들을 독립적으로 추출하여 표본 평균들의 비교를 통하여 모집단 간의 유사성을 검정하는 방법이다.

  ② 대응표본 t검정
     한 집단에서 어떤 변수를 처치 전후의 차이를 알아보기 위해 반복 측정하여 반복 측정된 두 값들의 평균에 차이가 있는지 검증하는 방법이다.

  ③ 단일표본 t검정
     한 sample에서 구해진 평균이 모집단의 평균이나 가설의 평균과 같은지 다른지를 본다.

(2) 분산분석(변량분석, ANalysis Of VAriance – ANOVA)

두 집단 이상의 평균치 비교 시 사용한다. 일명 F-test라고도 한다.

① 일원 분산분석(one-way ANOVA)

t-검증은 두 집단 간의 평균값 차이를 비교하는 반면 ANOVA는 두 집단 이상의 평균값 차이를 비교하는 데에 이용된다. ANOVA의 전체분산은 독립변수에 의한 분산과 연구대상자의 개인적 차이 및 측정오차에 의한 분산의 두 가지로 구성되어 있다.

② 다원 분산분석(multiple-way ANOVA)

한 개 이상의 독립변수와 한 개의 종속변수, 두 개 이상의 독립변수가 종속변수에 미치는 효과를 분석하는 통계적 방법이다.

③ 집단 간 평균차이의 유의성 검증(multiple comparison procedure)

변량분석 결과 유의미한 F 통계치를 얻었어도, 어느 집단 간에 유의미한 차이가 있다는 세부적인 내용은 알 수가 없다. 따라서 집단 간의 평균치를 개별적으로 비교하여 그 차이에 대한 유의성을 확인해야 한다. 분산과정을 통해 영가설이 기각된 경우라도 여러 개 집단 중 어느 집단과 어느 집단의 평균에 차이가 있었는지 알기 위해 추후검증으로 다중비교분석을 시행함으로써 해결된다.

6 상관관계를 이용한 추론통계

(1) 상관계수 계산과 유의도 확인

상관계수의 크기는 -1.0과 1.0 사이에 존재한다. 상관계수가 -1.0인 경우는 두 값이 완전히 반대 방향으로 움직이는 것을 의미하고, +1.0인 경우는 완전히 같은 방향으로 움직이는 관계를 의미한다. 보통 -1.0이나 +1.0 사이에 위치한다.

유의도 수준이란 제1종 오류를 범할 가능성을 말하며, 유의도 수준의 선택이란 제1종 오류를 범할 가능성을 결정하는 것으로서 0.05와 0.01의 유의도 수준이 가장 빈번하게 사용되는 수준이다. 유의도 수준 0.01은 0.05에 비해 제1종 오류를 범할 가능성이 한층 더 낮아지지만 α에 대한 최소한의 채택수준은 0.05이다. 상관계수 r은 다음의 성질을 가지고 있다.

① $-1 \leq r \leq 1$
② $r > 0$: X의 값이 증가함에 따라 Y의 값도 이에 비례하여 증가하는 경향이 있고 이를 양의 상관이라 한다.
③ $r < 0$: X의 값이 증가함에 따라 Y의 값은 이에 반비례하여 감소하는 경향이 있으며 음의 상관이라 한다.
④ $r = 0$: 상관이 없는 무상관이다.

(2) 회귀분석(regression : simple or multiple)

회귀분석은 독립변수와 종속변수 사이에 어떤 관계식이 성립하는지 찾아내는 분석방법이다. 회귀분석이 분산분석과 다른 점은 회귀분석은 주로 모든 변수가 정량적인 값을 가질 때 사용된다는 것이다. 회귀분석은 이처럼 종속변수의 예측뿐만 아니라 가설이나 이론으로 알려진 가설적 함수관계의 타당성(validity)을 검정하기 위해서도 이용된다.

7 비모수 통계방법(non-parametric statistics)

(1) 비모수 통계의 특징

표본이 작은 경우와 같이 모집단이 정규분포를 이룬다는 가정을 할 수 없는 경우에 사용하는 방법이다. 맨-휘트니검정과 같은 많은 통계적 절차들은 데이터의 분포에 관한 가정이 불필요하다. 비모수 검정은 분포-자유검정(distribution-free tests)이라고 부른다. 일반적으로 모수검정이 사용하기에 적당하지 못하다고 판정될 때 비모수 검정을 사용하는 것이 좋다.

(2) 카이제곱 검정(chi-squared test)

카이제곱 검정법은 비모수 검정에 속하며 두 개 이상의 유목을 갖는 유목변수 또는 서열변수 간의 관계에 대한 통계적 유의성을 검정하는 데에 이용된다. 즉 두 범주형 변수가 서로 상관이 있는지 독립인지를 판단하는 통계적 검정방법을 카이제곱 검정이라 한다.

(3) 스피어만 상관 계수(Spearman's rank correlation coefficient)

비모수적인 방법으로 서열척도로 측정된 두 변수 사이의 관계를 파악하기 위해 사용한다. 서열척도 및 비율척도로 측정된 두 변수 중 정규분포를 이루지 못하는 변수가 하나라도 있는 경우 Pearson correlation 대신 스피어만 상관 검정을 해야 한다. 비모수적 방법에서는 정규성을 가정하지 않으므로 독립성 검정 대신에 두 변수 사이의 연관성을 검정하게 된다. 두 변인 간 관계방향의 단측성(one-sided)을 측정한다.

(4) 맨-휘트니 U 검정(Mann-Whitney U test)

두 집단의 평균값에 통계적으로 유의한 차이가 있는가를 분석하기 위해 t-검정을 이용한다. 그러나 등간척도 또는 비율척도와 같은 연속척도로 측정된 값이라도 정규분포를 이루지 못하거나 서열척도로 측정된 자료에 대해 두 집단 간의 차이를 검정하기 위해 비모수 검정 방법인 Mann-Whitney U test를 이용한다.

(5) 윌콕슨 부호 순위 검정(Wilcoxon rank sum test)

정규분포를 이루지 못하거나 서열척도로 측정된 자료에 대해 동일 집단에 대한 처치 전후의 차이를 비교하기 위해 비모수 검정법인 Wilcoxon 부호 순위 검정을 이용한다. 두 모집단의 평균의 차에 대한 검정을 할 때, t-검정을 사용하는 데 필요한 두 모집단의 정규분포와 공통분산의 가정을 만족시키지 못할 경우 사용하는 방법이다.

(6) 크루스칼 왈리스 검정(Kruskal-Wallis test)

서열척도로 측정된 변수와 정규분포를 이루지 못하는 등간 및 비율척도로 측정된 연속자료의 분석에 이용된다. 즉 2개 이상의 모집단의 중심위치를 비교하는 데 있어서 정규분포를 한다는 가정을 할 수 없을 때 사용하는 방법이다.

(7) 프리드먼 검정(Friedman test)

정규성이 없는 한 개의 집단에서 3개 이상의 측정 결과를 분석하는 통계 방법으로, 대응 K-표본이라고도 한다.

제 5 장 연구보고서 작성 및 발표

제 1 절 연구결과의 해석 및 보고

1 분석과 해석의 의미

① 분석의 의미

주어진 가설을 검정하고 계획된 분석과정을 통해 통계적으로 자료를 배치하는 것
② 해석의 의미
　㉠ 협의의 해석 : 해당 연구에서 변수 간의 관계만 해석하는 것
　㉡ 광의의 해석 : 연구결과를 관계된 이론 또는 다른 연구결과들과 비교하는 것

2 연구결과의 해석·논의

(1) 연구결과의 해석

① 연구결과 해석 시 유의할 점
  ㉠ 연구방법의 적합성을 충분히 검토해야 한다.
  ㉡ 측정자료의 신뢰성을 검토해야 한다(변수측정의 신뢰도).

② 긍정적 연구결과의 해석
  ㉠ 결과가 기존사실을 지지한 경우 가설을 설정할 때 이미 고찰한 이론적 기틀이나 선행연구결과에 따라서 해석해야 한다.
  ㉡ 통계적 유의성에 관한 신중한 검토, 대안적 해석의 가능성 점검, 연구방법의 적합성 확인이 필요하다(가설이 입증되어 결과가 지지될지라도 결론을 이끌어 내는 데는 신중해야 함).

③ 부정적 혹은 중립적 연구결과의 해석
  연구가설이 지지되지 못했을 때, 연구결과가 가설에서 예측한 대로 나오지 않은 이유를 밝혀야 하기 때문에 주의가 필요하다.

④ 부정적 결과의 이유
  ㉠ 연구 방법상 오류로 인한 것이다
  ㉡ 연구가설의 근거가 된 이론이나 개념화 과정, 설정된 가설 자체의 오류로 인한 것이 많다.

⑤ 기타 문제
  일반화 정도와 추후 연구를 제언, 연구결과의 간호실무 적용 등을 논의해야 한다.

(2) 결론

결론에 포함되어야 하는 내용은 다음과 같다.

① 연구문제는 무엇인가?
② 해답을 얻은 질문과 해답을 얻지 못한 질문은 무엇인가?
③ 주어진 연구문제의 해답을 얻기 위해 다른 방법으로 할 수 있거나 해야 할 것은 무엇인가?
④ 결과를 일반화할 수 없는 이유가 있는가?
⑤ 연구결과를 간호 실무에 직접 적용할 수 없거나 적용할 수 있는 이유가 있는가?

(3) 논문의 심사 기준

① 연구주제의 적절성
  연구주제가 해당학문 분야에 적절하며 필요한 것인가, 얼마나 독창적인가, 그리고 논리가 설득력이 있는가를 고려한다.

② 연구방법의 타당성
  ㉠ 문헌 고찰 연구(review article)
    해당 주제와 관련한 다른 연구를 충분히 고찰하였는가를 본다(관련 주제 타학문 분야와의 비교 및 최신내용 고찰여부).

ⓛ 양적 방법을 이용한 경험 연구(quantitative research)

표집 방법, 표본의 특성, 크기 등의 적절성, 실험 및 조사 절차는 타당한지, 자료를 분석하는데 적용한 통계 방법은 적절한지, 연구내용이 논리적이고 내적 일관성을 유지하고 있는지를 고려한다.

ⓒ 질적 방법을 이용한 경험연구(qualitative research)

연구 대상(사람, 장면, 시기 등을 포함)이 적절하게 선정되었는지, 그리고 연구 절차 및 분석 방법이 타당한지를 고려한다.

③ 연구결과 및 논의의 적절성

연구결과가 갖고 있는 함축적 의미(통계적 의미와 실제적 의미)를 적절히 해석하고 있는지, 세부결과 간의 유기적 관계를 기술하는 방식이 일관성과 논리적인 응집성을 갖추었는지, 해당 연구결과를 기존 관련 연구와 충분히 비교·해석하였는지, 그리고 전반적인 연구결과를 창의적이고 풍부하게 해석하였는지를 고려한다.

④ 학문적 기여도

학문적·이론적 발전에 기여하는 부분이 어느 정도인가를 본다.

⑤ 실용적 기여도

실용적인 적용 면에 기여하는 부분이 어느 정도인가를 본다.

⑥ 논문 작성의 적절성

어휘 선정 및 편집 방침 등 정량적인 평가를 한다.

3 연구결과의 발표

(1) 연구보고서의 양식

어느 학문 분야를 막론하고 연구보고서를 작성하는 방법은 거의 유사하다. 다른 점이 있다면 일반적으로 참고문헌을 인용하거나 나열하는 양식이 약간 다른 정도이다. 최근의 경향으로는 보고서 작성 양식의 표준화를 위해 미국 심리학회에서 제정한 APA 양식이 간호학에서 널리 채택되고 있다. 미국 심리학회의 양식을 기준으로 연구보고서 작성요령을 소개한다.

(2) 표지(title page)

① 연구제목 : 짧지만 연구의 내용을 포괄적으로 설명해 주어야 한다.
② 연구자 이름
③ 연구자 소속단체 이름

(3) 초록(abstract)

포함시켜야 할 내용 : 연구의 주제 또는 목적, 연구방법, 연구결과, 결론

(4) 서론(introduction)

포함시켜야 할 내용 : 연구의 주제와 목적, 연구주제에 관한 이론적인 배경, 연구주제와 관련된 문헌고찰, 가설

(5) 연구방법(method)

아래와 같은 4개의 subheading과 함께 자세한 설명을 한다.

① 설계
② 피험자 또는 참가자
③ 도구
④ 절차

(6) 결과(results)

① 자료 분석을 위한 자료 파일(data file)을 어떻게 준비하였는지 기술한다.
② 자료 분석을 위해 사용된 통계방법에 대해서 자세히 기술한다.
③ 자료 분석 결과를 일반적으로 table이나 figure로 요약한다.
④ 자료 분석 결과는 의미를 부여하거나 해석을 하지 않고 기술한다.

(7) 논의(discussion)

① 결과에 관한 자세한 해석과 결과가 포함하고 있는 의미를 기술한다.
② 서론에서 제시한 가설의 검증 여부를 기술한다.
③ 결과와 문헌고찰 내용을 비교한다.
④ 연구자가 인용한 이론의 지지 여부를 논의한다.
⑤ 연구 결과의 적용범위와 일반화의 범위에 대해서 논의한다.
⑥ 연구의 한계점에 대해서 논의한다.
⑦ 앞으로 이 분야의 연구를 위한 학술적인 제언을 한다.

(8) 참고문헌(references)

인용된 참고문헌을 일정한 양식에 따라 작성한다.

(9) 부록(appendices)

연구에 사용된 질문지, 실험기구의 사진 등 원문에 포함시킬 수 없는 자료를 부록으로 첨부한다.

합격으로 가는
최종모의고사

제한시간 : 50분 | 시작 ___시 ___분 – 종료 ___시 ___분

⊒ 정답 및 해설 307p

01 다음 중 이론에 대한 설명으로 올바르지 <u>않은</u> 것은?

① 이론은 변화하지 않는 진리이다.
② 이론은 일반화된 규칙성을 가지고 있다.
③ 이론은 개념들 간의 관계를 나타낸다.
④ 이론은 현상을 논리적으로 설명한다.

02 다음 중 가설에 대한 설명으로 올바르지 <u>않은</u> 것은?

① 이론은 가설을 검증하는 과정에서 사용된다.
② 가설은 검증된 개념을 추상적으로 표현한 것이다.
③ 변수간의 관계에 대해서 설명한 내용이다.
④ 귀무가설을 이용해서 통계적으로 검증한다.

03 신규간호사를 선발하는 과정에서 지원자의 출신학교와 사진을 제거하고 블라인드 테스트를 진행하였다면 이는 무엇을 예방하려는 조치인가?

① 호손효과
② 후광효과
③ 실험자효과
④ 시험효과

04 다음 중 조사 연구를 진행하는 과정에서 내적 타당도를 위협하는 요소가 <u>아닌</u> 것은 무엇인가?

① 대상자가 연구를 진행하는 과정에서 신체적, 정신적으로 성장하였다.
② 프로그램 진행도중 참가자들이 지속적인 참여를 거부하였다.
③ 병원간호사 전체 대상연구 중 참여율이 높은 신규간호사만 모집되었다.
④ 실험군과 대조군에 대상자를 특정하지 않고 무작위로 배정하였다.

05 다음 중 순수실험설계와 관련된 설명으로 올바르지 <u>않은</u> 것은?

① 유사실험설계와 비교하여 내적 타당도가 높지 않다.
② 실험군과 대조군을 무작위로 배정한다.
③ 독립변수를 조작하고 외생변수를 엄격히 통제한다.
④ 자연과학분야에서 사회과학분야보다 많이 사용된다.

06 다음 중 측정변수와 측정척도의 수준이 올바르지 <u>않게</u> 짝지어진 것은?

① 우울 정도–서열척도
② 체중–명목척도
③ 직업분류–명목척도
④ 월급여–비례척도

07 다음 중 신뢰도에 대한 설명으로 올바르지 <u>않은</u> 것은?

① 검사–재검사 신뢰도는 반복하여 얻은 측정값의 유사성을 확인하여 평가한다.
② 검사이등분 신뢰도는 이분화된 두 문항 집단 간의 상관계수를 구하여 평가한다.
③ 동등검사 신뢰도는 두 개의 비슷한 형태의 측정도구를 이용하여 측정한 측정값의 상관성을 확인하여 평가한다.
④ 내적 일치도는 동일집단에서 다른 자료수집이나 평가자에게 얻어진 정보의 동일성을 평가한다.

08 외래간호사의 이미지를 조사하기 위해서 서로 상반되는 두 개의 형용사를 이용하여 평가 척도를 사용하였다면 이 척도는 무엇인가?

① 어의 구별척도
② 서술 평정척도
③ 시각적 상사척도
④ 명목척도

09 다음 중 확률표집방법에 해당하지 <u>않는</u> 것은?

① A병원 전체 입원환자를 모집단으로 입원환자 목록에서 표집하는 경우
② A병원 전체 외래환자를 모집단으로 정형외과 외래에서 표집하는 경우
③ 5월 보건소 방문환자를 모집단으로 방문환자 명단에서 표집하는 경우
④ 서울시 간호사를 모집단으로 서울시간호사회 등록간호사 명부에서 표집하는 경우

10 다음 중 설문지법과 관련된 설명으로 가장 올바르지 <u>않은</u> 것은?

① 선다식 질문은 각 항목이 상호배타적이어야 한다.
② 선다식 질문은 이분식 질문보다 의견이나 태도를 묻는 데 적합하다.
③ 서열식 질문의 항목은 10개 이상의 항목으로 정하는 것이 일반적이다.
④ 평정식 척도로 구성된 질문은 답에 대한 강도를 알 수 있다.

11 다음 중 간호연구의 문제점에 대한 설명으로 옳은 것은?

① 환자 중심의 연구가 부족하다.
② 교육과 임상과의 거리가 좁다.
③ 실제 활용 가능한 연구가 많다.
④ 반복연구가 많다.

12 다음 중 전문직 간호사와 간호연구의 관계에 대한 설명으로 올바르지 <u>않은</u> 것은?

① 간호사는 연구논문을 읽는 연구의 소비자 역할도 수행한다.
② 간호 학생도 연구자료 수집을 돕는 역할을 할 수 있다.
③ 간호전문대 출신의 간호사에게 연구능력은 요구되지 않는다.
④ 대학원 이상의 학력을 가진 간호사에게는 더 많은 역할이 요구된다.

13 다음 중 양적연구와 질적연구에 대한 설명으로 올바르지 <u>않은</u> 것은?

① 질적연구에서는 연구자료에 영향을 미치는 변수를 통제하기보다는 허용한다.
② 양적연구에서 연구과정은 정해진 연구가설을 증명하거나 반증하는 목적 하에 자세히 구성된다.
③ 질적연구에서는 동일한 상황에서 다른 연구자가 연구하더라도 같은 연구결과를 얻을 수 있게 자세히 연구를 진행한다.
④ 양적연구에서는 개인적 감정이나 생각을 배제하고 연구 현상을 수치에 의존하여 표현한다.

14 다음 중 연구에 대한 설명으로 올바르지 <u>않은</u> 것은?

① 실험연구는 조작, 통제 그리고 무작위의 특징을 가진다.
② 충분한 자금만 있다면 실험연구의 한계는 없다.
③ 실험연구는 인과관계를 파악하기 위한 연구이다.
④ 실험연구라는 용어 자체가 독립변수의 조작이라는 의미이다.

15 다음 중 설문지 조사법에 관한 설명으로 올바르지 <u>않은</u> 것은?

① 설문지 조사법은 응답자가 보고할 의사가 있어야 한다.
② 설문 도구를 제작할 때는 도구제작의 목적과 응답자들의 수준 등을 고려해야 한다.
③ 폐쇄형 설문지는 비교적 회수율은 낮지만, 계량적 분석이 용이하다.
④ 다루려는 내용을 골고루 포함하는 질문을 만들기 위해서 내용분류표를 사용하는 것이 좋다.

16 다음과 같은 행위는 연구 부정행위의 유형 중 무엇에 속하는가?

> A 교수는 연구 진행 도중 근거가 빈약하여 추가로 가상의 인터뷰를 만들어 연구논문에 포함했다.

① 위조
② 변조
③ 표절
④ 유령저자

17 다음 중 사전동의에 관련된 설명으로 올바르지 <u>않은</u> 것은?

① 참여자 모집 시 말 또는 글로 제시된다.
② 정보를 이해하고 자발적으로 동의한다는 뜻이다.
③ 일반적으로 연구자들은 대상자에게 구두로 동의를 획득한다.
④ 사전동의에는 연구의 목적, 절차, 보상 등의 내용이 들어간다.

18 다음 중 연구절차에 관한 설명으로 올바르지 <u>않은</u> 것은?

① 수집된 자료는 기호화 과정을 거친 후 분석 작업에 들어간다.
② 여러 사람이 코딩을 하는 경우 코딩북을 만들면 실수를 줄일 수 있다.
③ 코딩북에 들어갈 변수명은 가설에서 작성한 내용과 일치해야 한다.
④ 일련번호는 오류 점검을 위해 변수로 포함하는 것이 좋다.

19 다음 중 중심화 경향에 대한 설명으로 올바르지 <u>않은</u> 것은?

① 자료의 대표적 경향을 밝혀주어 대푯값이라고도 불린다.
② 측정치를 크기 순서로 배열했을 때 중간에 위치하는 값을 중앙값이라고 한다.
③ 중앙값과 최빈값은 항상 일치하지는 않으며 모두 대푯값에 속한다.
④ 최빈값은 변수가 등간척도나 비율척도일 때 중요한 의미를 가진다.

20 다음 중 유의미하지 않은데 유의미하다고 결론을 내리는 오류는 무엇인가?

① α-error
② 제2종 오류
③ 1-β
④ 영가설 기각

21 다음 연구에서 가장 적절한 분석방법은 무엇인가?

> A병동에서 입원환자를 대상으로 약물처치 전후의 효과를 알아보기 위한 연구를 진행하였다.

① 독립표본 t-test
② 짝 비교 t 검정
③ 카이제곱분석
④ 프리드먼 검정

22 다음 중 외생변수를 통제하는 방법에 대한 설명으로 올바르지 않은 것은?

① 대상자가 편안하고 자연스러운 환경에서 연구를 진행한다.
② 자료수집이 모두 끝난 뒤 공변량 분석을 시행한다.
③ 관련 있는 외생변수를 고려하여 짝짓기법을 사용한다.
④ 대상자를 실험군과 대조군에 노출하여 반복측정한다.

23 다음 중 면접법에 관한 설명으로 올바르지 않은 것은?

① 면접법은 새로운 개념을 탐색하는 도구로 사용된다.
② 편견을 막기 위해서 조사에 대한 이익을 피면접자에게 면접이 다 끝나고 알려야 한다.
③ 응답의 익명성과 비밀성에 대한 확신을 주어야 솔직한 응답을 얻을 수 있다.
④ 면접자는 질문내용을 완벽히 숙지하고 피면접자와 대화하듯 면접을 진행해야 한다.

24 다음 중 연구논문 작성법과 관련된 설명으로 올바르지 <u>않은</u> 것은?

① 연구방법 부분에는 자료 분석을 위해 사용된 통계방법에 대하여 상세히 기술한다.

② 초록은 연구 전반에 대한 요약으로 연구목적, 연구방법, 연구결과, 결론을 간략히 작성한다.

③ 논의에서는 서론에 제시한 가설의 검정 여부를 기술하고, 문헌고찰의 내용을 비교한다.

④ 연구 제목은 짧지만 연구의 내용을 포괄적으로 설명해주는 내용으로 작성되어야 한다.

✅ 주관식 문제

01 유의수준에 대하여 간략히 서술하시오.

02 각각의 설명에 해당하는 연구방법을 순서대로 쓰시오.

[연구 ①]
연구를 시작하면서 연구대상자를 모집하고 모집한 대상자를 시간에 따라서 추적 조사하는 연구로 흡연자들을 추적 관찰하면서 폐암과의 연관성을 확인하는 연구가 이에 해당한다.

[연구 ②]
기록되어 있는 자료를 가지고 하는 특정인자의 노출여부에 따른 질병발생여부에 대한 연구로 최근 5년 동안 담배공장에서 근무한 사람들의 폐암발생여부를 확인하여 두 인자의 연관성을 확인하는 연구가 이에 해당한다.

03 다음 설명에서 빈칸에 들어갈 내용을 순서대로 쓰시오.

> 연구대상자의 윤리적 보호를 위해서 대상자는 다음과 같은 권리를 가진다.
> • 해 입지 않을 권리
> • (①)
> • 자기결정의 권리
> • (②)

04 간호연구에서 과학적 연구를 수행하기 어려운 이유를 2가지 이상 서술하시오.

벼락
치기

II
간호과정론

—

- 시험에 나오는 핵심 키워드
- 합격으로 가는 최종모의고사

간호학과 4단계 벼락치기

I wish you the best of luck!

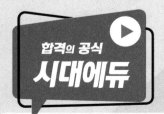

합격의 공식
시대에듀

잠깐!

자격증·공무원·금융/보험·면허증·언어/외국어·검정고시/독학사·기업체/취업

이 시대의 모든 합격! 시대에듀에서 합격하세요!
www.youtube.com → 시대에듀 → 구독

시험에 나오는
핵심 키워드

제 1 절　간호과정의 발달

1　간호과정의 개념

(1) 간호과정의 정의 : 간호과정은 간호목적 달성을 향해 진행되는 일련의 활동으로 목적달성을 위한
간호행위에 조직적인 구조, 즉 단계와 요소를 제공하는 것이다.

(2) 목적 : 간호과정은 간호전달을 위한 구조를 제공해 줄 뿐만 아니라 다음을 가능하게 한다.
　① 대상자에 대한 기초자료수집
　② 실제적, 잠재적 건강문제 파악
　③ 개별화된 간호
　④ 간호활동을 위한 다양한 방법 개발
　⑤ 간호의 우선순위 설정
　⑥ 제공할 간호에 대해 대상자와 의사소통
　⑦ 간호에 대한 책임소재 확인
　⑧ 간호의 자율성 확보
　⑨ 간호의 책임감 조장

(3) 특성
　① 간호과정은 역동적이고 순환적이다.
　② 간호과정은 대상자 중심이다.
　③ 간호과정은 계획된 결과 지향적이다.
　④ 간호과정은 융통성이 있다.
　⑤ 간호과정은 보편적으로 적용 가능하다.
　⑥ 간호는 근거기반이다.
　⑦ 간호과정은 인지(사고)과정이다.

(4) 유익성

① 협동을 조장한다.

② 비용 효율적이다.

③ 간호사의 업무를 알리는 데 도움이 된다.

④ 전문적 실무표준에 포함된다.

⑤ 간호 시 대상자의 참여와 자율성을 증진시킨다.

⑥ 개별화된 간호를 증진시킨다.

⑦ 간호의 효율성을 증진시킨다.

⑧ 간호의 일관성과 연속성을 증진시킨다.

⑨ 간호사의 올바른 사고습관과 직업적 만족도를 향상시킨다.

(5) 단계

① **사정** : 대상자의 현 건강상태에 관한 자료를 수집, 조직, 확인 및 기록하는 것이다.

② **진단** : 표준화된 간호진단분류체계를 사용해서 대상자의 건강문제를 진술하는 것이다.

③ **결과계획** : 간호사는 대상자의 건강문제들을 해결하기 위해 문제해결순서를 정하고 대상자의 상태가 어떻게 변화되길 바라는지 결정해 기대결과를 설정해야 한다.

④ **중재계획** : 계획된 기대되는 결과에 도달하기 위해 간호사는 건강문제를 예방, 완화 및 해결하거나 안녕을 증진시키는 중재를 선택해서 간호지시를 작성하는 중재계획과정을 거치게 된다.

⑤ **수행** : 간호사는 건강관리팀의 다른 요원과 대상자의 간호계획에 대해 의사소통하고 간호 계획상에 제시된 중재들을 실제로 수행하거나 다른 사람들에게 위임한다.

⑥ **평가** : 간호사는 계획을 수행한 후에 기대되는 결과로 설정한 것과 대상자의 현 건강상태를 비교한다.

2 간호과정의 발달 과정

(1) 역사적 배경

① 1966년 : 놀스는 오늘날의 간호과정의 단계들과는 다르지만, 간호의 성패를 좌우하는 간호사의 활동 내용인 5가지(5D) 요소, 즉 정보발견(Discover), 정밀한 검사(Delve), 간호활동에 대한 계획 결정(Decide), 계획수행(Do) 및 간호활동에 대한 대상자 반응을 식별(Discriminate)하는 단계들로 간호과정을 기술하였다.

② 1973년 : 미국간호협회가 사정, 진단, 계획, 중재, 평가의 5단계로 구성된 간호과정을 간호실무의 표준 지침으로 채택하였다. 간호 역할의 합법적인 부분으로 간호과정의 사용에 대한 법적인 근거가 마련되어 간호교육자나 전문가가 5단계의 간호과정 모델을 사용하게 되었다.

(2) 국내 상황

① 1976년 10월 대한간호협회에서 간호지도자 연수교육의 주제로 간호과정을 선택함으로써 간호과정에 대한 실무 교육이 시작되었다.

② 1978년 7월 대한간호협회 학술대회에서 간호과정을 사정, 계획, 수행, 평가의 4단계로 명명하였다.

③ 간호과정은 국내외의 거의 모든 간호교육 기관에서 다루어지고 있다.

3 간호과정의 이론적 배경

(1) 인간욕구이론

① 매슬로우(1954)는 인간은 다양한 욕구와 실무를 위한 간호이론 개발의 토대를 제공하였다.

② 욕구이론과 관련된 대표적인 간호이론은 핸더슨(1955), 압델라(1960), 올란도(1961), 비렌바흐(1964), 오렘(1971) 등이 있다.

③ 모든 인간은 욕구가 있고 그 욕구를 충족시키길 원한다. 욕구가 충족되지 못하면 생명이나 정신적, 심리적인 면의 문제가 발생하는데 간호사의 일차적인 목표는 이러한 문제를 사정하여 규명함으로써 충족되지 못한 욕구를 해결하는 데 있다.

(2) 일반 체계이론

① 1940년대 생물학자 버틀란피(Ludwig Von Bertalanffy)가 물리학, 기계학, 수학 등에서 발전된 개념과 정의를 가지고 유기체를 설명한 이론이다.

② 다양한 학문의 모든 이론을 대치할 만큼 일반적인 원칙을 모색하여 과학의 여러 분야를 통합시키고자 하는 일환으로 시작되었다.

③ 이 이론의 중요한 개념은 체계, 하위체계, 개방체계, 폐쇄체계, 투입, 산출, 송환 등이다.

④ 이러한 기본 철학이 간호학의 본질에도 부합되어 존슨, 로저스, 킹, 뉴먼, 로이 등 많은 간호학자가 체계이론을 기반으로 한 간호모델을 개발하였다.

⑤ 인간은 살아있는 행동체계로 개방체계이며 생화학, 사회심리, 태도, 가치 등의 하위체계를 가지고 목적을 위하여 기능한다.

⑥ 간호과정체계는 인간의 신체적, 정서적, 사회문화적 정보가 투입됨으로써 작동되고 하위체계 과정의 진행으로 발생한 결과에 대한 평가과정을 통하여 체계가 종결되거나 조정된다.

(3) 문제해결과정

① **직관** : 사람의 내면적 감각을 이용한 문제해결 접근법으로 체계적이거나 자료에 근거를 두지는 않지만, 지식과 경험을 통해서 얻어진 숙련된 임상적 판단의 합법적인 측면으로 신뢰를 얻고 있다.

② **시행착오** : 많은 해결법을 시도한 후에 비로소 하나의 해결책이 발견되는데 이는 다양한 방법들을 체계적으로 숙고하지 않고는 그 해결책이 효과적인 이유를 알 수가 없다.

③ **과학적 방법** : 자료와 가설검증을 기반으로 문제를 해결하는 논리적이고 체계적인 접근법이다.

(4) 의사결정과정

① 간호실무의 핵심은 대상자 간호에 대한 의사결정이며 의사결정은 간호과정의 전 단계에서 필수적인 요소이다.

② 의사결정은 문제 확인하기, 대안 결정하기, 가장 적절한 대안 선택하기의 3단계로 구성되어 있다.

(5) 정보처리 모형

① 간호사가 면담을 마치거나 차트를 검토하고 신체검진을 끝낸 후에 자료를 통합할 시 논리적 사고와 의사결정 및 진단과정 등의 인지적 기술이 필요하다.

② 정보를 수집하여 처리하는 것은 귀납적 혹은 연역적으로 진행할 수 있다.

4 간호과정 적용의 장점 및 기여도

(1) 장점

① 개인, 가족, 지역사회의 다양하고 독특한 대상자 요구에 따른 간호계획을 수립할 수 있고 제공된 간호중재에 대한 평가와 새로운 요구를 재사정함으로써 대상자에게 적합한 질적 간호를 수행할 수 있다.

② 간호계획의 기록은 간호팀은 물론 관련 의료팀에게 정보제공과 연속성 있는 간호를 가능하게 하며 간호사는 자신의 간호에 숙련되고 간호목표에 더 빨리 도달하도록 한다.

③ 체계적으로 수립된 간호계획은 간호사로 하여금 자신감과 자부심을 가지게 하여 간호중재의 효과를 평가해 봄으로써 간호사는 새로운 것을 알게 된다.

④ 간호과정의 적용은 다른 대상자의 요구에도 적용하게 됨으로써 간호사의 기술과 전문성을 발전시킨다.

⑤ 새로운 간호계획에 간호사 자신의 지식을 적용하고 동료와 협력함으로써 새로운 지식과 경험을 얻게 해준다.

(2) 기여도

① 간호사 측면

　㉠ 간호과정은 문제해결과정에 기초한 체계적인 방법으로, 정규 간호교육 과정의 필수과목으로 인정되고 이를 이수한 경우 국제적으로 인정받는 병원에 고용이 가능하다.

　㉡ 간호사는 간호과정을 통해 자신의 간호능력에 대해 자신감과 전문인으로서의 성취감 및 직무만족도를 높일 수 있다.

ⓒ 간호과정의 적용은 대상자에 대한 간호사의 책임감을 강조함으로써 간호사가 계속 탐구하고 학습하고자 하는 동기를 부여한다. 이를 통해 간호사의 지식과 기술이 발전되면 간호사 자신의 역할은 증대되고 간호 전문직의 성장을 꾀하게 된다.

ⓔ 간호인력을 배치할 때 간호활동의 난이도 정도에 따라 각 간호사에게 가장 적절한 환자를 담당하게 하는 등 효과적인 업무 분담에 도움을 줄 수 있다.

② 환자 측면

㉠ 간호과정은 대상자로 하여금 좀 더 자신의 간호에 참여하도록 격려하며 대상자는 간호과정의 각 단계에 참여한다.

ⓛ 간호의 연속성을 유지할 수 있기 때문에 대상자는 같은 정보를 반복하여 진술하지 않고 일관성 있는 간호를 제공받을 수 있다.

③ 간호이론 개발 측면

㉠ 간호과정의 적용을 통해 간호 실무의 이론이 개발될 수 있다.

ⓛ 간호과정 실무적용을 통하여 실무에서 실질적으로 적용이 가능한 구체적인 간호이론의 구축이 가능하다.

ⓒ 귀납적인 방법으로 검증함으로써 간호 고유의 이론으로 발전시킬 수 있다.

ⓔ 간호과정 적용 시 연역적인 방법으로 검증함으로써 모방이론으로 발전시킬 수 있고 수행 및 평가단계에서 계획된 간호활동의 타당성을 검증함으로써 상황관계이론 혹은 상황조정이론까지도 개발가능하다.

④ 간호교육 측면 : 간호과정 적용은 임상, 질병 중심의 교육으로부터 문제해결 중심의 교육이 가능하게 하므로 간호교육의 주체성을 확립할 수 있다.

5 간호과정 적용에 필요한 간호사의 자질

(1) 인지적 기술

① 간호과정은 간호 실무에서의 체계적인 사고에 대한 지침이다.

② 간호과정에서 사용되는 지적인 기술은 의사결정, 문제해결 및 비판적 사고이다.

(2) 창의성과 호기심

① 창의성과 호기심은 비판적 사고와 간호과정에 필수적이며 비전과 통찰력이 있어야 한다.

② 모든 간호활동에 대해 이론적 근거를 이해하고 있어야 하며 그 활동을 통해 기대되는 결과에 도달할 수 없다면 그 활동은 중단되어야 한다.

(3) 대인관계 기술

① 개인과 개인의 의사소통에 사용되는 활동으로 언어와 문자를 이용한 의사소통 외에도 자세, 움직임, 얼굴표정 및 접촉과 같은 비언어적 행위뿐만 아니라 사회적 체제와 인간행위에 대한 지식을 포함한다.

② 대상자와의 신뢰관계형성은 간호사의 의사소통능력에 좌우되고 기대되는 결과의 달성은 성공적인 간호사-대상자 관계에 따라 좌우된다.

(4) 문화적 역량

① 문화적 역량은 간호사가 대상자의 문화적 신념체계를 존중하며 대상자의 건강문제를 해결하는 것을 말한다.

② 간호사는 문화적 차이와 유사성을 인지하고 문화적으로 민감해야 한다.

(5) 정신역동적 기술

① 간호과정 수행단계에서 대상자에게 직접간호를 제공할 때 정신역동적 기술을 사용한다.

② 좋은 정신역동적 기술은 대상자를 기대되는 결과에 도달하게 하고 대상자의 신뢰를 얻는 데에 도움을 준다.

(6) 과학적인 기술 : 간호사는 첨단장비를 사용하여 간호업무를 수행하게 되기 때문에 이에 대한 지식이 있어야 한다.

제 2 절   간호과정의 단계

1   비판적 사고와 간호과정

(1) 비판적 사고의 정의

비판적 사고는 여러 가지 지적능력을 수반하는 태도이자 합리적인 과정으로 진리에 대한 도전적으로 용인된 통찰력이며 새로운 가능성과 해석을 확인하기 위한, 개방성을 향한 지적 경향이다.

(2) 간호사의 비판적 사고 필요성

① 간호는 응용학문이다.

간호와 같은 응용학문에서는 문제가 복잡하게 얽혀 있고 최선의 해답이나 해결책이 한 가지로 분명하지 않을 수 있다.

② 간호는 다른 분야의 지식을 활용한다.

간호는 광범위한 인간 반응을 전인적으로 다루며 생리학과 심리학 같은 다른 학문 분야로부터 나온 정보와 통찰력을 사용할 수 있다.

③ 간호사는 스트레스 환경 내 변화에 대처한다.

간호사는 빠르게 변화하고 바쁜 상황 속에서 일해야 하므로 일상적인 행동과 정규적 절차가 상황에 따라 적절하지 않을 수 있다.

④ 간호사는 다양하고 중요한 결정을 자주 내린다.

간호사가 근무하는 동안에 대상자의 안녕이나 생명에 관계된 여러 가지 결정을 하게 된다.

(3) 비판적 사고의 특성

① 비판적 사고는 근거가 확실하고 합리적이다.

② 비판적 사고는 개념화를 포함한다.

③ 비판적 사고는 어떤 것을 숙고, 묵상, 심의하는 반영을 요구한다.

④ 비판적 사고는 인지적(사고) 능력과 태도(감정)를 수반한다.

⑤ 비판적 사고는 창의적 사고를 수반한다.

⑥ 비판적 사고는 지식을 요구한다.

(4) 비판적 사고의 태도

① **독자적 사고** : 비판적으로 사고하는 사람은 자기 스스로 사고하며 타인의 신념을 순순히 받아들이거나 단순히 집단의 의견을 따라가지 않는다.

② **지적 겸손** : 지적 겸손이란 자신의 지식 한계를 깨닫고 자기 기만적 태도가 될 수 있음을 파악하는 것이다.

③ **지적 용기** : 자신이 강하게 부정한 반응일지라도 아이디어를 공정하게 검토하고 기꺼이 들어주는 것을 포함한다.

④ **지적 감정이입** : 타인의 행동과 신념을 이해하기 위해서 타인의 입장에서 자신을 상상하는 능력이다.

⑤ **지적 통합** : 지적 통합이란 적용하는 사고의 표준이 일관되고 다른 것들을 수용하는 기준도 변함없이 유지한다는 뜻이다.

⑥ **지적 인내** : 지적 인내란 이해력과 통찰력을 성취하기 위해서 장시간에 걸쳐 혼돈과 미해결 질문과 싸우는 요구 감각이다.

⑦ **지적 호기심** : 지적 호기심은 질의의 태도이며 맹목적으로 어떤 진술을 수용하기보다 그것이 진실이거나 가치가 있는지 살펴보기 위해 검토한다.

⑧ **추리에 대한 신념** : 비판적으로 사고하는 사람은 사실과 관찰로부터 보편화를 형성하는 귀납적 추리에서 보편화로부터 시작하여 세부적인 사실이나 결론으로 움직이는 연역적 추리의 쌍방 기술을 발달시킨다.

⑨ **공정한 마음가짐** : 공정한 마음가짐은 편견 없는 판단을 내리는 것을 의미한다.

⑩ 사고와 감정의 탐색에 대한 관심 : 비판적으로 사고하는 사람은 감정이 사고에 영향을 미치고 모든 사고는 어떤 수준의 감정을 만들어 낸다는 것을 안다.

2 간호과정에의 비판적 사고 적용

(1) 간호사정 : 간호사는 대상자 사정 시 자료수집과 대상자가 말한 것, 간호사가 관찰한 것을 확인하기 위해 탐구적인 태도를 취한다.

(2) 간호진단 : 진단단계에서 간호사들은 자료를 분석할 때 실마리 간의 양상과 관계들을 찾아내기 위해 범주화하고 결론을 내린다.

(3) 간호계획(결과단계) : 결과계획 단계에서 간호사들은 무엇을 생각하고 할 것인가를 결정하는 것에 초점을 둔 합리적이고 사려 깊은 사고를 한다.

(4) 간호계획(중재단계) : 중재계획 단계에서 간호사들은 독창적인 중재를 계획하고 수행할 때 예측을 해서 타당한 일반화와 설명을 만들어 낸다.

(5) 간호수행 : 수행단계에서 각각의 특정한 대상자 간호 상황에 간호와 그 관련 교과목들의 지식과 원리들을 적용한다.

(6) 간호평가 : 대상자가 기대되는 결과에 도달되었는가를 확인하기 위해 새로운 관찰 내용을 이용할 때 근거를 기반으로 한 평가를 이용한다.

제 2 장 | 간호과정 관련 분류체계

제 1 절 | NANDA의 간호진단체계

1 간호진단 분류체계

(1) 분류체계 : 분류체계는 유사성을 기반으로 사물이나 관념을 확인하고 분류하는 것이다.

(2) 간호 용어 단일화의 필요성

① 간호지식의 확장 : 분류체계는 기억, 사고, 의사결정을 구조화하므로 체계적인 조직에 따라 지식체가 구조화되면 지식 안의 관계들과 부족한 부분을 확인할 수 있다.

② 전산화된 기록 지원 : 간호자료와 문서를 대상자 기록과 연구 데이터베이스에 포함시키려면 공통적인 간호용어가 필요하다.

③ 간호 고유의 지식 규정 및 의사소통 : 표준화된 공통 용어는 모든 간호사가 서로 간에나 다른 의료요원들과의 의사소통을 돕고 간호사들 자신이 대상자를 위해 한 일을 서술하여 그 일에 따라 대상자 결과에 차이가 있음을 보여주는 데 사용할 수 있다.

④ 간호의 질 향상 : 표준화된 간호용어들이 임상기록체계에 포함될 때 간호중재의 효과성 평가 자료를 얻을 수 있으므로 간호의 질을 향상시킬 수 있다.

⑤ 건강정책결정에 작용 : 표준화된 용어는 간호실무를 더 정확하게 보여주는 자료를 만들게 하고 이러한 자료를 통해서 기관뿐만 아니라 전 지역에 걸쳐서 간호치료의 효과와 비용의 비교가 가능해지며 연구 결과들은 지역적, 국가적인 건강정책결정에 영향을 미친다.

(3) 간호용어 분류체계

① 간호진단분류(NANDA) : 미국 내 최초의 간호용어 분류체계로서 전문성과 실무 분야를 포괄한다.

② 간호중재분류체계(NIC : Nursing Intervention Classification) : 아이오와 대학교 연구팀에 의해 개발된 최초의 포괄적인 표준화된 간호중재분류이다.

③ 간호결과분류체계(NOC : Nursing Outcome Classification) : 아이오와 대학교 연구팀에 의해 개발된 최초의 표준화된 간호에 민감한 환자결과분류이다.

④ HHCC(Home Health Care Classification) : 조지타운 간호대학의 사바가 환자들에게 제공된 간호에 대해 기대되는 결과와 가정간호 서비스를 제공하는 데 필요한 자원을 결정하기 위해 개발한 것이다.

⑤ 오마하 체계(OS : Omaha System) : 오마하 방문간호협회에 의해 개발되었다. 지역사회 내 간호수혜자에 대한 문제, 결과 및 간호중재를 분류하고 부호화하는 체계이다.

2 NANDA 간호진단

(1) NANDA 간호진단 공식 정의(1990년) : 간호진단이란 개인, 가족, 지역사회의 실제적, 잠재적 건강문제와 인생과정에서 나타나는 반응에 대한 임상적 판단이다.

(2) NANDA 간호진단 분류체계 역사적 배경
  ① 1950년 ~ 1975년 : 간호진단에 대한 관심
  ② 1975년 ~ 1990년 : 간호진단개발, 간호진단에 대한 간호사 교육, 간호진단 실무적용
  ③ 1990년대 : 간호진단 전문가 교육훈련, 간호진단 분류체계를 다른 전산화된 보건의료 데이터베이스와 연결함
  ④ 2000년 ~ 최근 : NANDA 중심 표준화된 간호진단 명명을 위한 작업이 활발하게 수행 및 간호진단 적용의 효율성에 대한 연구 시행

(3) NANDA 간호진단 분류체계의 진단유형
  ① 실제적 간호진단 : 간호사정 시에 이미 존재하고 있었던 대상자의 문제로 대상자의 증상 및 징후를 확인하여 임상적으로 밝혀진 간호문제이다.
  ② 위험성 간호진단 : 문제가 지금은 없더라도 위험요인(risk factors)이 존재하기 때문에 미래에 발생할 수 있는 것이다.
  ③ 안녕 간호진단 : 향상을 위한 준비를 하고 있는 개인, 가족, 지역사회의 안녕 수준에 대한 인간의 반응을 기술한 것이다.
  ④ 증후군 간호진단 : 다른 간호진단들과 관련된 진단이다.

(4) NANDA 간호진단의 구성요소
  ① 진단명과 정의 : 문제에 대한 명료한 설명
  ② 관련 요인 혹은 위험요인 : 문제를 일으키는 요소들
  ③ 특성 : 진단과 연관된 증상 및 징후의 묶음

(5) NANDA 분류체계의 영역, 정의, 범주(과), 진단 수 : NANDA의 2018~2020 개정판은 13개의 영역과 그 정의, 영역에 따른 47개의 범주(과), 범주에 따른 244개 진단목록이 분류되어 있다.

간호중재 분류체계

1 **간호중재의 개념**

(1) 간호중재의 정의 : 간호중재는 모든 전문분야와 실무환경에서 간호사들이 수행하는 것을 의미하며 간호사가 대상자의 결과를 호전시키기 위해 지식과 임상적 판단을 근거로 수행하는 처치를 말한다.

(2) 간호중재 개발의 필요성

① **간호본질의 확립** : 간호중재는 간호사 행위의 핵심이며, 간호의 질적인 속성을 대변하는 것이므로 간호의 힘이 되고 본질을 확립할 수 있는 중재개발이 필요하다.

② **전문직으로서의 간호위치 정립** : 간호가 전문직으로서의 위치를 확고히 하기 위해서는 무엇보다도 독자적인 지식체계를 근거로 하는 자율적인 업무가 마련되어야 한다는 점에서 중재 개발이 중요하고 시급하다.

③ **보건의료체계 내 독특한 간호의 위치 확립** : 간호사가 다양한 전문인 중에서 인정받으려면 전문성이 뚜렷한 간호중재를 과학적으로 체계화하고 그러한 독특한 간호중재들이 대상자에게 미치는 긍정적인 결과가 학제 간에 인정되어야 한다.

④ **대상자의 삶의 질 향상** : 간호중재의 개발은 간호의 궁극적 목적인 대상자의 삶의 질을 높이는 데 중요한 역할을 한다.

(3) 간호중재의 표준화된 용어

① **간호중재분류의 필요성**

㉠ 간호처치의 명칭을 표준화한다.

㉡ 간호진단, 간호처치, 간호결과를 연결시키는 간호지식을 확장시킨다.

㉢ 간호정보체계와 건강관리정보체계를 개발한다.

㉣ 간호실무 환경에서 필요한 자원계획에 필요하다.

㉤ 독자적인 간호기능을 대변하는 언어이다.

② **간호중재에 대한 표준화된 언어 사용 시 장점**

㉠ 간호사 간이나 다른 건강관리 제공자와의 의사소통이 촉진된다.

㉡ 간호중재에 대한 비용이나 중재의 효과성 연구를 가능하게 한다.

㉢ 일반인에게 간호의 속성을 쉽게 전달하는 데 도움이 된다.

㉣ 임상적 의사결정에 대한 교육을 촉진한다.

㉤ 전산간호 기록의 개발과 사용에 기여한다.

㉥ 간호 서비스에 대한 수가체계의 개발에 도움이 된다.

㉦ 다학제적인 팀에서 간호사의 완전하고도 의미 있는 참여를 증진시킨다.

③ **종류**

㉠ 간호중재분류체계(NIC : Nursing Intervention Classification) : 아이오와 대학에서 블레첵과 맥클로스키(1989) 등이 개발한 간호 중재 분류체계이다.

ⓒ 간호결과분류체계(NOC : Nursing Outcomes Classification) : 대상자 결과를 서술하고 있는 표준화된 용어들의 체계를 말한다.

ⓒ 국제간호실무분류체계(ICNP : International Classification for Nursing Practice) : 국제간호협회(1993)에서 세계적으로 통용될 수 있는 간호중재용어를 총괄하기 위한 노력으로 개발한 것이다.

ⓒ 오마하중재분류체계(OIS : Omaha Intervention Scheme) : 오마하에서 방문간호사를 위한 지침 책자로 'The Omaha system'이라고도 한다.

ⓒ 가정간호분류체계(HHCC : Home Health Care Classification) : 사바(1992)가 개발한 가정간호분류체계이다.

2 간호중재분류체계(NIC : Nursing Intervention Classification)

(1) 정의 : NIC는 모든 전문분야와 실무환경에서 간호사들이 수행하는 간호중재들을 체계적으로 조직화한 포괄적이고 표준화된 목록을 말한다.

(2) 구조

① NIC 각 중재는 각 영역(1–6)과 항목(A–Z, a–d)이 코드화되어 전산화를 용이하게 해주는 고유번호를 가지고 있으며, 간호중재는 7개 영역별 28개 범주로 구성되어 있다.

② NIC 중재들은 다음을 포함한다.

ⓒ 생리적 측면 : 산–염기 조절, 기도 흡인, 욕창 간호

ⓒ 사회 심리적 측면 : 불안감소, 가정생계 유지 보조

ⓒ 질병치료를 위한 중재 : 고혈당 관리, 장루 관리, 쇼크 관리

ⓒ 질병예방을 위한 중재 : 낙상방지, 감염방지, 면역, 예방주사 접종

ⓒ 건강증진을 위한 중재 : 운동증진, 영양관리, 금연 보조

ⓒ 개인 또는 가족을 위한 중재 : 가족의 통합성 증진, 가족 지지

ⓒ 간접적인 치료 중재 : 응급 카트 점검, 물품관리

ⓒ 지역사회를 위한 중재 : 환경관리

3 간호결과분류체계(NOC : Nursing Outcomes Classification)

(1) 정의와 특징

① NOC는 대상자 결과를 서술하고 있는 표준화된 용어들의 체계를 말한다.

② NOC에서의 결과 : 간호중재에 민감하거나 주요 간호중재의 영향을 많이 받는 측정 가능한 대상자, 가족 또는 지역사회의 상태, 행위 또는 인지이며 이는 하나의 변수로 개념화되어 광범위하게 진술된 1~3개의 단어의 표준화된 이름(예 대처, 운동수준, 지식; 식이)이다.

③ 간호에 민감한 결과의 지표 : 간호중재에 민감한 결과를 지칭하는 변수로서 이는 대상자 상태의 평가 시 이용될 수 있는 관찰가능한 구체적인 수준의 대상자 상태, 행위 또는 자가보고된 인지 평가이다.

④ 각 지표는 5점 척도로 되어 있어 주어진 시점에서 해당 지표에 대한 대상자의 실제 상태를 평가하기 위해 사용되며 일반적으로 1점은 가장 바람직하지 못한 상태, 5점은 가장 바람직한 상태를 의미한다.

(2) 간호결과분류체계의 구성 : NOC는 간호결과의 추상성 수준에 따라 3단계, 즉 영역, 범주, 명칭으로 나누어져 있다.

4 국제간호실무분류체계(ICNP : International Classification for Nursing Practice)

(1) 정의와 특성

① 국제간호협회(ICNP)는 1989년 서울 국제간호사협의회 총회 대표자 회의에서 간호실무를 기술하고 전 세계에서 생산되는 간호자료를 비교할 목적으로 처음 제안된 후 개발된 통합 간호용어 분류체계이다.

② ICNP는 기존 어휘와 분류체계를 교차 연결할 수 있는 기틀을 제공하며 환자 상태를 서술하는 간호진단(간호현상)과 간호실무의 다양성을 서술하는 간호중재(간호활동), 간호에 의한 환자의 변화를 나타내는 결과(간호결과)의 세 가지 체계가 제시된다.

③ 국제간호협회는 다음의 3가지 원칙을 적용하여 세계적으로 통용될 수 있는 간호현상과 간호중재 분류체계를 개발하였다.

ㄱ 분류체계에 포함시킬 개념의 결정

ㄴ 분류 시 사용하게 될 개념의 특성 제시

ㄷ 개념을 나타내는 특성 간의 조합 구성 및 그 타당성 여부의 제시

(2) ICNP의 구조

① 1단계(인간, 환경개념 포함) : 간호현상 분류

② 2단계(인간의 기능과 인성, 인공 환경과 자연환경의 4영역) : 간호활동 분류

③ 간호활동은 간호사가 간호현상에 대해 반응하는 모든 활동을 말하며 ICNP의 간호활동 분류체계는 8개의 상위 분류 축으로 구성된다.

5 오마하중재분류체계(OIS : Omaha Intervention Scheme)

(1) 정의 및 특성

① 오마하분류체계는 1975년부터 1993년까지 오마하 방문간호사협회에 의해서 지역사회 간호실무를 명명하기 위해 개발되었다.
② 오마하분류체계는 문제 분류체계, 중재체계, 문제측정척도로 구성된다.

(2) 구조

① 제1단계 : 독자적 간호중재와 상호의존적 간호중재가 포함된 4가지 간호중재 영역을 기술하고 있으며 간호사의 주된 역할 기술 시 문제관련 특정 계획 시나 중재의 기록 시에 하나 이상의 영역을 사용할 수 있다.
② 제2단계 : 각 간호중재 영역별로 62가지 간호활동 대상(target)이 목록화되어 있다. 간호활동의 대상은 문제와 관련된 특정 중재 영역을 간호활동의 관점에서 묘사하기 위해 사용되며 간호사는 특정한 환자 문제와 관련된 간호중재를 기술하기 위해 하나 이상의 대상을 선택한다.

6 가정간호중재분류체계(HHCC : Home Health Care Classification)

(1) 정의 및 특성

① 가정간호중재분류체계는 사바 등(1991)이 영세민과 노인인구집단을 위한 가정간호 요구를 예측하고 자원들을 이용하기 위한 하나의 방법으로 가정간호과정에서 제공된 모든 간호중재를 수집해서 지역사회 가정간호사들이 활용할 수 있도록 전산 데이터베이스로 그룹 짓는 작업을 한 것이다.

(2) 구조

① 20개의 가정간호요소 : 활동, 배변, 심장, 인지, 대처, 체액량, 건강 행위, 투약, 대사, 영양, 신체 조절, 호흡, 역할관계, 안전, 자가간호, 자아개념, 감각, 피부/조직통합성, 조직관류, 배뇨
② 가정간호분류체계는 간호진단분류체계와 간호중재분류체계로 구성되어 있다.

제 3 장 간호사정

제 1 절 자료수집 과정

1 자료의 유형

(1) **주관적 자료** : '숨겨진 자료', '증상'이라고 하며 측정하거나 관찰할 수 없는 자료이다.

(2) **객관적 자료** : 대상자가 아닌 타인에 의해 확인될 수 있는 자료로 대상자를 관찰, 검진함으로써 얻을 수 있다.

(3) **자료의 출처**
　① 1차적 출처 : 대상자에게서 직접 듣거나 확인한 자료이다.
　② 2차적 출처 : 대상자로부터 직접 얻는 것 외의 모든 다른 출처이다.

제 2 절 자료수집 방법

1 관찰

(1) **관찰의 정의** : 관찰은 간호사정에서 대상자의 자료수집을 위한 가장 중요한 부분으로, 자료수집을 위해 시간, 청각, 후각, 촉각, 미각의 다섯 가지 신체감각을 이용하는 목적 있는 의도적 행위이다.

(2) **관찰의 방법**
　① 대상자 관찰 시 감각기관을 통해 다음을 관찰한다.
　　㉠ 시각 : 대상자의 피부변화, 분비물의 색깔과 양, 부종유무, 호흡특성 및 기타 비언어적 표현
　　㉡ 청각 : 대상자의 장음, 심장음, 호흡음 및 대상자의 통증, 비정상적인 신호
　　㉢ 후각 : 질병과 관련된 특유의 냄새, 배액물 등
　　㉣ 촉각 : 피부상태(건조, 차가운지, 따뜻한지 등), 병소의 특징(크기, 모양, 감촉 등)
　② 간호사는 대상자를 만날 때마다 주의 깊게 관찰하는 훈련과 경험이 필요하며 실제적, 잠재적 문제의 증상이나 징후를 능숙하게 관찰할 수 있어야 한다.

2 면담

(1) 면담의 정의 : 면담은 관찰을 위한 하나의 기술로 목적 있는 대화를 통해 대상자에 관한 정보를 얻는 방법이다.

(2) 면담에 기초가 되는 3가지 원칙(Mengel, 1982)

① 면담 시 간호사는 자신의 이름을 소개하고 면담의 목적이 건강상태에 관한 정보를 얻기 위함임을 설명한다.

② 건강상태에 관한 정보는 대상자의 현재 상황에 대한 인지와 반응을 포함한다.

③ 대상자와 주고받은 정보는 면담의 종료 시 대상자와 함께 요약한다.

(3) 면담의 유형

① 직접 의문형의 면담 : 면담자가 여러 가지 질문을 하여 특별한 자료를 얻을 목적으로 사용하는 방법으로 간호력에 나타난 표준 질문을 하는 것을 포함하며 면담자 중심으로 질문의 내용을 조절한다.

② 자유 흐름형의 면담 : 대상자가 중심이 되어 토론의 내용을 조정하고 거리낌 없이 자유롭게 이야기하는 것이다.

③ 개방형의 면담 : 직접 의문형과 자유 흐름형의 면담이 혼합된 형태를 말하며 간호력에 기록해야 하는 정보를 얻는 동안 면담자가 대상자의 의견에 용기를 주어서 질문을 하는 것이다.

(4) 성공적인 면담을 위한 지침

① 면담이 이루어지는 동안 간호사는 대상자에게 집중한다. 면담의 성과는 간호사가 만드는 분위기에 영향을 받는다.

② 면담 동안 대상자의 말을 주의 깊게 경청하고 관심을 나타낸다. 간호사는 대상자만이 유일한 관심의 대상이라는 인상을 대상자에게 주면서 대상자와 그의 문제에 관심을 나타내야 한다.

③ 대상자가 이해할 수 있는 어휘를 사용하며 이해할 수 없는 어휘의 사용을 피한다.

④ 대상자를 비판하는 태도는 피한다. 간호사는 대상자의 생활습관이나 가치, 윤리, 문화적 배경을 고려하여 비판적인 자세를 피하며 수용한다.

⑤ 가능한 대상자가 자유롭게 이야기할 수 있도록 개방형 질문을 한다.

(5) 면담의 단계

① 면담준비

㉠ 대상자의 차트를 읽는다 : 초기면담을 위해 대상자에 관한 자료를 읽는다.

㉡ 대상자의 개인정보를 보호하고 사생활을 보장한다.

㉢ 대상자를 위해 안락한 분위기를 조성한다.

② 자료얻기

  ㉠ 면담 시 대상자의 주호소를 중심으로 시작한다.

  ㉡ 먼저 대상자의 일반적인 사항이나 증상에 대해 질문하도록 한다.

  ㉢ 기록할 때는 기계적으로 기록양식에 적지 않도록 한다.

③ 다양한 의사소통 기술 활용하기

  ㉠ 대상자가 이해할 수 있는 어휘를 사용한다.

  ㉡ 질문할 때는 가능한 한 가지씩 한다.

  ㉢ 면담 시 대상자를 지지해준다.

④ 대상자의 이야기 이끌어 내기

  ㉠ 대상자의 가장 중요한 문제에 대해 "그것에 대해 좀 더 말해 주시겠습니까?"라고 질문함으로써 이야기를 이끌어 내도록 한다.

  ㉡ 대상자의 이야기가 편향될 수 있으므로 간섭하지 않도록 한다.

  ㉢ 대상자가 말하는 중에 새로운 정보를 끼워 넣거나 방해하지 않아야 하며 경청 기술을 사용해야 한다.

⑤ 대상자의 감정적 단서를 파악하고 반응하기

  감정적 고통은 흔히 질병과 관련되며 이런 단서들을 알아채고 반응하는 것은 간호사와 대상자 간에 친밀관계를 형성하게 해주고 질병에 대한 간호사의 이해를 넓혀주며 대상자의 만족도를 높이는 데 도움이 된다.

⑥ 대상자의 이야기를 확장하고 명확히 하기

  ㉠ 비지시적인 태도로 대상자의 이야기를 가능한 많이 이끌어 내고 질병 경험을 조사한 후, 대상자가 가장 중요하게 생각되는 부분을 상세히 말하게 한다.

  ㉡ 상황, 관련성, 시간순 배열을 포함하여 각 증상의 속성을 명료화한다.

  ㉢ 증상의 7가지 속성을 조사할 때 OLD CART, OPQRST 두 가지 기억법이 도움이 될 수 있다.

⑦ 진단적 가설 수립하고 검정하기

  ㉠ 건강력이 수집되면 간호사는 대상자의 문제에 대한 가설을 수립하고 검정한다.

  ㉡ 대상자 증상의 세부정보와 속성을 확인하는 것은 문제의 양상을 인식하고 간호진단을 수립하는 바탕이 된다.

⑧ 문제에 대한 상호 이해 형성

  질병에 대한 대상자의 관점을 나타내는 암기 용어 'FIFE'를 사용할 수 있다.

  ┌─ ☑ 예 ─────────────────────────────

  Feeling(감정), Ideas(생각), effect on Function(기능에 대한 영향), Expectation(기대)

  └──────────────────────────────────

⑨ 면담 종료

  ㉠ 중요한 점을 요약하고 계획을 논의한다.

  ㉡ 대상자에게 면담이 끝나감을 알려주고 마지막 질문을 할 시간을 준다.

  ㉢ 간호사가 수립한 공동의 계획을 대상자가 이해하고 있는지 확인해야 한다.

3 신체검진

(1) **신체검진의 정의** : 신체의 전반적인 사정을 확인하며 건강문제를 발견하기 위해 관찰을 사용하는 체계적인 자료수집 방법이다.

(2) **신체검진을 위한 준비**
① 대상자에 대한 접근법 점검
② 조명 또는 주변 환경 조정
③ 검진 준비 물품과 작동순서 확인
④ 대상자의 안위 유지
⑤ 검진 순서 결정

(3) **기본 검진 기법**
① 시진 : 눈으로 보거나 이경과 같은 기구를 이용하여 시각적으로 행하는 것으로 관찰에 비해 좀 더 철저하고 자세한 체계적 과정이다.
② 촉진 : 손가락이나 손으로 신체조직을 느끼는 데 사용되는 접촉 감각을 이용한다.
③ 타진 : 내부조직과 기관들에 대한 정보를 얻기 위해 특정한 신체 표면을 직접적 또는 간접적으로 두드려보는 것이다.
④ 청진 : 심음, 폐음, 장음의 위치, 시기, 기간, 높이와 강도를 알아내기 위하여 청진기의 종형과 판형을 이용한다.

(4) **검사** : 임상검사의 사정 자료는 간호진단을 결정하기 위한 객관적인 자료 중 하나이다.

제 3 절 건강기능 양상별 사정

1 건강지각 – 건강관리 양상

(1) **사정지침**
① 각 신체기관에 대한 자세한 사정 이전에 실시하는 간호사의 초기사정에 대한 개요를 제공하도록 한다.
② 전반적인 외모, 건강상태, 태도, 얼굴표정, 차림새, 자세, 보행 같은 많은 요소를 사정해야 하며, 키와 체중도 측정해야 한다.

③ 유전적인 요인, 초기 질환, 사회경제적 상태, 문화, 성 정체성과 표현, 영양, 체력, 기분, 거주지역, 나이 등과 같은 많은 요인이 대상자의 특성을 나타나게 한다.

(2) **관련 진단** : 건강 문해력 향상을 위한 준비, 건강관리 향상을 위한 준비, 비효과적 건강유지 등

(3) **신체검진** : 혈압, 체온, 키, 체중, 피부, 모발 및 손발톱, 눈, 코, 입, 귀, 호흡계, 심혈관계와 말초혈관계, 위장관계, 근골격계, 신경계

2 영양 – 대사 양상

(1) **개요** : 영양은 배설, 호르몬 조절, 면역, 조직 통합성, 감각지각과 밀접한 관련이 있다.

(2) **관련 진단** : 영양불균형, 과체중, 비만 등이 있다.

(3) **문제 중심 건강력** : 체중감소, 체중증가, 저작 또는 연하곤란, 식욕부진 또는 오심 여부, 식이섭취 사정, 개인 및 심리사회적 사정이 필요하다.

(4) **신체검진** : 키와 체중 측정 및 BMI 계산, 전반적 외모, 특수검진(이상 체중 계산, 허리-엉덩이 비율 계산 등)이 있다.

3 배설 양상

(1) **개요** : 배설이라는 개념은 신체에서 생긴 노폐물을 원활하게 제거, 배출시키는 기전을 나타낸다.

(2) **관련 진단** : 배뇨장애, 변비, 위장관 운동 기능장애 등이 있다.

(3) **문제 중심 건강력** : 복부 통증, 오심과 구토, 소화불량, 복부팽만, 배변습관의 변화, 눈과 피부의 황달, 배뇨문제 등을 사정한다.

(4) **신체검진** : 복부(시진, 청진, 촉진), 비장의 경계와 압통 촉진, 신장의 윤곽과 압통 촉진, 복부반사(표재성 복부반사), 복수검사, 복부통증 사정이 있다.

4 활동 – 운동 양상

(1) 개요 : 근골격계, 호흡기계, 심혈관계와 관련된다.

(2) 관련 진단 : 이동장애, 비효과적 호흡양상, 심박출량 감소의 위험 등이 있다.

(3) 문제 중심 건강력

① 근골격계 : 통증, 움직임 문제, 일상활동장애 등
② 호흡기계 : 기침, 호흡곤란, 호흡 시 흉통 등
③ 심혈관계 : 흉통, 호흡곤란, 기침, 야뇨증, 피로, 실신, 사지의 부종, 다리경련과 통증 등

(4) 신체검진

① 근골격계 신체검진 : 체간골격과 사지골격 시진, 근육의 크기와 대칭성 시진, 뼈, 관절, 근육 촉진, 주요 관절과 관련 근육 관찰, 근력검사, 척추, 흉추, 요추의 운동범위 관찰
② 호흡기계 : 호흡과 흉부의 초기검진, 손톱의 색깔과 각도, 피부, 입술의 색깔 시진, 흉곽 후면과 측면의 호흡음 청진, 흉곽 타진
③ 심혈관계 : 기본검진(말초혈관계), 혈압측정, 경정맥압, 심첨맥박 촉진, 심음청진, 심전도 해석

5 수면 – 휴식 양상

(1) 개요

① 수면은 인간의 기본욕구 중 하나로 최적의 생리적, 심리적 기능 및 삶의 질에 중요한 역할을 한다.
② 적절하게 기능하기 위한 수면시간은 사람에 따라 다르며 수면 요구는 신체적 활동, 질병, 임신, 정서적 스트레스, 정신활동 증가와 함께 증가한다.

(2) 관련 진단 : 불면증, 수면 양상 장애 등이 있다.

(3) 문제 중심 건강력 : 불면장애, 과다수면장애, 기면증, 호흡관련 수면장애, 일주기 리듬 수면장애, 사건 수면, 물질/약물 유도성 수면장애

6 인지 – 지각 양상

(1) 개요 : 정신건강(인지), 신경계, 눈, 귀, 코와 관련 있다.

(2) 관련 진단 : 급성 혼동, 만성 혼동, 기억장애, 편측 지각이상 등이 있다.

(3) 문제 중심 건강력

① 정신건강
  ㉠ 정신건강문제를 암시하는 특징적인 증상과 행동이나 통증, 피로, 심계항진과 같은 다른 임상적 상태에 가려진 정신건강 문제가 있는지 세심하게 사정한다.
  ㉡ 기분 동요의 유형(빈도, 정도), 성격변화 및 행동변화, 파국적 정서반응, 주의 집중시간·문제해결·기억문제와 같은 인지 변화, 언어 장애, 사람, 장소, 시간 상황에 대한 지남력, 사회적 행동의 적절성, 다른 가족 구성원의 인지 장애 관련 증상의 병력이나 특정 질환을 확인한다.
② 신경계 : 두통, 발작, 의식상실, 움직임 변화, 감각 변화, 연하곤란, 의사소통장애
③ 눈 : 시력장애, 통증, 홍반 및 부종, 눈물 고임 및 분비물
④ 귀 : 난청, 귀울림(이명), 이통
⑤ 코 : 코의 분비물, 인후통, 구강 병소

(4) 신체검진

① 정신건강 : 우울, 불안, 물질 남용과 중독 장애와 관련한 선별 질문, 인지기능 평가[MMSE-K (한국판 간이 정신상태 검사)]
② 신경계 : 뇌신경 기능의 사정, 소뇌 기능 사정
③ 눈 : 시력측정, 각막 빛 반사(허쉬버그 검사)
④ 귀 : 외이와 유양돌기의 특성, 압통, 부종 촉진, 내이 구조 시진, 고막 시진, 청신경(제8뇌신경) 검사
⑤ 코 : 코의 압통 촉진과 개방성 사정, 비내강 표면의 특성, 병소, 홍반, 분비물 시진, 전두동과 상악동의 압통 촉진, 부비동 부위의 투조

7 자기지각 – 자기개념 양상

(1) 개요 : 신체적 자아와 신체상, 개인 정체감, 자아존중감과 관련된다.

(2) 관련 진단 : 만성적 자존감 저하, 상황적 자존감 저하, 만성적 자존감 저하의 위험, 상황적 자존감 저하의 위험 등이 있다.

(3) 사정 방법 : 자존감 저하의 징후, 자아존중감 척도가 있다.

8 역할 – 관계 양상

(1) 개요

① 가족 내 역할과 기능, 가족 기능과 관련된다.

② 사회기능 : 사회적 의사소통 장애, 사회적 상호작용의 장애, 사회기술훈련이 있다.

(2) 관련 진단 : 가족과정 기능장애, 사회적 상호작용 장애 등이 있다.

(3) 사정 방법 : 캘거리 가족사정 모형, 지적 장애의 사회적, 의사소통 능력 평가가 있다.

9 성 – 생식기능 양상

(1) 개요

① **여성 생식기계** : 월경주기(초경, 월경, 폐경, 폐경 후 출혈)와 월경통, 임신과 피임, 외음질 증상, 성적 지향과 성적 반응, 성매개 감염

② **남성 생식기계** : 성적 지향과 성 정체성, 음경 분비물이나 병변, 음낭 통증이나 종창, 병변, 배뇨문제

(2) 관련 진단 : 성기능장애, 비효과적 임신과 출산 과정 등이 있다.

(3) 문제 중심 건강력 : 통증, 생식기 병변, 질 또는 음경 분비물, 월경 관련 문제, 폐경 증상, 발기장애, 배뇨문제

10 대처 – 스트레스 양상

(1) 개요

① 대상자는 심한 스트레스 상황에 처한 경우에는 자아를 보호하기 위한 무의식적인 작동 행위인 대처 또는 방어기전을 사용할 것이다.

② 부정, 전화, 공상, 동일시, 투사, 억제 등이 포함된다.

(2) 관련 진단 : 환경변화 스트레스 증후군, 비효과적 대처, 대처향상을 위한 준비 등이 있다.

(3) 사정지침 : 대처기전(예 부정, 공상, 투사, 퇴행 등)에 지나치게 의존하고 있는지를 사정한다.

11 가치 – 신념 양상

(1) 개요

① 가치는 개인의 이상적 행동 유형과 이상적 목표를 상징하는 긍정적 또는 부정적인 관념 표준이다.

② 신념은 한 사람이 진실이라고 여기는 생각이며 여러 가지 형태 중에 어떤 것을 택할 수 있다.

(2) 관련 진단 : 자주적 의사결정 장애, 도덕적 고뇌, 영적 고뇌 등

(3) 사정지침 : 라스, 하민, 사이몬(1978)의 일곱 단계 가치화 과정, 조하리 창

제 4 장 간호진단

제 1 절 간호진단의 개념

1 간호진단

(1) 정의 및 특성

① 간호진단은 간호사가 대상자의 현 건강상태를 합법적으로 진단하고 그에 대한 일차적인 치료와 예방적 조치들을 처방할 수 있는 실제적, 잠재적 혹은 가능한 문제를 서술한 하나의 진술이다.

② 특정한 질병이나 치료 시에 간호진단이 나타날 것이라고 확실하게 예측할 수는 없으며 어떤 간호진단들은 특정한 의학 진단과 함께 나타나기도 하고 나타나지 않을 수도 있다.

(2) ANA 실무표준에 제시된 진단에 대한 기준

① 간호사는 사정 자료에 근거하여 진단들이나 주요 문제를 찾아낸다.

② 간호사는 적절한 시기에 환자, 가족, 다른 건강관리제공자들과 함께 진단들이나 주요 문제들을 확인한다.

③ 기대되는 결과와 계획의 결정을 용이하게 하는 방법으로 진단들이나 주요 문제들을 기록한다.

(3) 간호진단의 중요성과 책무성

① 진단은 간호과정의 핵심이며 그 이유는 다음의 3가지를 들 수 있다.

㉠ 전체 간호계획의 정확성과 적절성은 문제와 그 원인을 명확하고 구체적으로 규명하는 능력에 달려있다.

    ⓛ 건강증진과 건강문제를 예방하는 전향적인 계획을 수립하기 위해서는 건강에 대한 위험요인을 인식하는 능력이 선행되어야 한다.

    ⓒ 유용한 자원과 강점을 확인하면 비용을 줄이고 효과를 증대시킬 수 있다.

  ② 간호실무의 발전에 따라 법과 규칙은 계속 변화하며 간호사의 진단가로서의 역할에는 책임 증가가 뒤따른다.

(4) 간호사의 진단적 역할에 영향을 미치는 요인들

① 진단과 치료에서 예측, 예방, 관리로의 변화 : 진단과 치료는 문제가 확인된 다음 치료를 시작하나 예측, 예방, 관리접근법은 문제를 관리하고 잠재적인 합병증을 예방하기 위해 초기중재에 초점을 둔다.

② 표준진료지침의 개발과 수정 : 표준진료지침(critical pathways, care maps)은 특정 시간 틀에 따라 문제에 대한 결과를 성취하기 위해 행해야 하는 매일의 간호를 제시한 표준계획으로 대부분 기관에서는 연구와 협동적인 실무를 통해 개발하고 사용한다.

③ 컴퓨터 지원 간호진단 : 컴퓨터 지원 간호진단 프로그램은 문제의 규명을 돕도록 고안되어 있으며 자료를 입력하면 컴퓨터는 자료를 분류하고 그것을 기반으로 한 진단을 제시한다.

④ 협력적이고 다학제적인 실무의 중요성 : 다학제적 접근은 진단가로서의 역할에도 영향을 준다.

⑤ 간호지식의 확장, 조직 및 사용 : 간호사는 연구와 우수한 실무에 관한 발표를 통해 간호지식을 확장하고 간호 역할을 지속적으로 학습한다.

(5) 간호진단, 상호의존문제, 의학적 진단의 비교

① 의학적 진단은 질병과정이 존재하는 한 변하지 않지만, 간호진단은 대상자의 반응이 변화함에 따라 변하게 된다.

② 상호의존문제는 잠재적 문제로 특정한 질병이나 치료 시에 간호진단과는 달리 동일한 상호의존문제가 나타나는 경향이 있다.

제 2 절   간호진단과정

1   단서의 확보

(1) **간호진단과정** : 진단과정은 간호사가 자료의 양상을 확인하고 결론을 내리기 위해 비판적 사고 기술을 사용하는 지적인 활동이며 이는 어느 학문의 전문가들이 그들의 관심 현상에 대한 결론을 내리는데 사용하는 것과 같은 추론과정이다.

(2) 건강상태의 진단

① 대상자 강점 확인 : 간호진단을 위한 간호계획 시 대상자의 강점을 보완하는 것이 중요하며 강점은 대상자가 더 높은 안녕 수준에 도달하거나 문제를 예방, 조절 혹은 해결하는 데 도움이 될 정상적인 건강기능의 영역들이다.

② 대상자의 문제 확인

    ㉠ 정상 또는 표준에 도달하지 못한 영역이 있다면 그 부분에 있어 건강상태에 제한을 가지고 있는 것이므로 이를 해결하기 위한 간호가 필요하다.

    ㉡ 간호사는 문제가 간호문제인지 혹은 의학적 문제인지 어느 것에 해당하는지를 결정해야 한다.

    ㉢ 위험 건강문제를 확인하는 것도 중요하다.

(3) 자료의 해석

① 자료의 해석 및 조직

    ㉠ 간호사는 사정 단계에서 수집된 자료를 해석하고 간호의 틀을 이용해서 조직하거나 기관에서 선호하는 자료수집 양식에 따라 이미 분류되거나 조직된 간호의 틀을 이용해서 자료를 수집하고 조직해야 한다.

    ㉡ NANDA-I의 진단분류체계 영역이나 고든의 기능적 건강양상을 이용하여 기초자료를 조직할 수 있다.

② 중요한 단서 확인 : 단서는 문제 확인에 영향을 미치는 중요한 정보나 자료를 말하는데 단서의 일차적 자료는 대상자의 주관적 진술과 간호사가 관찰한 객관적 사실이며 이차적 자료는 가족, 다른 보건 의료인 그리고 진단검사결과의 자료이다.

2 단서 상호 간의 모순 분석

(1) 중요한 단서의 묶음과 단서들 간의 관계 확인

① 단서들을 묶기 위해 먼저 한 가지 이상의 범주 또는 양상들에서 반복적으로 나타나는 단서를 찾아낸다.

② 관련 있는 단서들을 묶는다.

③ 정해진 틀에 따라 각 묶음을 범주화한다. 한 가지 양상 내에 한 개 이상의 단서묶음이 있을 수 있고 하나의 단서묶음이 한 가지 양상에만 해당될 수 있다.

④ 자료의 결함과 모순을 확인한다. 사정단계에서 자료가 전부 갖추어졌는지를 확인하는 것이 이상적이나 자료를 묶고 자료 내의 의미를 찾을 때 비로소 그 자료의 결함이 확인될 수 있다.

3 자료의 종합 및 추론

(1) 추론

① 추론은 단서들에 대한 간호사의 판단 혹은 해석으로, 단서들의 묶음을 패턴을 가지고 추론한다.

② 각 단서묶음에 대해 가능한 한 많은 해석을 생각한 후에 어느 해석이 그 묶음을 가장 잘 설명하는지를 결정한다.

(2) 대상자의 현 건강상태에 대한 결론 내리기

단서묶음이 문제를 나타내는가, 어떤 문제의 원인이 다른 묶음 내에 있는가, 다음의 설명 중 어디에 해당하는가를 가능한 한 많은 해석을 생각한 후에 판단하여 결정한다.

(3) 원인 결정과 문제 분류

① 원인을 결정하고 문제를 분류하는 것은 자료해석의 마지막 단계이다.

② 자료에서 확인된 문제가 무엇 때문에 발생하며 어느 것이 문제이고 어느 것이 원인인가, 원인과 문제 간의 연결은 무엇을 입증하는가 등을 따져봄으로써 간호진단의 가장 적절한 원인을 결정한다.

4 가설적 진단

(1) 간호진단 확인

① 간호사는 대상자의 건강상태를 확인한 후에 대상자와 함께 자신이 내린 결론의 정확성을 확인해야 한다.

② 간호사는 자신의 해석을 검증한 후에도 그것이 정확하다고 확신할 수는 없으므로 진단이 '옳다' 혹은 '틀리다'라고 생각하지 말고 가능한 한 정확성에 가까운 연속체상에 위치하도록 진단들을 정확히 진술해야 한다.

(2) 간호진단 구성요소

① 진단명

㉠ 진단명은 건강에 대한 대상자 반응의 본질을 가능한 몇 가지 단어로 묘사하고 있는 것으로 추가적 의미를 부여하는 '위험한', '감소된' '비효과적인' 등의 표현이 포함되어 있다.

㉡ 진단명들을 분류해 놓은 이론적 틀을 이용한다.

㉢ 단서묶음에 가장 잘 들어맞는 진단명을 선택한다.

㉣ NANDA 진단명에 익숙해지도록 학습한다. 간호사가 NANDA 진단명에 익숙하게 되면 대상자들의 단서묶음들을 더 쉽게 알아낼 것이다.

② 관련요인

　　㉠ 관련요인은 대상자 사정결과 확인된 자료 중 간호진단과 관련성을 보이는 조건, 원인적 요소이다.

　　㉡ 관련요인들은 병태생리학(생물학, 정신), 치료관련, 상황(환경 또는 개인), 성숙(연령, 발달)의 4가지 범주를 포함한다.

③ 특성

　　㉠ 실제적 건강문제가 있다는 것을 나타내는 주관적, 객관적 자료로서 간호진단의 세 번째 구성요소이다.

　　㉡ NANDA-I는 승인된 간호진단의 각각에 대해 '특성'을 제시하고 있다.

④ 위험요인

　　위험요인은 개인, 가정 또는 지역사회의 건강 불균형 상태를 야기하는 취약점의 증가요인으로 화학적, 환경적, 신체적, 정신적, 유전적 요소이다.

(3) 간호진단 진술 형식

① 위험 진단 진술(두 부분 진술)

　　㉠ PE(문제 : Problem, 원인 : Etiology) 혹은 PR(문제 : Problem, 관련(위험)요인 : Related risk factors) 양식을 사용한다.

　　㉡ 잠재적 문제와 현존하는 관련(위험)요인을 연결하기 위해 '관련된(related to)'을 사용한다.

② 문제 중심 진단 서술(PES 진술문, 세 부분으로 진술)

　　㉠ PES(문제 : Problem, 원인 : Etiology, 증상과 징후 : Sign & Symptoms) 혹은 PRS(문제 : Problem, 관련위험요인 : Related risk factor, 증상과 징후 : Sign & Symptoms) 형식으로 이루어져 있으며 문제와 원인 혹은 관련요인을 연결하기 위해 '관련된(related to)'을 사용한다.

　　㉡ 진단을 지지하기 위한 증거를 진술하기 위해서 '~근거로 나타나는(as evidenced by)'을 추가한다.

③ 건강증진 진단 진술(한 부분으로 진술) : 개선되는 영역을 기술하는 단어 뒤에 '증진 가능성'을 사용한다.

④ 증후군 진단 진술(한 부분으로 진술) : 증후군을 단순히 명명한다.

⑤ 가능한 간호진단 진술(한 부분으로 진술) : 문제가 있을 것으로 의심할 수 있는 자료는 존재하나 확신하기에는 자료가 불충분할 경우에 내리게 된다.

5 가설 검정

(1) 간호진단 진술의 오류 확인

① 간호진단으로 오인 : 간호진단을 내릴 때 간호진단이 될 수 있는 것과 될 수 없는 것을 명확히 구분해야 한다.

  ㉠ 의학진단은 간호진단이 아니다.

  ㉡ 진단검사는 간호진단이 아니다.

  ㉢ 의학적 치료나 수술은 간호진단이 아니다.

  ㉣ 시술명은 간호진단이 아니다.

  ㉤ 의료장비나 기구는 간호진단이 아니다.

  ㉥ 간호진단은 간호사의 문제를 진술하는 것이 아니다.

  ㉦ 간호진단은 간호수행을 진술하는 것이 아니다.

  ㉧ 증상이나 징후는 간호진단이 아니다.

② 간호진단 진술 시의 오류

  ㉠ 관련요인과 건강문제를 역으로 진술

  ㉡ 관련요인에 대상자의 반응을 재진술

  ㉢ 두 개 이상의 간호진단을 함께 진술

  ㉣ 간호사의 가치판단을 포함한 오류

  ㉤ 간호사가 변화시킬 수 없는 것을 관련요인으로 진술한 오류

  ㉥ 건강문제에 하나 이상의 관련요인이 있을 때 여러 관련요인을 나열식으로 진술한 경우

  ㉦ 관련요인 없이 건강문제만 진술하는 것

  ㉧ 법에 저촉되는 방식으로 진술하는 것

③ 간호진단 과정상의 오류

  ㉠ 부정확하거나 불완전한 자료수집

  ㉡ 자료의 부정확한 추론

  ㉢ 성급한 진단명 채택

  ㉣ 지식과 경험 부족에 의한 잘못된 해석

  ㉤ 비합리적인 신념, 가치관, 편견, 고정관념, 직관

  ㉥ 간호진단은 임시적인 결론

6 진단 작성

(1) 간호진단 작성의 예

간호진단 #1	심근 허혈과 관련된 급성 통증		
과학적 근거	관상동맥 폐색 시 초기 10초 내에 세포 수준에서 심근은 저산소성이 되며 관상동맥 완전 폐색 시 심근세포는 호기성 대사를 위한 산소와 포도당을 공급받지 못하기 때문에 수 분 후 심장 수축이 멈춘다. 혐기성 대사가 시작되고 젖산이 축적된다. 심근 신경섬유는 젖산의 증가에 의해 자극을 받고 통증 메시지를 심장과 신경 상부 흉부 후 신경근으로 전달한다.		
합리적 근거	객관적 자료	• 진단명 : Unstable Angina • C.C : chest pain(NRS 5점, 명치부위, 지속적) • CAG 결과 3 vessel disease • 신음소리를 내며 얼굴 찌푸리는 듯한 모습 관찰됨 • Troponin-I 0.0292▲	
	주관적 자료	• 심장이 조이는 느낌이에요. • 가슴이 따끔따끔하게 아파요.	

7 진단 평가

(1) 진술한 간호진단 내용의 평가

① 간호진단 진술이 정확하고 타당한가?
② 간호진단 진술이 간결한가?
③ 간호진단 진술이 대상자 상황을 분명하게 묘사하고 있는가?
④ 간호진단 진술이 서술적이고 구체적인가?

제 3 절 간호진단의 종류

1 실제적 문제에 입각한 간호진단

(1) **실제적 간호진단** : 실제적 간호진단은 간호사가 사정할 당시 관련된 징후와 증상(특성 정의)의 존재에 의해 인지될 수 있는 실제로 존재하는 문제가 있는 경우 내리는 진단을 말한다.

(2) **잠재적(위험) 간호진단** : 잠재적 간호진단은 대상자에게 문제의 발생을 촉진시키는 위험요인들이 있을 때 진단하며 간호사가 중재하지 않을 경우 발생할 수 있는 문제가 있을 경우이다.

(3) **가능한 간호진단** : 가능한 간호진단은 의사가 내리는 감별진단과 유사한 것으로 문제의 존재가 불확실하게 생각되는 경우에 해당된다.

(4) **안녕진단 진술 양식** : NANDA의 새로운 안녕진단들은 '향상(증진) 가능성'이라는 어구가 쓰이며 한 부분 진술이다.

(5) **상호의존 문제의 진술** : 상호의존 문제는 간호사가 독자적으로 치료할 수 없는 질병, 검사 혹은 치료의 합병증이다.

제 4 절 간호진단의 구조

1 문제

문제는 대상자에게 실제로 있거나 잠재된 건강문제에 대한 인간의 반응을 나타내는 용어로 간호진단명으로 표시되는 부분이다.

2 원인

원인은 장애 또는 변화의 원인요소에 해당되며 문제에서 보인 상태를 일으킨 원인을 말한다.

3 증상 및 징후

증상과 징후는 대상자가 그 진단상태에 있다는 것을 나타내는 특성이다.

제 5 절   NANDA의 간호진단

[표] NANDA-I 간호진단 분류체계(2018~2020)

영역(13)	정의	과(47)	진단수 (244)
1 건강증진	안녕이나 기능의 정상화에 대한 인식 그리고 안녕과 기능의 정상화를 강화시키고 조절하는 데 사용하는 전략	01 건강인식	3
		02 건강관리	9
2 영양	조직을 유지하고 회복하며 에너지를 생산하기 위한 목적으로 영양소를 섭취, 소화, 사용하는 활동	03 섭취	14
		04 소화	0
		05 흡수	0
		06 대사	5
		07 수화	5
3 배설/교환	신체로부터 노폐물의 분비와 배설	08 비뇨기계 기능	8
		09 위장관계 기능	9
		10 피부기능	0
		11 호흡기계 기능	1
4 활동/휴식	에너지 자원의 생산, 보존, 소모 또는 균형을 맞추는 과정	12 수면/휴식	4
		13 활동/운동	8
		14 에너지 균형	3
		15 심혈관/호흡기계 반응	12
		16 자기돌봄	7
5 지각/인지	집중, 지남력, 감각, 지각, 인지와 의사소통을 포함하는 인간의 정보과정의 체계	17 집중	1
		18 지남력	0
		19 감각/지각	0
		20 인지	8
		21 의사소통	2
6 자아지각	자신에 대한 인식	22 자아개념	6
		23 자존감	4
		24 신체상	1
7 역할관계	사람 또는 집단 간의 긍정적, 부정적 관계 또는 교류와 이 관계를 나타내는 수단	25 돌봄제공자 역할	5
		26 가족관계	4
		27 역할수행	6
8 성	성정체성, 성기능 그리고 생식	28 성 정체감	0
		29 성기능	2
		30 생식	4

9 대처 /스트레스	생활사건/ 삶의 과정을 헤쳐 나아가는 것	31 외상 후 반응	6
		32 대처반응	26
		33 신경/행동학적 스트레스	9
10 삶의 원칙	진리 또는 내재적 가치가 있는 것으로 여겨지는 제도, 관습, 행위에 대한 태도 그리고 사고와 행동의 기초를 이루는 원칙	34 가치	0
		35 신념	1
		36 가치/신념/행동의 일치성	11
11 안전/보호	위험, 신체적 손상, 면역체계 손상으로부터 자유로운 상태, 손실로부터의 보존, 안전과 방어를 제공하는 보호	37 감염	2
		38 신체적 손상	28
		39 폭력	6
		40 환경적 위험	4
		41 방어과정	4
		42 체온조절	6
12 안위	정신적, 신체적, 사회적 안녕감 또는 편안함	43 신체적 안위	7
		44 환경적 안위	2
		45 사회적 안위	4
13 성장/발달	연령에 맞게 신체적 크기의 증가, 조직 체계의 성숙, 생의 주기에 따른 진보	46 성장	0
		47 발달	1

제 5 장 　간호계획

제 1 절 　인간욕구 계층이론

1 　간호계획 개요

(1) 간호계획의 정의 및 특성

① 계획이란 어떤 행동을 지시하는 지침 또는 틀을 말하는 것으로 간호과정에서의 간호계획은 임상간호의 지침이 된다.

② 대상자의 건강문제에 관한 전반적인 자료를 종합, 분석하여 도출된 간호진단으로부터 특정한 간호결과에 도달하기 위해 간호중재를 설정하는 과정이다.

③ 간호계획은 의사의 지시를 따르는 그 이상의 것으로, 간호사 자신에게 내리는 '간호지시(nursing orders)'로서 간호사의 독자적, 자율적 행위를 포함한다.

(2) 간호계획의 목적

① 간호계획은 간호의 연속성을 높여 모든 간호사가 양질의 일관된 간호수행을 하도록 한다.
② 간호계획은 대상자에 대한 계획이 구체적이고 개별적이며 실무표준에 적합하도록 해서 대상자가 최적의 건강과 기능 수준을 갖도록 돕는다.

(3) 간호계획의 유형

① 초기계획 : 대상자와의 첫 대면으로 초기사정을 실시한 간호사는 초기 간호계획을 포괄적으로 수립할 책임이 있으므로 사정이 완료되면 초기계획을 세워야 한다.
② 진행계획 : 간호사는 근무를 시작할 때 해당 대상자를 위한 간호계획을 세울 수 있으며 대상자의 건강상태 변화를 확인하고 간호의 우선순위를 정하며 근무시간 동안 어느 문제에 중점을 둘 것인가를 결정한다.
③ 퇴원계획 : 퇴원계획에서는 퇴원 후에도 계속 환자의 건강 회복, 유지, 증진을 위한 연속적인 간호가 지역사회에서도 이루어지도록 하고 대상자가 자가간호를 수행할 수 있도록 준비시킨다.

2. 인간욕구 계층이론과 간호계획

(1) 매슬로우의 5단계 인간욕구체계와 우선순위

① 매슬로우(1970)는 자아실현에 대한 지속적 추구 과정에서 인간의 동기를 강조하였다.
② 그는 최고의 잠재력을 달성하려는 가장 높은 수준의 자아실현을 성취하기 이전에 달성되어야 할 낮은 수준들이 있다는 '욕구의 위계(Maslow's Hierarchy of Needs)'를 확인하였다.
③ 하위욕구가 상위욕구보다 먼저 충족되어야 한다.
  ㉠ 우선순위 1 – 생리적 욕구
  ㉡ 우선순위 2 – 안정과 안전의 욕구
  ㉢ 우선순위 3 – 사랑과 소속감의 욕구
  ㉣ 우선순위 4 – 자아존중의 욕구
  ㉤ 우선순위 5 – 자아실현의 욕구

(2) 간호계획의 구성요소

① 우선순위 설정
② 기대되는 결과(간호목표) 세우기
③ 간호목표에 맞는 간호중재 결정 및 간호지시 작성
④ 간호계획의 적절한 기록

제 **2** 절   기대되는 효과

1   간호목표와 간호결과 설정

(1) 간호목표 설정의 이유

간호목표는 간호계획의 성취도를 측정하는 척도이며 대상자가 기대된 간호결과에 도달했는지 아닌 지를 평가할 때 간호계획의 성공 여부를 알 수 있다.

(2) 간호목표, 간호목적, 간호결과, 지표

① 간호목표 : 간호목표와 간호목적은 의지를 포함하는 용어이다.
② 간호결과와 지표 : 실행한 것에 대한 근거가 존재해야 한다.

(3) 간호목표와 간호결과의 진술

① 간호목표는 장기목표와 단기목표로 나뉘며 장기목표에 도달하기 위해 여러 개의 단기목표가 세 워질 수 있다.
② 간호목표는 간호진단(문제)이나 간호중재와 관련이 있다.
③ 간호목표는 대상자가 가진 간호문제를 반대로 생각해 보면 그것이 간호목표가 될 수 있다.
④ 간호중재가 수행된 뒤 대상자에게 관찰될 수 있는 내용들을 포함하도록 한다. 즉, 간호목표는 간호중재 후 기대되는 결과를 서술한다.
⑤ 다음의 다섯 가지 구성요소를 고려하여 최대한 구체적으로 기대되는 간호결과를 진술한다.
　㉠ 주어 : 간호결과를 달성해야 하는 사람이 누구인가(대상자 또는 부모)?
　㉡ 동사 : 간호결과를 달성하기 위해 어떤 행동을 해야 하는가?
　㉢ 상황 : 어떤 상황에서 대상자는 목표활동을 할 수 있는가?
　㉣ 수행 기준 : 대상자는 목표활동을 얼마나 잘 수행해야 하는가?
　㉤ 제한시간 : 언제까지 이 목표활동을 수행할 수 있는가?
⑥ 간호결과 진술 시 측정 가능한 동사를 사용한다.
⑦ 정서적, 인지적 및 정신운동적 영역을 고려하여 간호목표를 세운다.

(4) 간호목표와 간호결과 진술시 주의할 점

① 간호목표와 간호결과는 대상자 중심이어야 한다.
② 간호목표와 간호결과는 현실적이며 다음의 사항을 고려해야 한다.
　㉠ 대상자의 건강상태, 예후
　㉡ 예상입원기간
　㉢ 성장과 발달 상태
　㉣ 대상자의 가치와 문화

ⓜ 예정된 대상자의 치료

ⓗ 이용 가능한 인적, 물적, 재정적 자원

③ 대상자의 실제 상황이 표준화된 계획과 차이가 있는지 살펴보고 간호목표나 간호결과가 적절한지 결정한다.

④ 복잡한 사례의 경우, 단기 및 장기목표를 모두 사용한다. 단기목표를 장기목표의 기초로 이용한다.

⑤ 간호결과는 측정 가능해야 하며 보고, 듣고, 느낄 수 있는 관찰 가능한 동사를 사용하여 기술한다.

⑥ 하나의 간호목표나 간호결과에는 하나의 행동 동사만을 기술한다.

⑦ 건강관리를 위한 간호대상자뿐만 아니라 대상자를 돌보는 사람(가족, 친지, 친척)을 모두 포함시킨다.

(5) 임상적, 기능적으로 기대되는 결과 및 삶의 질을 높이기 위한 간호결과

① 임상적으로 기대되는 결과를 서술 : 치료가 완료된 후 기대되는 건강상태를 기술한다.

② 기능적으로 회복 시 기대되는 결과를 서술 : 일상생활을 할 수 있는 대상자의 능력을 서술한다.

③ 삶의 질을 높이기 위한 간호결과 서술 : 인간의 신체적, 영적 안위에 영향을 미치는 요소에 초점을 맞춘다.

(6) 간호결과분류체계

① 간호결과분류체계(NOC : Nursing Outcome Classification)는 간호중재 후 반응하는 대상자의 상태를 서술한 것으로 NANDA-I의 간호진단에 대해 기대되는 간호결과들을 기술하였다.

② 간호결과분류체계는 3가지 수준으로 구성된다.

ⓐ 수준 1 - 영역(domains) : 가장 추상적

ⓑ 수준 2 - 과(classes) : 높은 정도의 추상적

ⓒ 수준 3 - 간호결과(outcome) : 중간 정도의 추상적

③ NOC는 명칭, 정의, 대상자 결과 평가를 위한 지표들, 결과 달성 정도를 평가하기 위한 5점 리커트 척도로 구성되어 있다.

2 간호계획체계

(1) 표준화된 간호계획

① 표준화된 간호계획의 장점

ⓐ 일상적인 간호중재를 기록할 필요가 없다.

ⓑ 신입 간호사나 시간제 간호사에게 병동의 간호표준을 제시한다.

ⓒ 간호사에게 선택되고 문서화된 간호 요구사항을 지시하고 질 향상 프로그램과 자원관리에 대한 기준을 제공한다.

ⓔ 간호사가 서류작업보다 간호제공에 더 많은 시간을 보낼 수 있도록 한다.

② 표준화된 간호계획의 단점

ⓐ 개별화된 간호중재를 대신할 수 있다.

ⓑ 부가적인 문제 대신에 예측되는 문제에 집중하게 된다.

(2) 간호의 수준

① 간호표준은 간호의 이상적인 수준이 아니라 간호사가 제공해야 할 책임이 있는 간호를 나타내야 한다.

② 간호사가 대상자의 모든 문제 혹은 보통 대부분의 문제를 다루기를 바랄 수는 없으며 대상자의 가장 심각하거나 우선순위의 문제에 초점을 맞추어야 한다.

③ 간호계획체계는 세 수준(단계)의 간호로 나눌 수 있다.

ⓐ 간호수준 Ⅰ : 일반적인 병동 간호표준

ⓑ 간호수준 Ⅱ : 여러 개의 진단 묶음 혹은 한 개의 간호진단에 대한 표준화된 간호계획

ⓒ 간호수준 Ⅲ : 추가적인 간호계획

(3) 임상경로 : 임상경로는 흔히 발생하는 사례나 사례의 결과가 비교적 예측 가능한 경우에 적용되는 질병의 발현에 초점을 둔 단순하고 직접적인 계획표이다.

(4) 다학제적 간호계획 : 개인, 가족, 집단 등이 대상자에게 건강관리를 제공할 때 자원을 적절히 사용하고 중복을 막기 위해 조정하는 것이 중요하다.

제 3 절 우선순위 결정

1 우선순위 설정

(1) 우선순위 설정과 비판적 사고기술

① 즉각적인 관찰이 필요한 문제와 미룰 수 있는 문제를 구분한다.

② 표준화된 간호계획(예) 표준진료지침, 간호표준)을 활용함으로써 해결할 수 있는 문제를 확인한다.

(2) 우선순위 설정의 기준

① 우선순위에 대한 대상자의 선호도
② 문제와 관련한 전체적인 상황
③ 대상자의 전반적인 건강상태와 기대되는 퇴원 시 목표
④ 예상 입원기간
⑤ 적용 가능한 표준간호계획 존재 여부
⑥ 새로운 문제를 일으키는 원인 문제를 최우선 순위에 둠

(3) 우선순위 설정을 위한 4가지 전략

① 1단계 질문 : 즉각적인 치료를 요구하는 문제는 무엇인가?
② 2단계 문제 확인 : 간단히 바로 해결할 수 있는 문제를 확인하고 문제해결을 위한 간호를 수행한다.
③ 3단계 문제 목록 작성 : 실제적, 잠재적 문제를 확인하고 만약 알 수 있다면 원인을 밝힌다.
④ 4단계 문제 목록 검토 : 간호사가 해결할 수 있는지, 표준간호계획에 언급되어 있는지, 다학제 간 계획을 필요로 하는지를 결정한다.

제 6 장　간호중재

제 1 절　간호중재

1　간호중재 계획

(1) 간호중재의 정의

① 간호중재는 간호사정, 간호진단, 간호계획을 통해 정해진 목표에 따라 대상자를 바람직한 방향으로 이끌기 위한 적극적이며 자율적인 간호행위의 핵심이다.
② 간호중재는 간호행위, 활동, 측정과 전략으로 이루어지며 간호사가 대상자의 간호를 계획할 때 대상자에 대한 정보를 사정, 해석, 평가, 결론 등을 통해 수행할 간호를 결정할 수 있다.

(2) 간호중재의 필요성

① 간호중재는 전문적인 간호사의 역할을 요구하며 간호계획에 의한 간호활동을 통해 간호팀 구성원과 원활한 의사소통이 필요하였고 대상자의 지속적인 간호를 위해 적용하게 되었다.
② 간호중재는 간호본질을 확립하고 보건의료체계에서 전문인으로서 간호 위치를 정립하며 나아가 대상자의 삶의 질을 향상시키기 위해 필요하다.

2 간호중재의 유형

(1) **독자적 간호중재** : 독자적 간호중재는 대상자를 위해 간호사가 주도적으로 수행하는 간호중재이다.

(2) **의존적 간호중재** : 의존적 간호중재는 의학적 진단에 의한 의사의 처방이나 지시를 간호사가 수행하는 간호활동으로 의사와 간호사가 모두 안전하고 효과적인 중재를 수행해야 할 법적 책임이 주어진다.

(3) **상호의존적 간호중재** : 상호의존적 간호중재는 상호협력적 간호중재 또는 협동적 간호중재라고도 하며 다양한 건강관리 전문가의 지식, 기술, 전문성 등의 결합이 필요한 중재이다.

제 2 절 스트레스 및 통증 관리법

1 이완요법

(1) 정의 및 적용

① 대상자로 하여금 신체적, 정신적 긴장을 감소시키기 위한 기법으로 긴장된 근육조직이 이완되면 불안의 감정도 감소된다는 전제하에 이루어진다.

② 이완요법은 특히 불안을 일으키는 사고와 근육 긴장을 조절하여 불안장애를 보이는 대상자에게 적용하는 치료전략이다.

(2) 종류와 방법

점진적 근육이완법과 심상이완법, 호흡, 바이오피드백, 명상, 안구운동 체감법과 재처리(EMDR)를 통한 이완법 등이 있다.

2 인지적 접근법

(1) 인지요법

① 인지요법은 아론 벡에 의해 1960년대 초 실시된 우울증 연구에 뿌리를 두고 있으며 치료의 초점은 왜곡된 인지와 부적응적 행동을 수정하는 것이다.

② 인지요법은 우울증 이외에도 공황장애, 범불안장애, 사회공포증, 외상후 스트레스 장애, 섭식장애, 강박장애, 물질남용, 성격장애, 조현병, 부부문제, 양극성장애, 질병불안장애, 신체증상장애 등에 활용될 수 있다.

(2) 인지요법의 목표

① 왜곡된 자동적 사고에 대한 근거와 대처를 검토한다.
② 편향적 인지에 대하여 좀더 현실적인 해석으로 대체한다.
③ 대상자들의 경험을 왜곡되게 만드는 역기능적 신념을 확인하고 변경할 수 있도록 배운다.

(3) 인지행동치료 기법 : 대상자의 부적응적 행동과 자동적 사고를 변화시키기 위해 인지적 접근과 행동적 접근은 병행하여 사용한다.

3 전환요법/음악요법

(1) 전환요법

① 정신장애인을 위한 집단활동
프로그램을 매체로 다양한 활동을 이용하여 상호작용을 촉진시키는 치료적 활동으로 일상생활의 사회적 퇴행을 예방하고 대인관계기술을 향상시키며 사회적 적응력을 높이는 것이다.
② 집단활동의 기대효과
㉠ 의사소통 및 대인관계를 확립하거나 또는 재확립한다.
㉡ 자기표현의 기회를 제공하여 자존감을 발전시키고 향상시킨다.
㉢ 참여자의 내적 긴장과 갈등을 완화시키고 부주의, 불안, 긴장, 병적 감정 상태를 전환시켜 환각, 망상, 강박적 사고와 행위를 예방한다.
㉣ 주의 집중이나 주위에 대한 관심을 증대시킨다.
③ 집단활동의 종류
㉠ 재활요법 : 사회기술훈련, 스트레스 대처 훈련, 정신건강교육 등
㉡ 예술요법 : 음악요법, 미술요법, 영화요법, 연극요법 등

(2) 음악요법(음악치료)

① 정의 : 음악치료는 정신적, 신체적 건강을 회복 유지 및 증진시키기 위해 음악을 과학적, 기능적으로 적용하는 것이다.
② 음악치료의 효과
㉠ 자율신경계에 영향을 미침으로써 신체적·정서적 긴장을 이완시킨다.
㉡ 각성된 무의식을 자신이나 타인에게 위협이 되지 않는 음악이라는 형태로 큰 저항 없이 안전하게 배출할 수 있어 카타르시스를 경험하고 인격의 통합을 촉진한다.

ⓒ 자신을 표현하고 전달하는 의사소통 수단으로 타인과의 공감대와 연대감의 형성을 촉진하여 사회성을 향상시킨다.

③ **적용분야** : 음악을 들을 수 없는 청각장애나 급성기의 혼돈상태에 처한 대상자를 제외하면 어느 성별이나 연령에 관계없이 광범위하게 적용가능하다.

④ **종류와 실시방법**

　　ㄱ 능동적 음악치료 : 가창과 연주

　　ㄴ 수동적 음악치료 : 음악감상

제 3 절　생활양식의 변화

1　자아변경

(1) 자존감

① 자존감은 '나는 중요하다.'라고 말할 수 있는 능력, '나는 유능하다.'라고 말할 수 있는 능력의 두 가지 구성요소로 나뉜다(워렌, 1991).

② 사람들은 자아실현을 성취하기 전에 긍정적인 자존감을 성취해야 한다(Maslow, 1970).

③ 긍정적인 자기-가치를 지닌 사람들은 상황 위기 및 발달 위기와 관련한 요구에 성공적으로 적응할 수 있는 반면 자존감이 낮으면 환경의 변화에 대한 적응능력이 저하된다.

④ 자존감은 자아-개념의 다른 구성요소들과 밀접하게 관련되며 신체상, 개인적 정체성, 중요한 사람에게 어떻게 보여지는가에 대한 지각에 의해 크게 영향을 받는다.

(2) 자존감 형성방식

① 긍정적 자존감의 선행조건(쿠퍼스미스, 1981) : 권력, 의미부여, 미덕, 유능함, 일관된 제한 설정

② 자존감 향상의 영역(워렌, 1991) : 유능감, 무조건적인 사랑, 생존감, 현실적인 목표, 책임감, 현실감, 다른 사람들의 반응, 유전요인, 외모, 신장, 환경조건

(3) 낮은 자존감 자극 유형(로이, 1976)

① **초점 자극** : 초점 자극은 자존감을 위협하는 당면한 걱정거리이며 현재의 행동을 일으키는 자극이다.

② **연관 자극** : 연관 자극은 초점 자극의 원인이 되는 행동에 영향을 미치는 개인의 환경에 존재하는 다른 모든 자극이다.

③ **잔여 자극** : 초점 자극과 연관 자극에 반응하는 데 있어 부적응적 행동에 영향을 미칠 수 있는 요인들이다.

2 계약

(1) 계약의 정의와 방법

① 바람직한 행동 변화를 서면에 명확하게 제시하는 것으로 대상자들이 포함된 상황에서 계약이 이루어진다.

② 계약할 때 바람직한 행동 변화와 요구된 행동을 수행했을 때 이루어지는 강화물을 명확히 제시해야 한다.

③ 계약을 이행하지 못했을 때의 부정적인 결과나 처벌도 서술해야 한다.

(2) 행동치료

① 아동 및 청소년에게 매우 효과적인 치료방법으로서 고전적 및 조건화 개념이 기본이다.

② 탈감작법, 긍정적 및 부정적 강화에 의해 문제행동을 줄인다.

③ 적응행동을 증가시키는 조작적 조건 기법, 사회학습이론에 근거하여 다른 사람의 행동을 관찰하고 모방함으로써 학습을 시키는 모델링, 사회기술훈련 등이 있다.

3 영양 상담

(1) 영양과 건강

① 적절한 영양은 건강의 필수요소로 질병예방 및 생산적인 삶을 위해 필수에너지를 공급한다.

② 최근 식습관의 변화로 인해 외식과 인스턴트 음식 섭취량이 많아지고 지방과 염분이 높은 가공된 탄수화물을 많이 섭취하는 데 비해 섬유소의 섭취가 적어 점차적으로 과체중이 증가하고 있다.

③ 건강증진을 위해 지방섭취량의 30% 정도를 감소시켜야 하며 정제된 가공당질 섭취를 줄이고 복합 탄수화물과 섬유소 섭취는 늘려야 한다.

(2) 에너지 균형

① 신체는 어떠한 종류의 활동을 수행하더라도 에너지를 필요로 한다.

② 신체는 탄수화물, 단백질, 지방 그리고 알코올로부터 칼로리의 형태로 에너지를 이끌어 낸다.

③ 에너지의 섭취와 소모를 비교해 보면 개인의 에너지 균형상태가 결정된다.

(3) 체중 평가 : 체질량 지수

① 건강통계에 관한 국제적인 기구는 남자 체중초과의 기준을 BMI 27.8 혹은 그 이상, 여자는 28.8 혹은 그 이상으로 정의하고 있다.

② 체중 부족인 경우는 BMI가 남자 20 이하, 여자 19 이하인 경우이다.

(4) 과체중과 비만의 치료요소

① 사회적 지지 : 사회적 배경과 환경이 건강전문가에 의해 제공된 정보보다 개인의 식이 선택에
있어서 더 크고 장기간 영향을 주기 때문에 사회적 지지는 체중조절 프로그램에서 성공의 중심
요소가 된다.

② 운동 : 식이요법과 함께 하는 운동은 체중을 더 감소시키며 대사율을 자극하고 칼로리를 제한할
때 매일 생기는 REE를 감소시킨다.

③ 행동수정 : 행동수정은 식이습관을 변화시키는 방법론적인 기술을 제공하기 때문에 식이의 자가
조절 스트레스 관리, 자극통제, 문제해결 등을 포함한다.

(5) 섭식장애

① 신경성 식욕부진 : 최소한의 정상 체중도 거부하여 극단적인 식이제한을 하는, 자신에 의해 강
요된 단식상태 혹은 심한 자아통제에 의한 섭식장애이다.

② 거식증 : 반복되는 폭식과 폭식행위에 대한 통제력을 상실한 것이다.

4 성문제 상담 – 성장애 대상자를 위한 건강교육과 성상담의 목표

(1) 성에 관한 정확한 지식과 정보를 전달한다.

(2) 성에 관한 가치관과 신념, 태도를 발전시킬 수 있는 기회를 제공한다.

(3) 대상자가 원만한 대인관계기술을 습득하도록 돕는다.

(4) 성관계에서의 책임감을 갖도록 격려한다.

5 회상 요법

(1) 정의와 적용

① 회상은 과거를 회고하면서 자연스럽게 일어나는 통합적인 정신과정으로 노인이 지난 삶 속의
갈등을 해소하고 재통합해 삶을 균형 있게 만들도록 해준다.

② 회상 치료는 개인으로나 그룹으로 시행 가능하며 지난 삶의 경험들을 통합하고 자기 자신에 대
한 이해를 증진시키며 상실의 경험을 감소시키고 사회성을 증진시킬 수 있다.

(2) 간호중재로서의 회상 요법

① 간호사는 회상 현상을 활용하여 대상자의 추억을 불러일으켜 고립으로 인한 고통과 외로움을 극복할 수 있도록 돕고, 질병에 대한 의미를 재발견하게 하며 삶에 대한 부정적 인식을 개선할 수 있도록 해 궁극적으로 긍정적인 자아통합에 이르게 할 수 있다.

② 회상 요법은 자아 통합감의 달성, 자존감의 향상, 생활만족도 향상 등 심리사회적 적응에 긍정적으로 기여할 수 있으며 우울 및 고독감, 슬픔, 불안을 감소시키는 데도 효과적이다.

6 역할 보강

오렘(Orem)의 자가간호이론에서 간호는 자가간호결핍이 있는 사람에게 제공되는 것으로 오렘은 개인을 위한 간호의 필요성을 결정하고 간호체계를 설계하여 제공하는 간호사들의 복합적인 능력으로 간호역량을 설명하였다.

7 가치관 정립

(1) 가치명료화

① 한 개인이 자기인식을 획득하는 과정이다.

② 자신을 알고 이해하면 만족스러운 대인관계를 형성하는 능력이 향상된다.

③ 개인의 가치체계는 생의 초기에 형성되며 주된 양육자의 가치체계가 근간이 된다.

④ 가치체계는 문화적인 것으로 신념, 태도, 가치 등으로 이루어져 있으며 생애 과정을 거치면서 여러 번 변할 수 있다.

(2) 가치, 신념, 태도

① 가치 : 그 사람의 태도와 신념, 궁극적으로는 그 사람의 행동을 결정하는 핵심개념 또는 기본 표준이다.

② 신념 : 한 사람이 진실이라고 여기는 생각이며, 여러 가지 형태 중 어떤 것을 택할 수 있다.

③ 태도 : 개인이 자신의 세계에 대한 지식을 체계화할 때의 참조틀이다.

8 지지 집단형성

(1) **집단의 기능** : 사회화, 지지, 과업완수, 동지애, 정보제공, 규범, 강화, 관리

(2) **집단의 유형** : 과업집단, 교육집단, 지지집단, 치료집단, 자조집단

9 운동요법

(1) **운동과 건강** : 건강한 사람이 규칙적으로 적절한 운동을 하면 작업능력, 심폐기능, 대사과정이 향상되어 신체의 건강과 활력이 증진되며 삶의 질이 향상된다.

(2) **운동프로그램 실시**
① 분류 Ⅰ – 위험요인이나 질병이 없음 : 이 분류의 대상자는 운동으로 도달하기 원하는 심박동수 범위까지 운동하도록 계획하여 운동프로그램을 실시할 수 있다.
② 분류 Ⅱ – 위험요인이나 질병이 있음 : 스트레스 검사를 할 필요가 있는지와 운동검사는 안전하게 받을 수 있는지를 확인하여 필요한 검사 후에 운동 여부를 결정하도록 한다.

(3) **운동의 종류**
① 유산소 운동 : 근육이 산소를 흡수하는 운동
② 무산소 운동 : 근육의 산소흡수가 증가되지 않는 운동
③ 고충격 운동 : 발이 바닥에 닿는 순간 신체에 걸리는 부하량이 많은 운동
④ 저충격 운동 : 부하량이 적은 운동

(4) **운동의 강도**
① 운동의 초보자나 노인, 과체중자, 관절염 환자 및 만성병 환자는 저충격 운동이 바람직하다.
② 운동의 강도는 최대 심박동수의 60 ~ 80%를 권장하고 있으며 운동의 초보자는 40% ~ 60%로 시작하여 점차 강도를 높인다.
③ 최대 심박동수는 '220 – 나이'로 계산한다.

10 자기주장 훈련

(1) 정의와 목표

① 자기주장 훈련은 자신의 권리와 느낌을 표현하도록 가르침으로써 스트레스를 감소시키는 행동 전략이다.

② 정직, 단순명쾌함, 타당함, 타인의 권리뿐만 아니라 자기 자신의 기본 권리를 존중함으로써 성취된다.

③ 수동적이거나 공격적인 행동 대신 자기주장적 행동을 하는 상황의 수와 종류를 증가시키는 것이 목표이다.

(2) 효과

① 자기주장 훈련은 우울, 화, 분노, 대인관계 불안, 스트레스를 감소시키는 데 효과적이다.

② 더 자기주장적이 될수록 자신의 사고, 감정, 소망에 대한 권리를 믿게 되며 이완된 느낌을 갖게 되고 자신에게 중요하고 즐거운 활동에 참여하는 시간이 많아진다.

(3) 반응 및 대응 양상 : 비주장적 행동, 주장적 행동, 공격적 행동, 수동-공격적 행동

(4) 자기주장적 행동을 증진시키는 기술

① 자신의 기본인권을 변호한다.

② 말에 대해 책임을 가정한다.

③ 비판적인 말에 대해 추가적인 정보를 찾기 위해 자기주장적으로 탐구한다.

④ 비평가의 논쟁에 방어적이거나 변화하기로 동의하지 않으면서 의견을 같이한다.

⑤ 나 중심의 진술을 사용한다.

11 환자교육

질병의 재발과 재입원의 악순환 고리를 끊을 수 있기 때문에 환자의 사회복귀 및 일상으로의 복귀에 매우 중요하다.

제 4 절 급성환자 간호

1 위기간호

(1) 위기의 정의

① 평소 대처방법으로는 문제를 해결할 수 없어 일상의 항상성을 깨뜨리게 된 갑작스러운 사건이다.

② 갈등, 문제, 중요한 상황이 위협적으로 지각되고 과거에 해결했던 방법으로 해결되지 않을 때 발생한다.

(2) 위기의 특성

① 위기는 모든 사람이 언제, 어디서든 겪게 되며 정신병리와는 차이가 있다.

② 위기는 분명한 사건에 의해 유발된다.

(3) 위기의 유형

① 1단계 – 기질적 위기

② 2단계 – 인생의 전환기에 예상되는 위기

③ 3단계 – 외상적 스트레스에 의한 위기

④ 4단계 – 성숙/발달 위기

⑤ 5단계 – 정신병리로 인해 초래된 위기

⑥ 6단계 – 정신과적 응급

(4) 위기중재 : 전화 위기상담, 응급실 위기 중재, 가정 간호서비스, 가족 위기치료

(5) 위기중재 시 간호사의 역할

① 로버트와 오튼의 위기중재모델의 7단계

㉠ 1단계 : 심리사회적, 치명적인 문제의 사정

㉡ 2단계 : 신속히 신뢰관계 형성

㉢ 3단계 : 주요 문제(또는 위급한 위기) 확인

㉣ 4단계 : 위기에 대한 느낌과 감정을 다룸

㉤ 5단계 : 대안 모색

㉥ 6단계 : 활동계획의 실행

㉦ 7단계 : 추후관리

2 감각정보 – 감각통합

감각통합은 감각입력을 조직화하는 과정으로 뇌는 유용한 신체 반응과 유용한 지각, 정서, 사고를 생산한다.

3 감시

(1) 억제(강박) 및 격리

① 억제
  ㉠ 물리적 억제 : 정신의학에서 자신의 행동을 통제할 수 없으며 자신과 의료진의 신체적 안전 및 심리적 안녕에 중대한 위험을 주는 대상자의 신체를 신체보호대로 결박하는 것이다.
  ㉡ 화학적 억제 : 약물을 이용하여 억제하는 것이다.
② 격리 : 또 다른 유형의 물리적 억제로서 대상자가 벗어날 수 없는 방에 혼자 두는 것이다.

(2) 억제 및 격리의 표준(The Joint Commission, 2010)

① 억제대나 격리는 억제나 격리를 그만하라는 의사의 지시에 관계없이 가능한 한 빨리 중단되어야 한다.
② 주법이 더 엄격하지 않다면 보통 억제대나 격리와 관련된 의사의 지시는 18세 이상 성인에게서 매 4시간마다, 9 ~ 17세의 어린이나 청소년은 매 2시간마다, 9세 이하의 어린이는 매 1시간마다 새로 연장되어야 한다. 의사의 지시는 최대 24시간 동안 이상과 같은 시간제한에 따라 새로 연장될 수 있다.
③ 격리나 억제대를 시작한 지 한 시간 내에 의사나 임상심리학자 또는 환자간호에 책임이 있는 독립적인 실무자에 의한 대면 평가가 이루어져야 한다.
④ 억제대를 하고 격리된 환자들은 훈련된 직원들에 의해 직접 또는 환자 가까이에 있는 비디오나 오디오 장비들을 통해 지속적으로 모니터링되어야 한다.
⑤ 환자를 격리하거나 억제대를 적용하는 일에 관련된 사람들은 환자들의 호흡기계나 순환계 상태, 피부통합성, 활력징후 등을 포함한 환자의 신체적 심리적 안녕을 관찰하도록 훈련되어야 한다.

4 환자와의 동참

(1) 치료적 관계 형성

① 라포 : 대상자와 간호사의 관계에서 특별한 감정을 의미하며 수용, 온정, 우정, 공통관심사, 신뢰감, 비판단적 태도를 기반으로 한다.

② 신뢰 : 치료적 관계의 밑바탕으로 신뢰성은 대상자에 대한 온정과 돌봄을 전달하는 간호중재를 통해 보인다.

③ 존중 : 상대방이 수용 불가능한 행동을 하더라도 개인의 존엄과 가치를 믿는 것이다.

④ 진심 : 대상자와의 상호작용에서 개방적이고 정직하며 인간적인 모습을 보여주는 것이다.

⑤ 공감 : 대상자의 관점에서 상황을 이해하는 능력이다.

제 **5** 절 **치료적 의사소통의 방법**

1 적극적 청취

(1) 치료적 의사소통 : 치료적 간호사 – 대상자 사이에서 건강을 촉진시키기 위한 언어적, 비언어적 메시지를 통하여 대상자에게 다가가는 기술이며 과정이다.

(2) 치료적 반응기술 : 대상자가 자신의 성장을 촉진시킬 수 있는 방법으로 의사소통할 수 있도록 격려하는 대화방식이다.

2 환자의 대변인

(1) 대인돌봄이론

① 대인돌봄이론은 대상자가 전달하는 모든 메시지를 파악하여 도와주려는 심리사회적 참여기술로서 상대방을 존중함으로써 치료적 관계를 발전시키는 데 도움을 준다.

② 간호사 자신을 치료적으로 사용하는 돌봄에 알아봐 줌, 동참해 줌, 나눔, 적극적인 경청, 동행해 줌, 칭찬해 줌, 안위해 줌, 희망을 불어넣어 줌, 용서 구함, 수용해 줌 등 10가지 치료적인 의사소통을 촉진하는 돌봄활동을 포함하고 있다.

제 7 장　간호평가

제 1 절　평가의 단계

1　간호평가

(1) 간호평가의 정의

① 간호평가란 간호계획과정에서 설정한 목적과 목표를 대상자의 건강상태와 체계적으로 비교하는 것이다.

② 기대되는 목표가 성취되었는지, 간호진단이나 문제가 해결되었는지를 비판적으로 검토하는 과정이다.

(2) 간호평가의 목적

① 대상자에게 제공된 간호를 판단하기 위한 주관적이고 객관적인 자료를 수집한다.

② 간호중재에 대한 대상자의 행동 반응을 조사한다.

③ 설정된 결과평가 기준과 대상자의 반응을 비교한다.

④ 대상자와 가족, 간호사 및 의료진이 의료 결정에 관여한 정도와 협동한 정도를 측정한다.

⑤ 치료계획 평가의 개정을 위한 기반을 제공한다.

⑥ 간호의 질과 대상자의 건강상태에 대한 효과를 감독한다.

2　간호평가 과정

(1) 목표 및 기대결과 확인 : 간호사는 대상자의 목표 달성 정도를 측정하기 위해 간호계획에서 작성된 기대결과를 확인한다.

(2) 기대결과와 관련된 자료수집 : 목표 달성을 위한 자료수집에서 측정 가능한 목표와 기대결과를 지침으로 하여 자료를 수집하여야 한다.

(3) 수집된 자료와 기대결과 비교 : 자료수집 후 대상자의 최근 상태와 간호계획에서 규명한 간호목표를 비교한다.

(4) 진행과정에 대한 판단 : 대상자의 건강상태에 대한 자료수집 후 자료를 간호목표 및 기대결과와 비교한 후 목표가 달성되지 않은 경우 진행과정에 대한 세밀한 검토가 필요하다.

(5) 결론 도출 : 목표/기대결과의 달성 여부를 판단한 후 간호계획이 문제해결, 감소, 예방에 효과적이었는지 결정한다.

(6) 평가문 작성 : 평가진술문은 목표달성 여부에 대한 판단과 판단을 지지하는 자료로 기술한다.

(7) 간호계획의 종결, 지속, 수정

① **간호사정** : 기초자료가 부정확하고 불완전할 시 모든 단계에 영향을 미치므로 간호사는 대상자를 재사정하고 새로운 자료나 기록을 추가하여 자료가 완전해지도록 한다.

② **간호진단** : 기초사정자료가 불완전하면 간호진단을 재수립해야 하고 자료가 완벽했을 시 문제를 정확히 확인했는지 또 간호진단이 대상자에게 적합한지 분석이 필요하다.

③ **간호계획** : 간호진단이 부적합하면 간호계획을 수정해야 하고 적합하면 간호사는 기대결과가 현실적으로 달성 가능한지 확인한다.

④ **간호중재** : 선택한 간호중재가 목표 달성에 도움이 되는지, 최선의 간호중재인지 확인해야 한다.

3 간호평가 결과의 적용

(1) 간호진단이 해결되지 않았을 때 : 간호목표의 추가, 간호중재의 수정

(2) 간호목표가 달성되지 않은 경우

① **인간반응이 적절하지 않을 때** : 간호목표가 달성되지 않았다면 대상자의 증상과 간호진단의 환자 특성을 비교하여 인간반응을 우선적으로 검토한다.

② **인간반응이 적절할 때** : 간호목표가 현실적인지, 간호목표를 대상자의 강점을 염두에 두고 설정하였는지, 시간계획은 적절한지에 대해 재고한다.

③ **간호목표가 적절하지 못한 경우** : 간호목표와 간호중재를 수정할 필요가 있다.

④ **간호목표가 적절한 경우** : 목표가 적절함에도 불구하고 간호목표가 달성되지 않았을 때는 간호진단의 관련요인이 인간반응에 대한 원인을 설명하는 데 있어서 정확한지 확인한다.

4 간호평가와 비판적 사고

(1) 반영 : 간호사는 자기 반영을 위해 스스로 다음의 내용을 확인한다.

① **명확성** : 평가진술문은 명확한지, 목표는 달성되었고 자료는 충분한지 확인한다.

② **정확성** : 간호계획의 목표와 재사정 자료를 비교하였는지, 대상자는 만족하는지 확인한다.

③ **정밀성** : 대상자의 진술을 그대로 적용했는지, 행동 동사로 이루어진 평가진술문인지를 확인한다.

④ **관련성** : 목표와 관련된 재사정 자료를 수집했는지 확인한다.

⑤ **깊이** : 놓친 것은 없는지, 기본적인 것은 모두 확보했는지, 추가면담이 필요한지 확인한다.

⑥ **넓이** : 대상자가 결과 및 목표 달성을 어떻게 이해하고 있는지 확인한다.

⑦ **논리성** : 중재가 목표를 성취할 수 있도록 했으며 적절히 수행했는지 확인한다.

⑧ **중요성** : 문제를 예방하기 위해 계획을 더 작성할 필요가 있는지, 대상자에게 간호가 계속 필요한지 확인한다.

(2) 평가오류

① 간호평가에서 가장 큰 오류는 대상자의 결과를 체계적으로 평가하지 못하는 것이다.

② 대상자의 결과를 평가하면서 대상자의 요구를 얼마나 충족시켰는지 확인할 수 있다.

③ 이미 효과가 없다고 확인된 중재가 계속 수행될 수 있기 때문에 효과가 없는 중재도 평가진술문에 기록한다.

④ 실제 결과가 잘못 측정되었거나 자료가 불완전할 경우에도 오류가 발생할 수 있다.

제 2 절 간호의 질 평가

(1) 질 보장

① 질적인 간호를 위해 제공되는 간호의 우수성 정도를 평가하고자 질 평가를 수행하게 된다.

② 간호서비스의 질 평가와 질 보장의 필요성은 의료비 지출에 대한 책임의식과 관련되며 안전하고 효과적인 서비스를 제공하기 위함이다.

(2) 평가의 기준과 표준

① **기준** : 평가의 기준은 기술, 지식 또는 건강상태를 구체화하여 측정할 수 있는 질, 속성 또는 측정도구이다.

② **표준** : 간호의 질과 적절성을 함축하여 현존 지식과 경험을 토대로 평가할 수 있는 객관적인 평가 기준에 따른 결과의 기대수준을 의미하며 달성 가능한 수준이어야 한다.

(3) 평가의 유형

① **구조평가** : 간호가 제공되는 여건이나 환경에 초점을 두는 방법으로 보건의료시설, 의료기구, 기관의 조직 형태에 관한 것이다.

② **과정평가** : 절차와 방법에 대한 평가로 간호제공자의 행위에 초점을 두는 방법이다.

③ **결과평가** : 대상자의 행동과 건강상태의 변화에 대한 평가로 대상자의 반응에 초점을 두는 방법이다.

(4) 질 보장 평가의 절차

① 평가주제를 결정한다.

② 간호표준을 확인하고 구조, 과정, 결과평가의 기준 중에서 어느 것이 적절한지 결정한다.

③ 간호표준을 측정하기 위한 기준을 설정한다.

④ 기대되는 이행수준 또는 수행수준을 결정한다.

⑤ 기준과 관련된 자료를 수집한다.

⑥ 자료를 분석한다.

⑦ 불일치를 수정하고 문제를 해결하기 위한 방안을 만든다.

⑧ 해결책을 실시한다.

⑨ 해결책이 효과적이었는지를 결정하기 위해 재평가한다.

제 8 장 　 간호과정 적용의 실제

제 1 절 　 간호과정 적용

1 　 간호과정 적용사례

(1) 간호사례의 정리

① 대상자의 사례를 정리할 때 시간순, 문제 중심으로 정리한다.

② 정리하면서 대상자가 호소하는 간호학적 문제를 대표할 수 있는 간호진단을 고민한다.

(2) 간호과정 적용

① 가능한 간호진단을 NANDA 간호진단 부분에서 찾아 우선순위별로 나열한 후 진단 선정이유도 함께 정리한다.

② 실제적 간호진단을 잠재적, 위험성 간호진단보다는 우선으로 적용하며 신체적 > 정신적 > 사회적 > 정서적 순으로 우선순위를 정할 수 있다.

③ 날짜에 역행해서 우선순위를 설정할 수 없다.

(3) 간호진단

① NANDA 간호진단을 참조하여 주관적, 객관적 자료를 포함할 수 있는 간호진단을 내린다.

② 대상자의 진단에 따른 자료가 누락이 없는지 확인한다.

③ 자료만 보고도 간호진단이 나오는지 역행적으로 확인해본다.

(4) 간호목표

① 간호사 중심이 아닌 대상자 중심으로 서술한다.

② 측정 기간이 포함되었는지, 측정 가능한 목표인지 다시 한 번 확인한다.

(5) 간호계획 및 이론적 근거

① 진단적, 치료적, 교육적, 예방적 계획 순으로 정리하는 것이 빠짐없이 계획을 세울 수 있는 방법이다.

② 반드시 이론적 근거를 제시한다.

(6) 간호수행

① 과거형 동사를 사용하여 서술한다.

② 간호수행 후 변화를 간략히 기록한다.

③ 수행하지 못한 경우 이유와 변형된 수행을 재기록한다.

(7) 간호계획 : 치료적 계획과 교육적 계획을 서술한다.

(8) 간호평가

① 설정된 목표 기간에 달성된 부분을 서술한다.

② 달성되었을 경우 왜 가능했는지 등을 분석하여 정리한다.

③ 달성되지 못했을 경우 분석하여 정리한다.

제 2 절 성인 & 노인간호

1 감염간호

(1) 감염의 정의 및 과정

① 감염은 유기체가 해당 숙주에 기생 관계를 확립하는 과정이며 전염성 유기체의 전파로 시작된다.

② 전체과정과 그 결과는 감염원, 유기체의 전파를 돕는 환경, 감염되기 쉬운 숙주의 3가지 복잡한 상호작용에 의해 나타난다.

(2) 감염예방 및 통제

① 감염성 질병의 전파를 억제하기 위한 방법은 유기체의 특성, 저장소, 나타나는 병리반응의 유형, 통제를 위해 이용할 수 있는 기술에 의하여 변한다.

② 전파를 예방하는 단순하고 가장 효과적인 방법은 엄격한 손씻기와 알코올을 이용한 손 문지르기의 적용이다.

(3) 면역프로그램

① **능동면역** : 면역반응을 자극하기 위해 백신이라는 변형된 감염원이나 유독소라는 변형된 독소를 신중하게 투여하는 것이다.

② **수동면역** : 병원성의 감염원이나 독소에 대항하는 일시적인 보호를 제공하기 위해 비면역 대상자에게 항체를 투여하는 것을 말한다.

(4) 병원감염

① 병원이나 다른 보건의료시설에서 발생하는 감염을 말한다.

② 대상자에게 병원감염의 가장 흔한 부위는 비뇨기계, 하부 호흡기계, 수술상처부위, 혈류이다.

(5) 감염과 간호사의 역할

① 간호수행 시 정확한 손씻기 시행 및 무균술법을 준수한다.

② 간호사는 아동, 청소년, 성인이 적절하게 예방접종을 하였는지 확인하여야 하며 필요하다면 예방접종을 실시할 수 있다.

③ 감염성 질환에 대한 저항력을 증진시키는 것에 대해서도 관심을 가져야 한다.

(6) 감염 간호과정 적용

감염 위험의 정의	병원균의 침입과 증식이 일어날 수 있고 건강에 위협이 될 만큼 취약한 상태
간호사정	• 조직손상의 원인을 사정한다. • 조직 상태를 사정한다.
간호목표	• 감염의 증상이 없다. • 감염을 조기에 파악하여 즉시 치료가 가능하도록 한다.
간호중재	• 치료적 중재 　－ 개방 상처와 찰과상, 유치도뇨관, 상처 배액관, 기관내삽관 혹은 기관절개관, 정맥 또는 동맥 연결장치, 정형외과적 고정판과 같은 감염 위험요소의 존재와 과거력을 사정한다. 　－ 백혈구 수치를 모니터한다. • 교육/계속 간호 　대상자나 돌봄제공자가 특히 용변을 본 후 식사 전, 그리고 자가간호 전후에 손을 자주 씻도록 교육한다.

2 종양간호

(1) 치료목적의 확인과 유형 결정

① 완치 : 완치를 위한 치료는 특정 암의 종류에 따라 수술이나 방사선같이 암이 유발된 특정 부위만 국소적으로 치료하는 단독요법을 시행하거나 수술 후 화학요법과 같이 전신에 영향을 주는 치료를 병행하는 복합요법을 시행할 수도 있다.

② 완화 : 치료가 가능하지 않을 경우 대안적으로 질환 진행을 늦추어 암을 조절하거나 증상을 완화하고 삶의 질 유지를 위한 재활을 목적으로 치료한다.

③ 조절 : 암이 화학요법에 반응하지만, 암을 완전히 제거하지 못하는 암환자를 위한 치료계획의 목적이며 다발성 골수종, 만성 림프구성 백혈병과 같이 장기간 치료요법을 유지하는 것을 말한다.

(2) 암 치료 : 암 치료의 유형에는 수술, 방사선요법, 화학요법, 생물학적 요법과 골수이식 등이 있다.

(3) 화학요법과 방사선요법의 부작용에 대한 간호관리

① 위장관계 : 구내염, 점막염, 식도염, 오심, 구토, 식욕부진, 설사, 변비

② 혈액계 : 빈혈, 백혈구 감소증, 혈소판 감소증

③ 피부계 : 탈모증, 건성 및 습성 피부박리, 과다 색소 침착, 모세혈관 확장증, 광민감성 등

④ 기타 : 출혈성 방광염, 생식기능 부전, 신독성, 두개 내압 상승, 말초 신경병증, 인지기능 변화, 폐간질염, 심막염, 심근염, 고요산혈증 등이 나타날 수 있다.

(4) 종양 간호과정 적용

조직 통합성 장애의 정의	점막, 각막, 외피, 근막, 근육, 건, 뼈, 연골, 관절강이나 인대의 손상
간호사정	• 조직손상의 원인을 사정한다. • 조직 상태를 사정한다.
간호목표	대상자의 조직은 정상적인 구조와 기능으로 돌아온다.

간호중재	• 치료적 중재
	   – 상처 간호 시 무균술을 적용한다.
	   – 필요하다면 드레싱 교환 시 진통제를 투여한다.
	   – 처방에 따라 항생제를 투약한다.
	• 교육/계속 간호
	   대상자와 돌봄제공자에게 조직 통합성을 유지하기 위한 방법을 교육한다.

3 알츠하이머 질환

(1) 알츠하이머 환자의 간호

① 환자를 위한 목적 : 가능한 오래 기능을 유지하고 손상을 최소화하는 안전한 환경을 유지하며 개인적 간호요구를 충족시키고 존엄성을 유지하는 것이다.

　㉠ 행동문제 : 알츠하이머 환자들의 약 90%에서 행동문제가 발생하며 같은 질문을 반복적으로 하는 것, 섬망, 환상, 환청, 진전, 공격성, 수면양상의 변화, 배회를 포함한다. 간호전략에는 재지시, 주의전환, 안심시키는 것이 포함된다.

　㉡ 안전 : 추락으로 인한 상해, 위험한 물질을 섭취할 위험, 배회, 날카로운 물건에 본인이나 타인을 다치게 할 위험, 화재나 화상의 위험요소가 있으므로 간호사는 안전한 집안 환경을 위해서 위험요소를 사정할 때 돌봄제공자를 도와줄 수 있다.

　㉢ 섭취 및 연하곤란 : 음식에 대한 흥미 상실과 스스로 먹는 능력의 감소, 장기요양시설에서의 부적절한 급식보조가 더해져 심각한 영양 결핍이 초래될 수 있다. 서두르지 않고 음식을 제공해주는 환경이 필요하며 사용하기 쉬운 식기와 먹기 쉬운 음식을 제공하고 음료를 자주 제공한다.

② 돌봄제공자를 위한 궁극적 목적 : 돌봄제공자의 스트레스를 줄이는 것, 개인적, 정서적, 신체적 건강을 유지하는 것, 돌봄의 장기적인 효과에 대처하는 것이다.

　㉠ 간호사는 돌봄제공자와 스트레스 원에 대해 사정하고 대처기전을 확인하여 부담감을 줄여주어야 한다.

　㉡ 환자 행동에 관한 돌봄제공자의 기대치가 무엇인지 사정한다.

(2) 알츠하이머 간호과정 적용

만성혼동의 정의	비가역적이고 오래 지속되며, 지각과 인지능력의 퇴보가 진행되고, 환경 자극을 판단하는 능력 및 지적인 사고능력의 저하, 기억력, 지남력, 행동장애로 나타남
간호사정	손상 정도에 대해 사정한다.
간호목표	• 대상자는 안전하고 손상이 없다. • 가족이나 의미 있는 사람은 질병 과정의 이해와 예후, 대상자의 필요를 말로 표현하고, 확인한다.
간호중재	• 지남력 상실의 약화를 막고 기능의 수준을 극대화시킨다. • 안정된 환경을 제공한다 : 관련없는 소음과 자극들을 제거한다. • 교육/계속 간호 　가족과 의미있는 사람들이 대처전략을 수립하는 것을 도와준다.

제 3 절　모성간호

1　여성건강간호학

(1) 임신 시기별 질환과 관련된 잠재적 징후의 원인

① 임신 1기 : 임신 첫 3개월
　㉠ 심한 구토 : 임신 오조증
　㉡ 오한, 열, 긴박뇨, 설사 : 감염
　㉢ 복부경련, 질출혈 : 유산, 자궁 외 임신

② 임신 2, 3기
　㉠ 지속적인 심한 구토 : 임신 오조증
　㉡ 37주 전 갑작스러운 질분비물 분비 : 조기파막
　㉢ 질 출혈, 심한 복부통증 : 유산, 전치태반, 태반조기박리
　㉣ 오한, 열, 긴박뇨, 설사 : 감염
　㉤ 심한 요통, 옆구리 통증 : 신장감염 또는 결석, 조기 진통
　㉥ 태동변화(태동이 없어지거나 패턴과 태아 심음변화) : 태아의 위험, 자궁 내 태아 사망
　㉦ 자궁수축, 37주 전 진통 : 조산
　㉧ 시각장애(흐림, 복시, 반점), 손, 얼굴, 천골 부종, 심하거나 빈번하고 지속적인 두통, 근육의 과민 또는 경련, 심와부 통증 : 임신성 고혈압
　㉨ 단백뇨, 당내성 검사(GTT) 양성 : 임신성 당뇨

2 모성 간호과정

간호진단	• 조기양막파열과 관련된 감염의 위험 – 정의 : 병원체의 침입과 확산으로 건강에 위협이 될 만큼 취약한 상태
간호사정	• 주관적 자료 : "밑에서 왈칵 쏟아지는 느낌이 났어요." • 객관적 자료 : Amniotic fluid leakage
간호목표	• 단기목표 : 분만 전까지 감염의 증상을 보이지 않는다. • 장기목표 : 퇴원 시까지 감염의 증상이 나타나지 않는다.
간호계획	• 진단적 계획 : 양막파열 시간과 양수를 사정한다. • 치료적 계획 : 처방에 따라 항생제를 투여한다. • 교육적 계획 : 대상자에게 감염 시 나타나는 분비물의 색과 냄새를 알려주고 분비물의 색이 변하거나 냄새가 나면 간호사에게 알려야 함을 교육한다.
간호중재	• 대상자의 양막파열 시간과 양수를 사정하였다. • 의사 처방에 따라 항생제를 투여했다.
간호평가	대상자는 분만할 때까지 양수에서 감염이 의심되는 징후가 나타나지 않았으며, 유도분만 후 안전하게 출산하였고, 분만실 입원 기간 동안 감염이 발생하지 않았다. 그러므로 목표에 도달하였다고 평가할 수 있다.

제 4 절 아동간호 – 신생아간호

1 고위험 신생아(미숙아)의 간호

적절한 말초혈액 공급 유지, 수화, 감염예방, 피부보호, 적절한 자극유지, 체온유지, 산소농도유지, 영양, 영아 상실로 인한 부모의 예상된 슬픔 해결

2 아동간호 과정 적용

[표] 간호진단 : 미성숙한 체온조절기전과 관련된 비효율적 체온조절

기대결과	영아는 안정된 체온을 유지할 것이다.
중재/합리적 근거	1. 활력징후와 피부색을 사정한다. 안정화를 위한 간호중재가 필요한 상황을 확인한다. 2. 정상 체온유지를 위해 적당한 체온조절기구(보육기, 방사성 가온기)를 사용한다. 환경온도를 조절하고 영아의 체온을 안정적으로 유지한다. 3. 신체의 열 손실을 최소화하기 위해 모자와 양말을 착용시키며 굴곡된 자세를 유지하도록 한다. 4. 목욕과 치료적 처치 시 열 손실을 최소화한다. 5. 주변환경 온도와 관련하여 영아의 체온을 측정한다.
평가	영아의 체온은 정상 범위에 있는가?

제 5 절 정신간호

1 정신건강 간호과정

(1) 정신간호진단의 진술

구분	간호진단 : 사고과정 장애	간호진단 : 자가간호결핍(위생)
증상	망상적 사고, 의심	기름진 머리카락, 더러운 복장, 지저분한 수염
간호중재	• 대상자가 있는 곳에서 타인과 속삭이지 않는다. • 필요 시 집에서 가져온 음식을 제공한다. • 투약 여부를 확인한다. • 같은 직원이 간호한다. • 신뢰형성을 위해 약속을 지킨다.	• 일상생활 활동을 독립적으로 하도록 격려하거나 필요하면 도와준다. • 독립적인 성취에 대해 인정과 긍정적인 강화를 제공한다.
의학적 처방	Risperidone 2mg bid	
결과	• 신뢰함을 보여준다. • 망상적 사고와 현실을 구별한다.	• 독립적으로 일상생활 활동을 수행한다. • 적용가능한 수준에서 개인 위생을 유지한다.

(2) 간호과정의 기록 : 문제중심기록, 초점 차팅, PIE 방법을 활용한다.

문제중심기록	기록내용	간호과정
S&O(주관적 및 객관적 자료)	대상자의 진술, 간호사가 직접 관찰, 측정한 것	사정
A(사정)	주관적 및 객관적 자료에 대한 간호사의 분석	진단 및 결과 확인
P(계획)	확인된 문제를 해결하기 위해 수행해야 할 간호활동	계획
I(중재)	실제 수행한 간호활동	수행
E(평가)	간호중재 후 문제의 평가	평가

문제중심 진행기록의 예		
날짜/시간	문제	진행기록
2020.3.27 10A	사회적 고립	• S : 다른 사람들과 교류하고 싶지 않다고 함 　"저를 죽일 것 같아요." • O : 병실에만 있으면서 프로그램에 참여하지 않음. 식사시간에 지나치게 경계하는 모습 관찰됨 • A : 신뢰부족, 공황수준의 불안, 망상적 사고 • I : 대상자와 일대일로 시간보내면서 신뢰관계 시작함. 타인과의 상호작용에 대한 느낌을 말하게 함. 집단활동에 대상자를 동반함 • E : 자기주장훈련에 자발적으로 참여한 것에 긍정적인 피드백을 줌

안심Touch

제 6 절 지역사회간호

1 지역사회 간호과정

(1) **간호사정** : 지역 특성, 건강 수준, 지역사회지원

(2) **사정방법** : 지역시찰, 지역 지도자 면담, 기존의 자료, 지역조사

(3) **자료분석** : 분류단계, 요약단계, 확인단계, 결론단계

(4) **간호진단** : 예 비효율적인 방문간호사업

(5) **목표설정 및 간호계획**

문제	원인	일반적 목표	구체적 목표
비효율적인 방문건강관리	방문건강관리사업의 효과에 대한 지역주민의 인식부족	2020년 12월 말까지 방문건강관리를 제공받는 취약계층 가구 수가 10% 증가한다.	2020년 12월 지역주민의 방문건강관리사업의 효과에 대한 인식 정도가 2019년에 비하여 5% 증가한다.
	취약계층 발굴 시스템 부족		2020년 6월까지 방문건강관리가 필요한 구내 취약가구를 발굴한다.
	방문건강관리 가구 확인용 지도의 저조한 업데이트		2020년 8월까지 방문건강관리용 지도앱 프로그램을 개발한다.
	방문건강관리 인력의 부족		2020년 8월까지 학생 및 자원봉사자가 방문건강관리사업에 참여한다.

(6) **수행** : 활동의 조정, 관계인력의 기능과 역할 조정, 자원의 분배, 정보처리

(7) **평가** : 구조평가, 과정평가, 결과평가

제한시간: 50분 | 시작 ___시 ___분 – 종료 ___시 ___분

⭲ 정답 및 해설 310p

01 비판적 사고에 대한 태도의 예에서 다음은 무엇에 대해 말하고 있는가?

> 정신과 병동에서 근무하는 B 간호사는 입원한 환자 L씨가 가정폭력을 행사하고 궁극에는 부인을 불구로 만든 사람이라는 것을 의무기록을 통해 알게 되었다. B 간호사는 내면에서 강한 거부감이 일어 L씨와 면담을 하는 것이 싫었지만 환자를 객관적으로 바라보는 태도를 회복하고 면담에 임하였다.

① 사고와 감정의 탐색에 관한 관심
② 공정한 마음가짐
③ 지적 인내
④ 지적 용기

02 간호과정 적용에 필요한 간호사의 자질로 인지적 기술에 대한 설명 중 <u>틀린</u> 것은?

① 비판적 사고는 자료의 연관성, 자료출처의 신뢰성, 추론과 같은 많은 정신적 기술을 포함한다.
② 의사결정은 기대되는 결과에 도달하기 위한 최선의 행위를 선택하는 과정이며 의사결정 과정에는 심사숙고, 판단, 선택이 포함된다.
③ 간호과정에서 사용되는 지적인 기술은 의사결정, 문제해결 및 간호중재이다.
④ 간호과정은 간호 실무에서의 체계적인 사고에 대한 지침이다.

03 다음 중 간호과정의 단계에 대한 설명으로 **틀린** 것은?

① 사정 : 대상자의 현 건강상태에 대한 자료를 수집, 조직, 확인 및 기록하는 것이다.

② 진단 : 표준화된 간호진단분류체계를 사용해서 대상자의 건강문제를 진술하는 것이다.

③ 결과계획 : 간호사는 건강관리팀의 다른 요원과 대상자의 간호계획에 대해 의사소통한다.

④ 중재계획 : 간호사는 건강문제를 예방, 완화 및 해결하거나 안녕을 증진시키는 중재를 선택해서 간호지시를 작성하는 중재계획과정을 거친다.

04 다음 중 오마하중재분류체계(OIS)에 대한 설명으로 **틀린** 것은?

① 오마하중재분류체계는 오마하 방문간호사협회에 의해서 지역사회 간호실무를 명명하기 위해 개발되었다.

② 문제분류체계는 대상자를 설명하고 대상자가 가진 문제를 규명하는 간호진단 목록이다.

③ 중재체계는 환경적 영역, 심리·사회적 영역, 생리적 영역, 건강관련행위 영역의 4개 영역으로 구성된다.

④ 문제측정척도는 특정 문제나 간호진단과 관련된 대상자의 경과를 측정하기 위해 고안된 평가도구이다.

05 다음 중 간호결과분류체계(NOC)에 대한 설명으로 **틀린** 것은?

① NOC는 대상자의 결과를 서술하고 있는 표준화된 용어들의 체계를 말한다.

② NOC에서 말하는 간호의 민감한 결과란 간호중재를 통해서 도달될 수 있거나 중재의 영향을 받을 수 있는 대상자의 반응이다.

③ 지표는 기대되는 결과와 유사하며 각 지표는 5점 척도로 되어 있어 일반적으로 1점이 가장 바람직한 상태를 말한다.

④ NOC는 간호결과들을 측정하기 위한 다양한 측정척도들을 포함하고 있다.

06 ICNP 간호현상 분류 축에 대한 예에서 다음의 빈칸에 알맞은 것은?

> 〈가족의 영양결핍 위험성〉
>
> • 초점 축의 값 : '영양'
> • 판단 축의 값 : '결핍'
> • 가능성 축의 값 : (   )
> • 분포 축의 값 : '가족'

① 필요성
② 충족성
③ 예견성
④ 잠재성

07 간호진단에 따른 임상검사 자료의 예시에 대한 내용 중 <u>잘못된</u> 것은?

① 심박출량 감소 : 부정맥
② 요정체 : 방광 팽만
③ 체액 부족의 위험 : 흉부 X선 촬영상 폐울혈
④ 허약 노인 증후군의 위험 : 1년 동안 의도하지 않은 체중의 25% 감소

08 심혈관계와 관련한 건강력 가정에 대한 설명으로 <u>틀린</u> 것은?

① 철분 결핍성 빈혈은 피로를 야기한다.
② 움직이거나 자세를 변경할 때 어지럽고 실신할 것 같은 증상은 고혈압과 관련 있다.
③ 심낭염으로 인한 흉통은 기침이나 앙와위로 누웠을 때 더 심해진다.
④ 협심통은 관상동맥질환의 주요 증상으로 심근에 산소가 부족하여 심근의 요구량을 충족시키지 못
   해 발생된 심근허혈이다.

09 인지–지각 양상의 문제 중심 건강력으로 신경계와 관련된 설명으로 <u>틀린</u> 것은?

① 파킨슨 질환의 경우 의도적으로 움직일 때 떨린다.
② 종양의 압박이나 뇌내 혈류장애로 인한 뇌내 압력 증가 시 두통이 발생한다.
③ 다발성경화증이나 뇌졸중으로 인한 중추신경계 이상으로 감각변화가 나타날 수 있다.
④ 발작이 국소적인지 아니면 전신적인지 발작의 특성을 파악하고 전조증상은 무엇인지 파악한다.

10 간호진단 상호의존문제, 의학적 진단을 비교하여 서술한 것으로 <u>틀린</u> 것은?

① 간호진단은 대상자의 반응이 변화함에 따라 변하게 된다.
② 의학적 진단은 질병과정이 존재하는 한 변하지 않는다.
③ 상호의존문제는 잠재적 문제로 대상자의 의학적 진단, 모든 약물, 수술 치료와 관련된 합병증을 말한다.
④ 의학적 진단은 질병과정이나 병리과정을 확인하여 치료할 목적을 가지며 그 병리에 대한 인간의 반응을 고려한다.

11 간호진단의 정당성을 확인하기 위한 검증기준으로 <u>틀린</u> 것은?

① 기초자료가 완전하고 정확하다.
② 자료분석은 과학적 틀에 기반을 둔다.
③ 잠정적인 인과관계가 과학적 간호지식과 임상적 경험에 기반을 둔다.
④ 단서 묶음들은 양상의 존재를 나타낸다.

12 다음 예시는 어떤 간호진단 과정상의 오류인가?

> A 간호사는 P 환자가 입원하여 입원 초기 자료를 작성하고 있다. A 간호사가 P 환자에게 일주일에 대변횟수가 몇 번인지를 질문하였는데 P 환자는 자신이 변비인 것이 부끄러워 매일 본다고 답하였다. 이에 A 간호사는 '변비 없음'에 체크하였다.

① 비합리적인 신념, 가치관, 편견, 고정관념, 직관
② 부정확하거나 불완전한 자료수집
③ 자료의 부정확한 추론
④ 지식과 경험 부족에 의한 잘못된 해석

13 다음 중 간호결과 진술 시 사용하는 측정 가능한 동사가 <u>아닌</u> 것은?

① 확인한다
② 기침한다
③ 이해한다
④ 기술한다

14 다음 중 임상 경로에 대한 설명으로 **틀린** 것은?

① 임상 경로는 흔히 발생하는 사례나 사례의 결과가 비교적 예측 가능한 경우에 적용되는 질병의 발현에 초점을 둔 단순하고 직접적인 계획표이다.

② 시행해야만 하는 중요한 사정과 중재 그리고 제한된 입원 기간 내에 퇴원목표를 달성하기 위해 필요한 환자결과 등을 시간별로 약술한 것이다.

③ 특정한 상태에 있는 모든 환자가 공통으로 지니고 있는 요구에 대한 것으로 환자의 독특한 요구가 고려된 것이다.

④ 어느 특정 시기에 중재가 시행되지 않을 때나 특정 기간 내에 목표가 달성되지 않을 경우 개별화된 간호계획이 필요하다.

15 간호목표와 간호결과를 진술할 때 주의할 점에 대한 설명으로 **틀린** 것은?

① 간호목표와 간호결과는 대상자 중심이어야 한다.

② 대상자의 실제상황이 표준화된 계획과 차이가 있는지 살펴보고 간호목표나 간호결과가 적절한지 결정해야 한다.

③ 간호결과는 측정가능해야 하며 관찰가능한 동사를 사용하여 기술한다.

④ 하나의 간호목표나 간호결과에 필요에 따라 두 개 이상의 행동 동사가 기술될 수 있다.

16 오렘(Orem)의 자가간호이론에서 치료적 자가간호요구가 자가간호역량보다 클 때 나타나는 현상을 무엇이라고 하는가?

① 자가간호결핍

② 부분적 보상체계

③ 간호역량부족

④ 자가간호이탈

17 인지적 접근법에서 인지행동치료에 대한 설명으로 틀린 것은?

① 인지요법의 치료의 초점은 왜곡된 인지와 부적응적 행동을 수정하는 것이다.

② 인지적 기법의 소크라테스식 질문은 가능한 역기능적 사고를 인식하도록 자극하고 그 사고의 타당성에 대해 부조화를 일으킬 수 있는 방식으로 진술한다.

③ 대상자는 발생한 상황을 기록한 그 상황에 의해 유발되는 자동적 사고를 기록하는 데 세 줄 기록지를 사용한다.

④ 이미지화 또는 역할극은 대상자에게 발생했던 상황을 상상하여 스트레스 상황을 재현하도록 요청하고 대상자에게 자동적 사고가 일어날 수 있도록 하는 것이다.

18 대인돌봄이론에서 돌봄활동에 대한 설명으로 틀린 것은?

① 알아봐줌 : 대상자에게 관심을 가지고 가까이 접근하여 대상자의 존재와 그가 필요로 하는 것 등을 인식하고 인정하는 행위 또는 기술을 말한다.

② 안위해줌 : 대상자의 편이 되어 공감해 주며 그의 아픔과 슬픔을 이해해주고 위로해주는 행위나 기술이다.

③ 동참해줌 : 대상자와 함께 같이 있어주는 행위로 곁에서 시간을 함께 보내며 말벗이 되어주는 것이다.

④ 나눔 : 접촉, 생각, 경험, 지식, 시간, 물질 등 소중한 것을 대상자와 함께 공유하는 행위 또는 기술을 말한다.

19 간호 질 평가와 간호과정 평가를 서로 비교한 설명으로 틀린 것은?

① 간호 질 평가는 전반적인 간호의 질을 평가하는 것이고 간호과정 평가는 대상자 목표달성을 위한 진행과정과 간호계획을 검토하는 것이다.

② 간호 질 평가는 환자 진행과정에 대한 결과를 평가하는 것이며 간호과정 평가는 구조, 과정, 결과 평가로 나누어 평가한다.

③ 간호 질 평가는 평가를 위한 책임이 기관의 중간관리자에게 부여되며 간호과정 평가는 대상자를 돌보는 간호사에게 책임이 있다.

④ 간호 질 평가는 대상자 집단을 평가하는 것이며 간호과정은 대상자 개인을 평가하는 것이다.

20 다음 중 평가 오류에 대한 설명으로 **틀린** 것은?

① 실제 결과가 잘못 측정되었거나 자료가 불완전한 경우 오류가 발생할 수 있다.

② 이미 효과가 없다고 확인된 중재는 평가진술문에 기록하지 않는다.

③ 대상자 결과 평가 시 대상자의 요구를 얼마나 충족시켰는지 확인할 수 있다.

④ 간호평가에서 가장 큰 오류는 대상자의 결과를 체계적으로 평가하지 못하는 것이다.

21 다음의 예와 관련 있는 설명은 무엇인가?

> • 기대결과 : 활력 징후가 정상범위 안에 있을 것이다.
> • 수집할 자료 : 활력 징후 측정

① 목표달성을 위한 자료수집에서 측정 가능한 목표와 기대결과를 지침으로 자료를 수집해야 한다.

② 하나의 간호계획에는 하나 이상의 기대결과가 있으며 평가를 위한 자료수집 전에 기대결과 목록을 먼저 확인하는 것이 좋다.

③ 측정 도구를 사용하여 자료를 수집한 경우 평가에서도 동일한 측정 도구를 사용한다.

④ 자료수집의 방법은 사정 시의 방법과 동일하며 객관적 자료와 주관적 자료를 모두 수집한다.

22 다음 중 정신건강 간호과정에서 정신상태 검사에 대한 설명으로 **틀린** 것은?

① 기분 : 느낌 또는 기분의 외부적인 표현으로 얼굴 표정과 신체 동작에서 나타나는 것이다.

② 외모 : '건강한', '긴장된' '나이보다 들어 보이는', '흐트러진' 등으로 기술한다.

③ 사고과정 : 사고비약, 지리멸렬, 신어조작증, 말비빔, 함구증 등을 관찰한다.

④ 지각 : 환청, 환시 등의 환각이 있는지 확인한다.

23 다음 중 감염과 관련한 치료적 중재에 대한 설명으로 **틀린** 것은?

① 드레싱 교환, 상처관리, 카테터 관리 및 취급, 말초와 중심 정맥 삽입 관리 시 무균법을 유지하거나 교육한다.

② 손을 씻고 다른 돌봄 제공자에게도 대상자 접촉 전과 간호절차 사이에 손을 씻도록 교육한다.

③ 지방과 칼로리가 풍부한 음식을 섭취하도록 권장한다.

④ 방문객을 제한한다.

24 다음 중 임부의 건강 사정에 대한 설명으로 <u>잘못된</u> 것은?

① 요당이 나오면 임신성 당뇨, 단백뇨는 부적절한 열량 섭취를 의미한다.
② 혈액 검사, 요검사, 파파니콜라우 도말 검사는 모체의 건강상태와 비정상 상태를 조기 파악하기 위함이다.
③ 임부가 Rh-인 경우 24~28주에 항체검사를 시행하여 Rh 항원에 대한 모체의 항체 유무를 파악한다.
④ 임신에 영향을 줄 수 있는 자궁 크기 및 골반 구조를 파악하기 위해 양손 진찰법을 활용한다.

❤️ **주관식 문제**

01 조하리 창(the Johari window, Luft, 1970)에 대한 표에서 다음 빈칸에 들어갈 말을 쓰시오.

구분	(①)	자신에게 알려지지 않은 영역
(②)	개방된/공개된 자기 (the open self)	자신이 모르는 자기 (the unknowing self)
남에게 알려지지 않은 영역	사적인 자기 (the private self)	알려지지 않은 자기 (the unknown self)

02 다음 예시를 읽고 ① 1차적 자료와 2차적 자료를 쓰고 ② 가능한 간호진단을 쓰시오.

> 42세 나씨는 얼마 전 교통사고로 다리 절제술을 받았다. 간호사가 나씨와 면담을 했을 때 나씨는 "우측다리를 반 이상 잃게 될 거라고는 생각지도 못했어요. 전 아직도 다리가 멀쩡한 것 같아요."라고 말하며 흐느꼈다. 나씨는 간호사가 처치를 위해 수술 부위를 살펴볼 때 "보지 마세요."라고 소리쳤다.

03 간호목표를 근거로 작성된 평가진술문의 예에서 평가진술문에 들어가야 할 내용과 관련해 빈칸을 채우시오.

> • 간호목표 : 인슐린을 정확한 방법으로 자가 주사한다.
> • 평가진술문 : 6/25일 오후 6시 목표 달성됨. 저녁 식사 전 정확한 방법으로 인슐린 자가 주사하는 것을 관찰함
>   → 평가진술문은 (①)에 대한 판단과 (②)로 기술하게 된다.

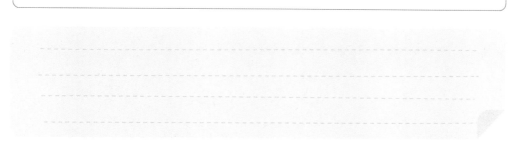

04 감염과 관련된 사정에 대해 서술한 것 중 각각의 이론적 근거를 쓰시오.

> ① 면역을 억제할 수 있는 약물 사용이나 치료법을 적용 중인지 사정한다.
> ② 전염력이 있는 감염환자와 접촉하였는지 사정한다.

벼락치기

III

간호지도자론

—

- 시험에 나오는 핵심 키워드
- 합격으로 가는 최종모의고사

간호학과 4단계 벼락치기

I wish you the best of luck!

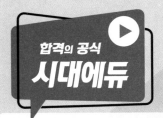

자격증 · 공무원 · 금융/보험 · 면허증 · 언어/외국어 · 검정고시/독학사 · 기업체/취업

이 시대의 모든 합격! 시대에듀에서 합격하세요!

www.youtube.com ➔ 시대에듀 ➔ 구독

제 1 장　간호관리의 이해

제 1 절　간호전문직과 리더십

1　전문직의 특성

① 전문직은 자체적인 교육훈련 기준을 결정한다.
② 전문직 지망학생은 다른 과정 학생보다 엄격한 수련과정을 거친다.
③ 전문직 기술은 면허제도의 형태로 법적으로 유지된다.
④ 면허 및 구성원 자격은 전문직 구성원에 의해 유지된다.
⑤ 전문직과 관련된 모든 입법은 그 전문직에 의해 유지된다.
⑥ 전문직은 높은 소득, 권력, 위세를 얻게 되며, 재능 있는 학생을 필요로 한다.
⑦ 전문직은 문외한의 평가와 통제로부터 상대적으로 자유롭다.
⑧ 전문직에 의해 부과된 실천규범은 법적 통제보다 엄격하다.
⑨ 전문직 구성은 다른 직업 구성원보다 직업적 결속이 강하다.
⑩ 전문직은 최종 직업이 되는 경향이 있다.

2　간호전문직의 특성(루시 켈리, Lucie Kelly)

① 제공되는 서비스가 인류와 사회의 안녕에 필수적인 것이다.
② 연구를 통해 지속적으로 확장되는 특별한 전문지식체가 있다.
③ 제공되는 서비스에는 지적활동과 그에 대한 개별적 책무가 수반된다.
④ 상급교육기관이 실무자의 교육을 담당한다.
⑤ 실무자들은 상대적으로 독립적이며 자신들의 정책과 활동을 통제한다.
⑥ 실무자들은 봉사에 대한 동기부여가 되어 있고 자신의 일을 인생의 중요한 부분으로 여긴다.
⑦ 실무자들의 의사결정과 수행에 지침이 되는 윤리강령이 있다.
⑧ 우수한 실무 표준을 제시하고 이를 지지하는 조직체가 있다.

3 간호전문직과 리더십

① 간호사가 인정받고 경쟁력을 발휘하기 위해서는 간호 리더십과 관리기술이 개발되어야 하며 이는 간호사가 전문성을 확보하는 데 중요한 기여 요인이다.
② 리더십의 관리기술에는 기술적 전문성, 인간적 기술, 개념적 기술, 진단적 기술, 코칭과 멘토링 기술이 포함된다.
③ 새로운 간호 리더십에서 가장 중요한 과제는 현재의 시스템에 대한 지속적 비판을 통해 간호사의 의식을 일깨우는 것과 건강관리 과정에서 수행하고 있는 간호의 중심 역할 및 간호의 가치를 기반으로 한 근본적인 변화에 대하여 철학적·실무적 근거를 제공하는 것이다.

제 2 절 간호관리와 간호지도자

1 간호관리자의 역할

민츠버그(Mintzberg)는 관리자의 역할을 대인관계 역할, 정보관리 역할, 의사결정자 역할 등 3개의 주요 범주로 개념화 하고 수행할 작업 역할 10가지를 제시했다.

(1) 대인관계 역할

다른 사람과의 관계를 의미하며 대표자, 지도자, 섭외자의 역할이다.

① 대표자
   관리자는 조직의 얼굴이며 상징적인 기능에서 조직을 대표한다. 조직의 의식이나 법률적, 사교적, 정형적인 임무를 수행한다. 간호단위의 장으로서 관리자는 방문객의 접견, 부하직원의 결혼식 참여, 그룹의 오찬 주관 등을 담당한다.

② 지도자
   지도자로서 관리자는 부하직원들의 동기유발, 고용, 훈련, 승진, 해고 등을 책임지며 효과적으로 조직의 목표를 성취할 수 있게 조직의 분위기를 조성하는 역할을 한다. 환경을 조성하고 직원의 생산성을 높이며 갈등을 감소시키고 피드백을 제공하여 개인의 성장을 돕고 격려한다.

③ 섭외자
   연결자의 역할로 경쟁자 및 조직 외부의 사람들을 다루는 일이다. 즉, 다른 부서의 관리자나 전문가, 타부서의 직원, 물품 공급자, 환자와 상호작용하고 교량 역할을 한다.

(2) 정보관리 역할

① 감독자(모니터)

계속적으로 주변 환경을 모니터하면서 직·간접적으로 정보를 수집하고 조직과 외부적 환경에 대한 완전한 지식을 얻도록 해야 한다. 또한, 부하직원과의 의사소통, 조직의 순찰을 통해 조직 내에서 일어나고 있는 일에 대한 정확한 정보를 갖고 모니터 역할을 수행한다.

② 전달자

외부로부터 얻은 사실이나 해석이 포함된 정보를 조직 내부에 전달하는 것이다. 부하직원들이 일상적으로 접할 수 없는 정보 또한 전달해 준다.

③ 대변인

조직 외부의 사람들에게 그 조직의 공식 입장에 대한 정보를 제공하는 것이다. 또한, 부서를 외부 사람에게 대변해주고 상사에게 알리거나 조직 밖의 사람들과 의사소통을 한다.

(3) 의사결정자 역할

① 기업가

기존 상황을 개선할 기회를 포착하고 통제된 범위에서 변화를 창출하고 시도한다.

② 고충처리자

관리자는 스케줄 문제, 장비 문제, 파업, 실패한 협상 건 및 생산성을 감소시키는 작업환경 문제, 계약 위반, 각종 민원들을 다루기 때문에 문제해결자이다. 조직이 당면한 중요한 문제해결을 모색하고 조직 내외에 발생하는 분쟁들을 해결한다.

③ 자원분배자

관리자는 돈, 설비, 장비, 관리자와의 접근성과 같은 자원을 누구에게 어떻게 배분할 것인가를 결정한다.

④ 중재자

중재자로서의 관리자는 직원들에 대한 노동계약 중재 노사 협정에 관한 동의, 중간관리자가 상사에게 예산의 정당성을 인정받기 위해 중재하는 역할을 한다. 또 물품 공급업자와의 계약, 조직 내에서 자원에 대한 교환에 대해서도 중재한다.

제 3 절 기본적인 관리기술

관리의 기술은 Katz에 의해 실무적·기술적 기술, 인간적 기술, 개념적 기술로 구분한다.

1 관리의 기술

(1) 실무적·기술적 기술(Technical skill)

① 이 기술은 교육 훈련 및 경험을 통해 습득되는 것으로 일선관리자에게 주로 요구되는 부분이다.
② 조직의 정책과 절차를 잘 알고 각 직원의 임상 수행 능력과 기술을 알아 적절히 업무를 위임하고 감독한다. 직원을 적절히 훈련시키고 가르치는 일도 포함된다.
③ 임상적 문제에 있어 상담가로 행동하고 필요하면 환자를 사정하고 조언하는 역할을 한다.

(2) 인간적 기술(Human skill)

① 인간적 기술은 모든 계층의 관리자에게 공통적으로 요구되는 기술이다.
② 업무와 인간관계에서 정직과 성실을 유지해야 하고 신뢰는 지도자와 관리자에게 가장 중요한 부분이다.

(3) 개념적 기술(Conceptual skill)

개념적 기술은 관리자가 조직을 전체로 보고 각각의 부서가 어떻게 연결되어 있고 어떻게 의존되는지를 이해하는 능력으로 비정형적 의사결정이 중심적 역할인 최고관리자에게 가장 필요한 기술이다.

제 4 절 간호관리 기능의 과정

1 간호관리의 순환과정

(1) 투입

① 목표를 달성하기 위해 필요한 특정자원을 말하며 산출을 위한 물자(장비, 공급품, 테크놀로지), 인력, 자금, 시설, 건물설계(건물디자인, 건물크기), 정보 등을 들 수 있다.
② 투입요소를 크게 소비자 투입요소와 생산자 투입요소로 나누어 볼 때 소비자 투입요소에는 환자의 중증도(상태)나 환자간호 강도지표(간호요구도)가 속하며 생산자 투입요소로는 간호직원의 기술, 경험, 태도, 교육 등을 들 수 있다.

(2) 전환과정

① 전환과정은 투입이 사회적, 기술적 상호작용을 통하여 조직의 산출로 전환되는 것을 말한다.
② 전환과정에는 자료수집과 함께 기획, 조직, 인사, 지휘, 통제의 단계가 속하며 동시에 각 단계에서는 의사결정, 지도성, 권력과 권한, 의사소통, 동기부여, 시간관리, 갈등관리, 정보관리 등의 관리지원 기능들이 요구된다.

(3) 산출

① 투입요소들의 관리과정에 의한 상호작용으로 조직의 산출을 말한다.
② 환자 측면에서의 질적 간호로 간호서비스의 양(간호시간), 질(우수성의 정도), 환자만족, 사망률, 합병증 발생률 등을 들 수 있다.
③ 간호직원 측면에서의 산출로 직원만족, 이직률, 결근율, 인력개발 등이 해당된다.
④ 간호생산성의 향상, 연구 결과 등도 산출에 포함된다.

(4) 피드백

① 산출이 합당한지 확인하고 이에 따른 변화를 위한 정보의 환류로 되돌리는 과정이다.
② 되돌아가는 곳은 투입과 과정의 각 필요단계이며 추가적인 투입과 교정행동으로서 관리과정이 필요하게 된다.

2 간호관리 과정

(1) 기획관리

기획은 목표 정하기, 현재 상황을 평가하고 미래의 경향과 상황을 예견하기, 계획 진술(방법) 정하기, 계획된 행동으로 전환하기의 4단계 과정이다.

(2) 조직관리

① 조직의 목적을 달성하기 위해 공식적 조직을 만드는 단계이다.
② 간호관리자는 수행되어야 할 직무내용을 분석, 평가하여 인력, 물자, 시간을 조정하고 책임과 의무를 적절히 배분, 부여하여 타부서와의 관계를 설정, 조정함으로써 공식적 조직기구를 만든다.

(3) 인사관리

① 조직 내 인적 자원을 관리하는 단계로 조직에 필요한 인력을 산정하여 필요인력을 모집, 선발, 채용하여 오리엔테이션과 배치를 하고 조직구성원의 인력 개발과 보상을 한다.
② 간호관리자는 대상자의 간호요구도와 필요시간에 따라 인력을 배분하고 간호사의 능력에 기초한 간호업무를 분담시킨다. 간호생산성과 간호직원의 직업 만족을 높임과 동시에 질적인 간호를 대상자에게 제공할 수 있도록 한다.

(4) 지휘관리

① 조직의 목표를 달성하기 위해 조직구성원에게 영향을 미치는 단계로 업무를 지시하고 감독하며 조정하는 것이다.

② 간호관리자는 효과적인 리더십을 발휘하고 간호직원들에게 동기를 부여하며 구성원 간에 의사 소통을 효과적으로 발휘할 수 있게 하며 갈등을 적절히 관리해야 한다.

(5) 통제관리

① 통제결과를 다시 기획에 반영시키기 위한 단계로 조직의 목표를 달성함에 있어 질을 유지하고 향상시키는 것이다.

② 간호관리자는 간호업무표준을 설정하고 간호업무의 성과나 결과를 측정하여 표준과 비교한다. 간호업무성과를 위한 교정활동을 함으로써 기획의 목표달성을 보장하려는 노력을 한다.

제 2 장 　 리더십이론

제 1 절 　 리더십의 개념

1 　 리더십

(1) 공식적 리더십

① 조직에서 부여하는 합법적 권위나 직업에 의해 주어지는 것이다(예 간호관리자, 감독관, 조정자, 사례관리자).

② 조직 내의 권위와 직위에 의해 힘을 갖게 된다.

③ 통찰력 있는 공식 지도자들은 자신이 행하는 비공식적 지휘 활동뿐 아니라 자신의 일과 관련 있는 다른 지도자의 비공식적 지도력의 중요성도 인정한다.

(2) 비공식적 리더십

① 관리자가 아닌 구성원이 지도력을 행사할 때 나타난다(예 경력 간호사, 질 관리 담당자, 교육자, 의료 감독관).

② 주로 전문지식과 지위 및 타인을 설득하고 지도하는 대인관계 기술에 따라 영향을 받게 된다.

③ 일선간호사가 사려 깊고 확신에 찬 아이디어로 일의 흐름을 효율적으로 이끌고 있다면 비공식 적 리더십을 잘 행사하는 것이다.

제 2 절 리더십 이론의 여러 관점과 발달과정

1 전통적 이론

(1) 특성이론(trait theory : 1930~1950년대)

① 어떤 특성을 지닌 사람들이 리더가 될 가능성이 높은지에 근거하여 그 특성들과 기술들을 찾아내려는 이론으로 자질론이라고도 한다.

② 이 이론에서 리더십 특성을 요약하면 지능(intelligence), 자신감(self-confidence), 결단력(determination), 성실성(integrity), 사교성(sociability)의 5가지 특성으로 정리할 수 있다.

(2) 행동이론(behavioral theory : 1950~1960년대)

① 개인의 특성은 단지 리더십의 기본일 뿐이고 진정한 리더십은 교육, 훈련, 생활 경험을 통해 이루어진다는 것이다.

② 의사결정과정에서 나타나는 리더의 행동에 따라 독재적, 민주적, 자유방임적 리더십으로 분류하기도 하고 리더의 행동유형을 과업 중심적 스타일과 구성원 중심적 리더십으로 분류한다.

(3) 상황이론(contingency theory : 1970~1980년대)

① 여러 상황에 적용 가능한 보편적 리더십의 특성과 행위를 설명하는 데 어려움을 겪자 리더십 과정에 적용하는 여러 상황에 관심을 갖는 상황이론이 대두되었다.

② 리더와 추종자의 상호작용에 영향을 미치는 환경적 요인을 규명하거나 리더가 지닌 특성이나 리더가 행하는 행동의 유효성이 상황적 요인에 따라 어떻게 다른가를 규명하는 이론이다.

2 현대적 이론(1980년대 이후)

① 조직을 둘러싼 외적환경은 1980년대에 들어서면서 급변하기 시작하여 기존의 안정적 환경을 전제로 정립되었던 전통적 리더십 이론들이 그 타당성을 잃기 시작하였다. 이에 현상을 유지하고 기대되는 성과를 요구하던 리더십 이론들이 한계에 부딪히고 변화를 주도하고 이끌어 나갈 수 있는 리더십을 요구하게 되었다.

② 새로운 형태의 리더십 이론들은 변혁적 리더십, 셀프 리더십, 슈퍼 리더십, 서번트 리더십 등이 있다.

제 **3** 절 리더십 이론들

1 특성이론

(1) 특성이론의 개념과 리더십 특징

① 리더십 연구 중에서 가장 먼저 시작된 연구로 어떤 특성을 지닌 사람들이 리더가 될 가능성이 높은지에 근거하여 그 특성들과 기술들을 찾아내려는 이론이다. 대표적인 학자는 스토그딜 (R.M Stogdil)이다.

② 리더십 특성 : 지능(intelligence), 자신감(self-confidence), 결단력(determination), 성실성 (integrity), 사교성(sociability)

2 행동이론

(1) 행동이론 리더십의 주요연구

① 독재적-민주적-자유방임적 리더십

아이오와 대학교 리더십 연구로 리더가 자기의 권한을 어떻게 사용하는가에 근거하여 리더를 독재적 리더(autocratic leader), 민주적 리더(democratic leader), 자유방임적 리더(lasissez-faire leader)의 유형으로 분류하고 있다.

② 배려-구조주도 리더십

구조주도는 리더가 목표 달성을 위해 자신의 역할과 구성원의 역할을 정의하고 구조화하는 정도를 말한다. 1유형 : 고 구조주도-저 배려형, 2유형 : 고 구조주도-고 배려형, 3유형 : 저 구조주도-고 배려형, 4유형 : 저 구조주도-저 배려형의 4가지 리더십 유형을 제시했다.

③ 직무 중심적-구성원 중심적 리더십

㉠ 직무 중심적 리더십 유형 : 과업을 중요시하고 생산 방법과 절차 세부사항에 관심을 가지며 공식적 권한에 의존하여 구성원들을 치밀하게 감독한다.

㉡ 구성원 중심적 리더십 : 구성원과의 관계와 욕구충족에 관심을 가지며 구성원에게 권한을 위임하고 자유재량을 많이 주는 유형이다.

④ 관리격자이론

리더십 행동의 차원을 '사람에 대한 관심'과 '생산에 대한 관심' 차원에 근거한 리더의 행동 유형을 관리격자(managerial grid)이론으로 제시했다. 각 축을 9개로 나누어 81개 유형의 리더십 유형을 제시한 것으로 리더가 목적을 달성하는 데 중요하다고 생각하는 요인이 무엇인지를 보여준다.

3 상황이론

(1) 상황이론의 개념

리더십 상황이론이란 리더가 구성원에게 주는 영향력이나 효과는 상황에 따라 상이하다는 개념에 기초한다. 즉, 리더에게 초점을 두는 것이 아니라, 리더와 구성원 그리고 조직이 처해 있는 상황에 초점을 두는 것이다.

(2) 상황이론 리더십의 주요연구

① 피들러의 상황적합이론

   ㉠ 리더적합이론(leasder-match theory)이라고도 하며 리더의 특성과 리더십 상황의 호의성 간의 적합 정도에 따라 리더십의 효과가 달라진다고 하였다.

   ㉡ 피들러(Fiedler)는 리더 유형을 측정하기 위해 LPC척도를 개발했으며 이는 리더가 가장 싫어하는 구성원을 평가할 수 있는 기법이다.

   ㉢ 조직상황이 리더에게 호의적인가 비호의적인가를 결정하는 변수로 리더-구성원 관계(leader-member relation), 과업구조(task structure), 지위권력(position power)의 세 가지 요인을 제시했다.

② 허쉬와 블랜차드의 성숙도이론(SLII 모형)

   ㉠ 허쉬(Hersy)와 블랜차드(Blenchard)의 성숙도이론은 구성원의 성숙도 정도에 따라 리더십 유형을 달리 해야 한다는 이론이다.

   ㉡ 성숙도이론은 리더십 유형과 구성원의 발달수준으로 나누어 설명한다. 리더십 유형을 과업지향 행동과 관계지향 행동의 두 축을 중심으로 지시형, 코치형, 지원형, 위임형으로 나눈다.

   ㉢ 허쉬와 블랜차드의 상황요인은 구성원의 발달수준(maturity, readiness) 즉, 성숙도이며 유능성(competence)과 헌신성(commitment)의 정도로 측정한다.

③ 하우스의 경로-목표이론

   ㉠ 하우스(House)의 경로-목표이론(path-goal theory)은 어떻게 리더가 구성원들을 동기 유발시켜 설정된 목표에 도달하도록 할 것인가에 관한 이론으로 목표와 보상에 이르는 경로를 다루고 있다고 하여 경로-목표이론이라고도 한다.

   ㉡ 하우스는 리더십 유형을 지시적, 지원적, 참여적, 성취지향적의 4가지로 구분하고 구성원 특성, 과업환경의 두 가지 상황적 요인을 결합시켜 리더십의 효과성을 결정짓는 경로 모형을 제시했다.

④ 리더십 의사결정이론

   ㉠ 브룸(V. Vroom)과 예튼(P. Yetton)의 리더십 의사결정이론은 리더가 어떤 의사결정방법을 선택해야 효과적인 결정을 할 수 있는지를 설명하는 이론이다.

   ㉡ 어떤 한 가지 의사결정방법이 항상 효과적일 수는 없고 리더의 상황 특성에 따라 적합한 의사결정방법을 선택해야 한다고 주장하고 있는 점에서 상황이론의 범주에 속한다.

   ㉢ 리더가 의사결정에 구성원들을 참여시키는 정도에 따라 5가지 유형(독재 1형, 독재 2형, 상담 1형, 상담 2형, 집단 2형)으로 구분한다.

제 4 절 새로운 접근

1 거래적 리더십

거래적 리더십은 리더가 조건적 보상을 근거로 하여 구성원에게 영향력을 행사하는 과정이다.

2 변혁적 리더십

변혁적 리더십은 구성원들로 하여금 개인적 이해관계를 넘어서서 기대 이상의 성과를 달성하도록 하는 과정이다. 구성원들이 인식한 특정하고 이상적인 목표, 가치와 중요성을 높이고 구성원들이 자신의 조직과 집단을 위해 개인의 이익을 초월하도록 하며 성취 욕구를 만족시켜 더 높은 차원의 욕구에 관심을 갖도록 하는 것이다.

3 섬기는 리더십(servant leadership)

그린리프(Greenleaf)는 섬기는 리더십의 개념을 최초로 제시했으며 리더가 타인을 위한 봉사에 초점을 두고 구성원, 고객, 지역사회를 우선으로 여기고 그들의 욕구를 만족시키기 위해 헌신하는 역할을 하는 것이다.

4 기타

(1) 셀프 리더십

개인 스스로 자신의 생각과 행동을 변화시켜 자신에게 영향력을 발휘하는 리더십을 발하는 것이다.

(2) 슈퍼 리더십

셀프 리더십에 대한 새로운 개념의 리더십으로 슈퍼 리더십이란 자신뿐만 아니라 구성원의 능력을 스스로 이끌어 내고 리드해 갈 수 있도록 도움을 주는 리더십의 개념이다.

(3) 팔로워십 이론

팔로워가 조직의 목표달성을 위해 역량을 키워나가고 적극적인 참여를 통해 주어진 역할에 최선을 다하는 과정이다. 모범형, 소외형, 순응형, 실무형, 수동형의 다섯 가지 유형이다.

제 3 장 동기부여와 리더십

제 1 절 동기부여의 개념

1 동기부여

① 개인의 목표지향적인 행동에 영향을 미치는 과정을 말한다.
② 조직 관리에서 동기부여란 조직구성원으로 하여금 조직에서 바라는 결과를 산출하기 위해 자발적이고 지속적인 노력을 하도록 유도하는 관리활동을 지칭한다.

2 병원 조직에서의 동기부여

① 동기부여는 간호사에게 활력과 힘을 불어 넣어줌으로써 자신감을 가지고 자발적으로 업무를 수행하도록 하며 간호사의 능력을 개발시켜주고 직무만족도를 높여주며 성과를 향상시킨다.
② 동기부여는 간호사의 직무만족 증진과 능력개발을 위해서도 중요하지만 조직의 성과와 관련성 때문에 중요하다.

제 2 절 동기부여 이론

1 동기부여의 내용이론

(1) 욕구단계이론

매슬로우(A, Maslow)는 인간의 동기를 유발할 수 있는 욕구는 생리적욕구, 안전욕구, 소속 및 애정욕구, 존경욕구, 자아실현욕구의 다섯 가지의 욕구이며 이들 욕구는 계층적 구조를 이루고 있어 하위단계부터 상위단계 욕구로 순차적으로 발전한다고 하였다.

(2) ERG이론

알더퍼(C.P Alderfr)가 발표한 이론으로 인간의 욕구를 존재욕구(Existence), 관계욕구(Relatedness), 성장욕구(Growth)의 세 가지로 분류하였다.

(3) 성취동기이론

맥클랜드(D.C. McClelland)는 매슬로우의 다섯 가지 욕구 중 상위욕구가 인간 행동의 80%를 차지한다고 설명하면서 인간의 상위욕구를 친교욕구, 권력욕구, 성취욕구로 나누었다.

(4) 동기-위생이론(2요인 이론)

심리학자 허츠버그(F. Herzberg)는 만족과 불만족이 별개의 차원이며 각 차원에 작용하는 요인도 별개임을 주장하였다. 구성원의 동기부여를 위해서는 위생요인보다 동기요인에 초점을 둔 관리가 필요하다.

(5) X, Y이론

맥그리거(D. McGregor)는 전통적 인간관인 X이론의 인간관을 지양하고 Y이론의 인간관에 따라 관리방식을 바꿀 것을 주장하였다. Y이론 인간관의 관리방식은 구성원을 자율적으로 행동하고 자기통제가 가능하다고 보고 구성원들이 목표를 달성할 수 있는 여건을 마련해 주고 성취기회를 제공한다.

2 동기부여의 과정이론

(1) 기대이론

기대이론은 기대에 따라 동기부여가 이루어진다는 이론으로 브룸(V. Vroom)은 이러한 기대이론을 업무 상황에 체계적으로 제시하였다. 기대이론에서 개인의 동기부여 정도를 결정하는 요인은 기대감(expectancy), 수단성(instrumentality), 유의성(valence) 세 가지이다.

(2) 공정성이론

아담스(J.S. Adams)의 공정성이론은 동기부여가 자신이 보상받은 보상의 크기에도 달려있지만 동시에 비슷한 상황에 있는 타인들과 비교하여 자신이 공정하게 대우받는다고 생각할 때 동기부여가 된다는 것이다.

(3) 목표설정이론

로크(E. Locke)는 목표설정이론에서 목표가 어떻게 설정되고 목표달성이 어떻게 추구되느냐에 따라 구성원의 동기행동이 달라지고 이를 통해 과업의 성과가 달라진다고 하였다.

제 3 절 간호리더십

1 간호리더십의 개념과 속성

(1) 간호리더십의 개념분석

① **개인의 성장** : 스스로 자기 자신에게 영향을 미치기 위해 사용되는 사고 및 행동전략의 일체를 의미한다.

② **협력** : 고객에 대하여 다학제 간 상호 각 전문직의 독자성과 고유성을 존중하고 적절한 의사소통과 조정을 도모한 팀 활동을 통해 조직의 목적 달성을 의미한다.

③ **간호탁월성** : 간호탁월성은 일반적인 전문지식, 전문적 임상지식 및 임상 수행 능력을 기반으로 상급간호 실무를 수행하여 간호 및 의료의 질 향상과 대상자의 건강증진을 위한 역할모델로서 사회발전에 기여하는 고도의 전문화된 간호를 제공하는 것이다.

④ **창의적 문제해결** : 다양한 간호문제에 대해 스스로 역할 인식을 하고 비판적 사고와 다양한 정보를 활용하여 창의적이고 혁신적인 간호업무를 수행하는 것이다.

⑤ **영향력** : 복잡하고 특정한 목적을 달성하기 위하여 한 사람의 리더가 여러 사람의 추종자에게 영향을 미치는 다차원적인 과정으로 특정한 행동적 인지적 전략을 적용해 개인이 높은 성과를 올리도록 이끌어주는 자율적인 힘이다.

(2) 간호사의 간호리더십

간호사의 간호리더십은 간호사 자신을 스스로 이해하고 전문간호인의 역량을 함양하기 위한 노력과 긍정적인 전문직업관이 형성됨으로써 성취된다.

(3) 간호직책에 따른 간호리더십

① **간호부서장의 간호리더십**

자신의 직위에 부여된 공식적인 권한을 활용하여 영향력을 발휘할 뿐 아니라 개인의 업무지식, 경험, 가치, 인격 또는 행동스타일 등을 활용하여 비공식적인 영향력을 행사할 필요가 있다.

② **중간간호관리자의 간호리더십**

중간간호관리자는 부서장과 간호단위를 연계하는 중간 조정자로 간호부서의 발전과 목표달성을 위한 전략과 정책을 수립하고 조직구성원들이 공유하고 참여할 수 있도록 해야 한다.

③ **일선간호관리자의 간호리더십**

일선간호관리자는 간호현장에서 조직의 목적, 정책, 계획을 구체적인 상황에 적용하여 실행에 옮기는 중요한 위치에 있다. 근거 기반 실무표준을 개발 및 적용하고 좋은 실무사례를 공유함으로써 안전하고 표준화된 간호가 제공되는 간호문화를 형성해야 한다.

제 **4** 장 　 **지도자의 책임**

제 **1** 절 　 **지도자의 자가진단**

1 　 지도자의 자가진단

(1) 자가진단 : 자기역량 프로파일

　　품성과 역량 부문에서 적극성, 친화성, 개방성, 자기 모니터링, 온후함과 냉철함의 성격요소와 전
　　문성, 판단력, 추진력, 인간적 감화력, 맥락 조절력의 역량요소로 평가한다.

(2) 자신의 SWOT 분석

　　① S : 자신의 강점(Strengths)
　　② W : 자기의 약점(Weaknesses)
　　③ O : 환경으로부터 주어지는 기회(Opportunities)
　　④ T : 환경으로부터 가해지는 위협(Threats)

(3) 다면평가 : 360도 평가

　　자신의 리더십을 진단하고 강화함에 있어 자기 스스로의 평가만으로는 부족하며 주변사람들에 의
　　한 객관적인 평가를 받아야 한다.

(4) 리더십 개발 기법

　　① 롤 모델링(role modeling)
　　　본받을 만한 사람, 즉 모방의 대상을 롤 모델(role model)이라고 하며 모범적 행동을 관찰, 모
　　　방하는 학습과정이다.
　　② 사례토의 또는 사례훈련
　　　좋은 리더십 사례를 통해 리더십에 대한 마인드와 역량을 개발하는 방법이다.
　　③ 경영게임, 시뮬레이션, 역할연기
　　　경영게임이나 모의훈련은 가상적인 기업의 사업문제나 정부의 정책과제를 놓고 학습자들이 참
　　　여하여 실질적인 업무수행처럼 역할연기를 하면서 문제를 풀어가거나 이해관계를 조정해 나가
　　　는 실습을 하는 것이다.
　　④ 평가센터(assessment center)
　　　평가센터는 전문적 평가자가 조직의 리더를 대상으로 리더십 개발과정 참여자에 대하여 전문적
　　　으로 설정한 평가항목을 가지고 리더십 역량을 측정하고 그 개선 방향을 도출하는 방법이다.

⑤ **코칭과 역 멘토링(reverse mentoring)**

코칭(coaching)은 리더십 역량을 개발하고자 하는 사람을 선배, 전문가, 상사 등이 직접적 또는 간접적 방법으로 지도해 주는 것을 말한다. 역 멘토링(reverse mentoring)은 후배가 선배에 대해 또는 부하가 상사에 대해 조언이나 지원을 해주는 행동이다.

⑥ **경험과 교훈**

스스로 리더 역할을 수행하면서 익히고 습득한 노하우와 실전이 유능한 리더십의 살아있는 자산이기 때문에 좋은 리더로 성장하려는 조직원들은 가급적 리더의 역할을 많이 경험해 보는 것이 좋다.

2 ┘ 리더십 역량연구

① **역량 모형** : 리더의 효과적인 업적을 가능하게 하는 저변의 요인들이 무엇인지를 설명한다.
② 리더역량모형의 5가지 요소(Mumford 연구팀, 2000)는 역량, 개인 속성, 리더십 성과, 경력 상의 경험, 환경의 영향이다.

3 ┘ 간호관리자의 관리 역량

(1) 간호관리 역량

간호관리 역량(nursing managerial competency)은 간호관리 상황에서 간호관리 업무를 적절히 수행하기 위해 요구되는 지식과 기술, 태도, 감각 역량, 행위 등을 의미한다.

(2) 다섯 가지 영역의 간호관리자 역량은 의사소통과 관계 형성 구축, 보건의료환경에 대한 지식, 리더십, 전문직관, 경영기술이다.

제 2 절 시스템 진단과 지도자의 행동유형 결정

1 시스템 진단

(1) 시스템의 개념

하나의 부분들로 결합된 또는 구성된 전체를 말하며 하나의 큰 시스템은 여러 개의 하위 시스템으로 구성된다. 시스템 개념은 자연과학, 생물과학, 사회과학에 모두 응용할 수 있으며 현대 과학을 연구하는 데 있어 하나의 기본적인 준거체계(frame of reference)로 볼 수 있다.

(2) 시스템 진단과 지도자

시스템 진단의 목적은 시스템 목표능력 수준의 파악과 문제를 해결하는 시스템의 능력을 판별하기 위해서이다. 지도자의 행동은 시스템 진단에 의존하므로 시스템 진단은 지도자의 주요한 평가이다.

2 지도자의 행동유형 결정

(1) 상황이론과 지도자의 행동유형

상황이론은 조직 내 전체 시스템과 하위 시스템 간의 관계와 조직을 둘러싼 환경이 조직의 유효성을 결정한다는 이론이다. 지도자는 시스템적인 관점에서 조직 외부의 어떤 환경이 조직시스템과 그 하위 시스템에 영향을 미치며 어떤 관계를 이룰 때 조직의 유효성이 높아지는 지를 파악해야 한다.

(2) 시스템 진단과 리더십 행위의 연속성

간호관리자는 시스템 진단 시 맥그리거(D. Mcgregor)의 XY이론을 하나의 연속체로 사용할 수 있다.

(3) 리더십 행위의 연속성

관리자의 의사결정과정에 있어 관리자 중심일 때 독재적이고 지시적이며 일방적으로 결정을 내리고 통치하며 직원중심일 때 직원들이 스스로 목표를 정하고 주어진 범위 내에서 작업하도록 한다.

(4) 리더십의 유효성

문제해결에서 리더십의 유효성을 평가하는 데 사용되는 변수로 원인변수, 매개변수, 결과변수가 있다.

제 3 절 　작업진단

1 　직무설계

직무설계(job design)란 직무를 관찰하고 기록하며 분석해서 조직 전체의 비용을 절감하고 작업하는 사람에게 의미와 만족도를 높이는 동시에 조직목표의 효과적 달성을 위하여 작업하는 군(群)과 부서단위에서 작업할 직무내용 및 작업방법을 설계하는 활동을 의미한다.

2 　직무분석

직무분석(job analysis)이란 특정직무의 내용과 이를 수행하는 데 필요한 수행자의 행동, 육체적, 정신적 능력을 밝히는 체계적인 활동이다.

3 　직무평가

직무평가(job evaluation)는 직무분석의 결과로 작성된 직무기술서나 직무명세서를 기초로 조직 내 각종 직무의 중요성, 직무수행상의 곤란도, 복잡성, 위험도, 책임의 정도 등을 비교, 평가함으로써 직무 간의 상대적인 가치를 체계적으로 결정하는 과정으로 직무급제도의 기초가 된다.

제 5 장 　권력과 임파워먼트

제 1 절 　권력의 개념, 수단, 이용

1 　권력의 개념

(1) 권력

　권력이란 자신의 의지와 뜻을 상대방에게 관철할 수 있는 잠재적·실재적 힘 또는 능력이다. 권력은 권한이나 영향력과 개념적으로 서로 밀접한 관련이 있다.

(2) 권한

권한(authority)은 한 개인이 조직 내에서 차지하는 위치로 인해 갖게 되는 공식적인 힘으로 직위에 바탕을 둔 합법적인 권력이다.

(3) 영향력

영향력(influence)은 한 사람이 다른 사람의 태도, 가치관, 지각, 행동 등에 변화를 가져오도록 움직일 수 있는 힘이다.

2 권력의 속성

(1) 본능

권력은 타인을 향한 공격과 지배를 자아내는데 공격과 지배를 함으로써 자아에게 삶의 존재능력이 있음을 확신시킬 수 있기 때문이다.

(2) 쌍방성

리더가 부하에게 권력을 발휘하려면 능력이 있어야 한다. 능력 있는 리더가 아니고는 부하의 잘못에 대해 지적할 수 있는 권력이 약해진다.

(3) 상대성

특정인이 권력을 가졌다고 하더라도 모두에 대해 권력을 가졌다고 말할 수는 없으며 권력의 크기는 상대방이 누구냐에 따라서 시시각각 변화한다.

(4) 가변성

권력은 원천이 변할 수 있기 때문에 원천을 소유한 권력자도 이 사람에서 저 사람으로 이동할 수 있다. 중세시대에는 땅, 산업사회에는 돈, 정보사회에는 정보와 지식이 권력의 원천이다.

3 권력의 기반

(1) 5가지 권력기반

보상, 강제력, 법, 전문적 능력, 개인적 매력이 이에 속한다.

(2) 조직적 권력(공식적 권력)

조직 내의 직위에 따라 그 직위를 가지고 있는 개인에게 부여하는 권력으로 보상적 권력, 강압적 권력, 합법적 권력이 속한다.

(3) 개인적 권력

개인의 직위와 무관하게 개인의 능력, 독점적 정보, 가치관, 성품, 인격 등의 개인적 특성에서 나오는 권력으로 준거적 권력과 전문적 권력이 이에 속한다.

4 권력의 사용과 반응

(1) 권력의 사용

① 선의로서의 권력 : 권력은 자연스럽고 바람직하다는 신념으로 보상적, 합법적, 전문적 권력에 대해 긍정적인 태도를 가지며 가능한 한 권력의 이용을 강화한다.
② 자원 의존성으로서의 권력 : 권력은 지식이나 정보 같은 자원의 소유에 달려 있다는 신념이다.
③ 본능적 경향으로서의 권력 : 권력에 대한 욕망이 학습된다기보다 내재적이라는 신념을 갖는다. 이러한 지도자는 준거적 권력과 개인적 영향력을 사용한다.
④ 절대적인 신적 존재로 보는 권력 : 권력을 절대적인 신적 존재로 보며 특정 지위에 대한 실제적인 자격이 아니라 개인 매력에 근거하여 지도자를 선출하도록 할 수 있다.
⑤ 정책으로서의 권력 : 권력을 하나의 체계로서 성공적으로 협상할 수 있는 능력과 연결하는 신념으로서 준거적 권력과 관계적 권력을 이용한다.
⑥ 통제와 자율성으로서의 권력 : 권력이 다른 사람을 통제하는 것에 달려있다는 신념으로 이러한 지도자는 강압과 정보, 관계적 권력을 같이 사용한다.

(2) 권력의 반응

① 권력의 수용과정
  ㉠ 복종(compliance) : 복종은 권력의 수용자가 보상을 받거나 처벌을 피하기 위해서 하는 행동이다.
  ㉡ 동일화(identification) : 타인과의 관계를 갖거나 유지하기 위해서 지시에 복종하는 경우를 말한다.
  ㉢ 내면화(internalization) : 보상이나 관계보다도 권력의 행사에 따른 행동의 내용이 권력수용자의 가치관과 일치하기 때문에 발생하는 것이다.

5 권력의 위임

(1) 권력위임의 의의
조직이 위기에 처해 있거나 역동적인 환경에 놓여 있을 때 조직혁신을 위해서 권력위임에 의한 현장위주의 관리와 유연성이 필요하다.

(2) 권력위임의 중요성
상하 간에 긍정적 상호관계를 갖게 함으로써 조직이나 집단의 권한이 효율적으로 행사되도록 하며 조직유효성을 높인다.

제 **2** 절 권력과 간호전문직

1 간호전문직

(1) 전문직으로서의 간호(간호전문직의 특성)
① 간호 교육 체계 : 간호는 특화된 지식체계, 훈련과 교육에 있어서의 권한과 권위 및 고등교육기관 내에서의 정식교육으로서의 전문직 특성에 부합한다.
② 간호 자격 체계 : 간호사는 면허제도가 있으므로 자격등록체계를 가지고 있다.
③ 전문직 간호실무모델 : 간호는 확고한 근거에 기반하여 환자의 안전과 간호서비스의 질을 보장하기 위해 실무에서의 전문직 간호범위와 실무표준, 간호윤리강령, 전문자격증을 토대로 간호사의 실무활동과 규칙과 규정 그리고 제도적 정책과 절차를 통해 자기결정권을 가지고 실무를 해나가는 활동으로 규정하고 있다.
④ 간호의 이타성 : 이타적인 서비스로서의 간호는 돌봄이라는 간호의 본질을 통한 직업적 이타성을 확보하고 있다.
⑤ 확고한 간호의 윤리강령 : 간호전문직은 확고한 윤리강령을 기반으로 하며 우리나라의 경우 1972년 '한국 간호사 윤리강령'을 제정한 이후 총 4차 개정을 통해 현재에 이른다.
⑥ 간호협회활동 : 직업에 대한 오랜 사회화 과정과 자율성에 대해서는 간호협회활동으로 설명할 수 있다.

(2) 간호전문직관
간호전문직관은 간호를 바라보는 관점과 간호의 가치를 직업관과 결합시킨 개념으로 전인간호의 실천 핵심이며 간호에 대한 가치관과 직결된다. 간호전문직관의 구성요소에는 간호사로서의 신념, 간호업무에 대한 실무능력, 직업에 대한 전문성, 간호사의 자율성, 직업에 대한 정체성이 해당한다.

(3) 간호전문직과 관련된 권력

Benner(1984)는 임상간호 우수성에 대한 연구에서 간호사가 사용하는 6가지 권력에 대해 기술하였다. 변혁적 권력, 통합적 권력, 옹호 권력, 치유 권력, 참여적·긍정적 권력, 문제해결 권력이 있다.

제 3 절 간호직의 권력 신장을 위한 전략

(1) 전문직으로서의 권력 신장의 방법으로 새로운 간호 이미지 창출, 고유한 지식과 기술의 개발, 자기 표현기술, 개인, 조직, 사회에 대한 구체적인 기여, 간호와 관련된 정책형성과 의사결정에 참여, 출판활동, 직업개발이 있다.

(2) 간호와 정치적 활동

능동적인 정치적 활동을 위해 간호와 헬스케어에 영향을 미치는 입법부에 프로포잘과 같은 정치적인 부분에서 현재 정책에 대해 알고 있어야 한다.

제 4 절 임파워먼트

(1) 임파워먼트의 정의

임파워먼트는 권력의 배분보다 양쪽 모두의 권력을 증대시킬 수 있다는 전제하에 조직을 위해 중요한 일을 할 수 있는 힘이나 능력이 있다는 확신을 구성원들에게 심어주는 과정이다.

(2) 임파워먼트의 의의

임파워먼트는 구성원들로 하여금 자신이 하고 있는 일이 조직의 목표달성에 중요하다는 사명의식을 갖도록 해준다. 개인의 역량을 향상시키며 자신이 담당하는 일에 대한 통제감을 높이고 무력감을 해소해준다.

(3) 임파워먼트의 구성요소

① 의미성 : 일 자체가 주는 내적동기로 임파워먼트의 핵심이다. 일에 대해서 느끼는 가치로 자신이 하고 있는 일에 아무 의미를 느끼지 못하는 구성원은 임파워먼트가 없는 상태이다.
② 역량감 : 자신의 일을 효과적으로 수행하는 데 필요한 능력에 대한 개인적 믿음이다.
③ 자기결정력 : 구성원 개인이 자기 판단과 결정에 따라 행동할 수 있는 정도를 의미한다.
④ 영향력 : 개인이 조직 목표 달성에 기여할 수 있다고 느끼는 정도이다.

(4) 임파워먼트의 유형

① 개인, 집단, 조직수준의 임파워먼트
  ㉠ 개인수준 : 전문직 역량을 향상시키고 자기효능감과 책임감, 문제해결능력을 기대한다.
  ㉡ 집단수준 : 임파워링이 된 집단은 효과적인 팀워크를 발휘하고 개방적인 의사소통을 하며 사기가 증대된다.
  ㉢ 조직수준 : 학습조직으로 변화하고 긍정적 조직문화의 형성이 나타난다.

② 구조적 임파워먼트와 심리적 임파워먼트
  ㉠ 구조적 임파워먼트 : 직무수행을 향상시키기 위해 실제적인 권력, 권한, 의사결정을 위임하여 권력을 분산하는 것이다.
  ㉡ 심리적 임파워먼트 : 자신감을 불어 넣는 동기부여방식의 임파워먼트이다.

③ 현장 실무에서의 임파워먼트
  ㉠ 간호사는 간호가 추구하는 가치와 성과를 얻기 위해 권력을 키워야 함을 인식해야 한다.
  ㉡ 간호사는 자율성을 가진 전문직으로서 관리자가 지시하는 것 보다는 임파워먼트를 통해 간호사가 스스로 결정하도록 도와야 한다.

(5) 간호관리자의 임파워먼트 실천 전략으로는 정보공개, 참여유도, 혁신활동 지원, 책임부여, 내적 보상 제공, 개인적 관심 증대가 있다.

제 6 장 의사결정

제 1 절 의사결정과 의사결정의 유형

1 의사결정의 개념

의사결정(decision making)이란 둘 이상의 문제해결 대안 중에서 의사결정자가 목적을 달성하는 데 가장 좋은 대안이라고 생각되는 것을 선택하는 행위를 말한다.

2. 의사결정의 유형

(1) 문제의 적용수준에 따른 유형

① 전략적 의사결정(strategic decision making)

장기계획을 수립하기 위해 조직의 최고 의사결정자가 수행하는 의사결정으로 대부분 비정형적이고 비구조적인 의사결정이다.

② 관리적 의사결정(administrative decision making)

조직의 중간관리자 층에서 수행하는 중기계획 혹은 전술적 기획과 관련된 의사결정을 말한다.

③ 운영적 의사결정(operating decision making)

조직의 하위관리자층에서 수행하는 단기적이고 일시적이며 반복적인 의사결정을 말한다.

(2) 문제의 구조화 정도에 따른 유형

① 정형적 의사결정

일상적이고 반복적이며 잘 구조화된 문제에 대하여 해결안을 찾는 일정한 절차와 방법이 사전에 결정되어 있어 프로그램화가 가능한 의사결정이다.

② 비정형적 의사결정

비반복적이며 항상 새로우며 구조화가 제대로 되지 않은 문제에 대하여 해결안을 찾는 의사결정이다.

(3) 결과의 예측 정도에 따른 의사결정 유형

① 확실성(certainty) 상황의 의사결정 : 미래에 발생할 상황과 의사결정의 결과를 확실하게 예측할 수 있는 의사결정이다.

② 위험 상황의 의사결정 : 결과에 대한 객관적인 확률이 주어지는 상황의 의사결정이며 조직의 의사결정은 대부분 여기에 해당된다.

③ 불확실성 상황의 의사결정 : 미래 상황에 대한 예측이나 확률적 계산이 불가능하여 관리자의 직관이나 창의성에 의존할 수밖에 없는 의사결정이다.

(4) 의사결정 주체에 따른 의사결정 유형

① 개인 의사결정 : 특정한 개인이 문제를 인식하고 해결방안을 탐색하여 선택하는 과정을 전담하는 것을 말한다.

② 집단 의사결정 : 여러 사람들 간에 의견, 아이디어, 지식을 교환하는 집단적 상호작용을 통해 문제를 인식하고 대안을 선택하는 과정을 말한다.

3 조직의 다양한 의사결정방식

(1) 경영과학적 모형

제2차 세계대전 중에 등장한 개념으로 합리적 의사결정과 유사하며 기업경영에 사용되고 있는 수리적 모형들과 관련되어 있다.

(2) 카네기 모형

조직에서의 의사결정은 많은 관리자들이 관여하게 되며 최종적 선택은 이들 관리자들의 연합인 세력집단에 의해 행해진다는 모형이다.

(3) 점진적 모형

점진적 의사결정 모형은 조직의 중요한 결정은 한 번에 되는 것이 아니라 일련의 작은 결정들의 연속적인 조합으로 이루어진다는 것이다.

(4) 쓰레기통 모형

현대 조직 환경이 급변하고 있기 때문에 조직들이 앞에서 배운 전형적인 의사결정의 단계를 거쳐 의사결정을 하는 것이 아니라 중구난방식의 결정을 하고 있다는 것이다.

4 의사결정 모형의 선택

(1) 문제의 본질에 대한 인식 수준

합리적인 의사결정과 적정한 모형의 선택에서 가장 중요한 것은 의사결정자들이 문제의 본질을 정확하게 파악하고 있는지의 여부이다.

(2) 해결방안에 대한 의견일치

의사결정자들이 문제해결을 위한 대안을 잘 이해하고 실행능력이 충분하다면 가장 좋은 대안을 선택하여 쉽게 해결할 수 있을 것이다.

(3) 모형 선택의 적합성 분석

① **상황 Ⅰ** : 문제인식에 대한 의견일치가 이루어졌고 해결방안에 대한 합의도 이루어진 상황이다.
② **상황 Ⅱ** : 해결방안은 많지만 문제의 본질을 이해하고 정의하는 데 있어 의견일치를 보지 못하고 있는 상황이기 때문에 교섭과 타협이 필요하다.
③ **상황 Ⅲ** : 경영진들 간에는 문제의 본질에 대한 일치된 생각을 가지고 있으나 해결책을 찾지 못하는 경우이다.
④ **상황 Ⅳ** : 문제의 본질에 대한 의견일치나 해결방안에 대한 합의가 모두 불확실한 상황이다.

제 2 절   의사결정의 수준

1   개인 의사결정

개인의 의사결정은 개인이 혼자 판단, 선택, 결정하는 것이며 사안에 따라 의사결정에 필요한 정보를 얻기 위해 다른 사람에게 질문하거나 의견을 묻는 것까지를 개인 의사결정 범주에 포함시킬 수 있다. 개인 의사 결정에 영향을 주는 것은 인지구조, 창의력, 정보처리능력, 성격, 가치관 등이 있다.

2   집단 의사결정

집단 의사결정이란 집단 내 구성원들 간의 의견, 아이디어 및 지식의 교환과 같은 집단적 상호작용을 거쳐 문제를 인식하고 이를 해결할 수 있는 대안을 선택하는 과정이다. 오늘날의 조직은 의사결정의 범위가 넓 고 결정할 문제들이 점점 복잡해져 가고 있기 때문에 집단 의사결정을 사용하는 비중이 높다.

3   집단 의사결정의 문제점

(1) 집단사고

응집력이 높은 집단에서 구성원들 간의 합의에 대한 요구가 지나치게 커서 현실적인 다른 대안의 모색을 저해하는 현상이다.

(2) 집단이동

개인이 집단에 들어오기 전에 가졌던 경향성이 집단에 들어온 후 더욱 강하고 확고하게 변질되는 현상이다.

(3) 애쉬효과

사람들이 심리적으로 다른 사람의 의견을 따라가는 성향이 있다는 것을 말한다. 즉 다수가 공유하 는 틀린 생각 때문에 한 개인의 옳은 판단이 영향을 받는 것을 말한다.

(4) 로스구이 현상

조직에서 문제의 본질을 깨닫지 못하고 더 간단하고 효과적인 대안 대신 어렵고 값비싼 대안을 선 택하여 큰 대가를 치르는 경우를 말한다.

4 효과적인 집단 의사결정 기법

(1) 브레인스토밍
브레인스토밍은 적절한 수의 사람들이 모여서 집단의 리더가 제기한 문제에 대하여 자발적으로 아이디어를 제시하고 유용한 아이디어를 가능한 많이 도출하여 문제의 해결책을 찾는 방법이다.

(2) 명목집단법
명목집단법(Nomal Group Technique, N, G, T)은 조직구성원들 상호 간의 대화나 토론 없이 각자 서면으로 아이디어를 제출하고 토론 후 표결로 의사 결정하는 기법이다.

(3) 델파이법
델파이법(Delphi method)은 조직구성원이 모인 자리에서 토론을 거쳐 결정하는 것이 아니라 설문지를 통해서 각자의 전문적인 의견을 제시하고 다른 사람들이 제시한 의견을 반영하여 설문지를 수정한 후 이를 이용하여 다시 의견을 제시하는 일련의 절차를 반복하면서 최종 결정을 내리는 방법이다.

(4) 변증법적 토의
헤겔의 변증법적 사고방식에 기초한 토의방법으로서 특정 사안에 대하여 찬성과 반대 그룹으로 나누어 상호 토론하게 함으로써 각 대안이 갖고 있는 모든 장·단점을 표출시키고 토의하게 하는 방법이다.

제 7 장 의사소통

제 1 절 의사소통의 중요성

1 의사소통의 이해

(1) 의사소통의 구성요소
전달자, 전달내용, 전달매체, 수신자, 피드백, 잡음이 있다.

(2) 의사소통의 원칙
① 일관성(consistency) : 전달되는 메시지의 내용이 논리적인지를 사전에 충분히 검토해야 한다.

② **명료성(clarity)** : 전달하고자 하는 내용은 수신자가 쉽고 정확하게 이해할 수 있도록 표시되어야 한다. 용어 선정의 정확성, 문맥의 명료성 등이 고려되어야 한다.

③ **적시성(timeliness)** : 필요한 정보는 필요한 시기에 적절하게 입수되어야 한다. 메시지 전달을 위한 적절한 시기를 파악하는 것도 중요하다.

④ **적정성(adequacy)** : 전달하고자 하는 내용은 그 양이나 그 규모면에서 적절해야 한다. 즉, 수신 자의 능력을 벗어난 과중한 정보와 지시는 의사소통의 효과를 감소시킨다.

⑤ **분배성(distribution)** : 전달하고자 하는 내용은 극비사항을 제외하고는 모든 사람들에게 가능한 한 널리 알려지도록 해야 한다.

⑥ **적응성(adaptibility)** : 전달내용은 구체적 상황과 시기에 따라 적절히 대응할 수 있도록 융통성 과 신축성을 지녀야 한다.

제 2 절 네트워킹 기술

1 의사소통 네트워크

의사소통 네트워크(의사소통망, communication network)란 조직구성원 간의 반복적인 상호작용 패턴으 로 의사소통 경로의 구조를 의미한다.

2 네트워크 유형

(1) 사슬형

사슬형(chain type)은 공식적인 명령계통과 수직적인 경로를 통해서 정보의 전달이 위아래로만 이 루어지는 형태이다.

(2) Y형

Y형은 집단 내에 특정 리더가 있는 것은 아니지만 집단을 대표할 수 있는 인물이 있는 경우에 나 타나는 의사소통 네트워크이다.

(3) 수레바퀴형

수레바퀴형(wheel type)은 집단 내에 특정한 리더가 있을 때 나타난다.

(4) 원형

원형(circle type)은 위원회나 태스크포스 팀과 같이 공식적 리더나 팀장은 있지만 권력의 집중이나 지위나 신분의 서열이 뚜렷하지 않고 특정 문제 해결을 위해서 구성된 조직구조에서 흔히 나타나는 의사소통 네트워크이다.

(5) 완전연결형

완전연결형(상호연결형, all-channel type)은 구성원 전체가 서로의 의견이나 정보를 자유롭게 교환하는 형태로 활발한 의사소통이 이루어진다.

3 공식적, 비공식적 네트워킹

(1) 공식적 의사소통

공식적 의사소통은 조직 내에서 이루어지는 의사소통이다. 조직의 업무와 관련된 공식적 의사소통은 수직적, 수평적, 대각적 의사소통으로 나눌 수 있으며 조직 계층의 상하 간에 이루어지는 수직적 의사소통은 다시 하향적 의사소통과 상향적 의사소통으로 구분된다.

(2) 비공식적 의사소통

그레이프바인(grapevine) : 간호사의 인사이동 즈음하여 발생하는 여러 소문이나 동료 상사에 대한 입바른 평가 혹은 불평 등이 속한다.

제 3 절 의사소통의 장애요인

1 구조적 요소에 따른 의사소통 과정의 문제

송신자(giver)가 일으키는 문제, 메시지(message)가 일으키는 문제, 수신자(receiver)가 일으키는 문제, 피드백(feedback)하는 과정에서의 문제, 맥락(context)의 문제

2 면담자와 대상자에 따른 의사소통 과정의 문제

(1) 면담자 측 방해요인

의사소통 기법의 미숙, 선입견과 고정관념, 내적 갈등, 평가적이며 판단적인 태도, 다른 직무로부터의 압박, 언어의 장애, 방어적인 태도, 잠재적 의도, 역전이 감정

(2) 대상자 측 방해요인

과거의 경험과 전이, 선입견과 고정관념, '지금과 여기'의 의미 결여, 지각의 장애, 표현능력의 부족, 이해능력의 부족, 방어기전

제 4 절 효과적인 의사소통

1 효과적인 의사소통을 위한 이론

조하리 창(Johari window) : 느낌, 행동, 동기의 의식을 기초로 하고 있으며 영역 Ⅰ이 클수록 효과적인 의사소통이 가능해진다.

구분	자신에게 알려진 영역	자신에게 알려지지 않은 영역
남에게 알려진 영역	영역 Ⅰ : 개방된/공개된 자기 (the open self)	영역 Ⅱ : 자신이 모르는 자기 (the unknowing self)
남에게 알려지지 않은 영역	영역 Ⅲ : 사적인 자기 (the private self)	영역 Ⅳ : 알려지지 않은 자기 (the unknown self)

영역 Ⅰ	공개적 또는 개방적 영역으로 행동, 느낌, 동기가 자신과 타인에게 알려진 영역
영역 Ⅱ	맹목적 또는 보이지 않는 영역으로 행동, 느낌, 동기가 타인에게 알려졌으나 본인은 알지 못하는 영역
영역 Ⅲ	비공개적 또는 숨겨진 영역으로 본인은 알고 있으나 타인은 알지 못하는 영역
영역 Ⅳ	미지적 또는 아무도 모르는 영역으로 행동, 느낌, 동기가 본인과 타인에게 알려지지 않은 영역

2 효율적 의사소통 기법

경청하기, 수용하기, 침묵하기, 정보제공하기, 개방적 질문하기, 반영하기, 명료화하기, 초점 맞추기, 직면하기, 의심을 표현하기, 해석하기, 관찰한 바를 말하기, 현실감을 제공하기, 인식하고 있음을 알리기, 자

신을 제공하기, 말문을 열게 하기, 대화의 주도권을 허용하기, 사건을 시간이나 순서대로 나열하기, 지각한 바를 묘사하도록 격려하기, 실행에 대한 계획을 명확히 세우도록 격려하기, 요약하기

3 병원조직에서의 의사소통전략

① **하위직과의 효과적인 의사소통전략** : 지시할 때 언제까지, 누가, 무엇을 어떤 단계로 할지 명확히 한다.
② **상위직과의 효과적인 의사소통전략** : 상급자에게 의견을 전할 때에는 요구를 명확히 하고 요구하는 근거를 설명해야 하며 조직에 미치는 긍정적인 효과를 강조하고 조직 채널에 따라 소통한다.
③ **동료 간의 효과적인 의사소통전략** : 협력자로서 친절하게 자존심을 지켜주고 좋은 점을 인정하고 칭찬해주며 의견대립이 있을 시 객관적인 의견을 말해준다.
④ **의료전문인 간의 효과적인 의사소통전략** : 간호사–의사는 대상자의 건강회복이라는 공동의 목표를 달성하기 위해 효과적인 의사소통이 필요하다.
⑤ **다른 직종과의 효과적인 의사소통전략** : 의사소통에 걸림돌이 되는 용어를 피하고 관계형성과 관계촉진을 위한 용어와 표현을 사용한다.

제 8 장 집단리더로서의 간호사

제 1 절 집단 역동

1 집단의 이해

(1) 집단의 기본 개념

집단이란 두 사람 이상이 모여 어떤 공동목표를 달성하기 위해 공통의 규범, 서로의 역할과 신분을 인정하면서 상호작용하며, 유기적인 관계를 형성하고 있는 개인들의 집합체를 말한다.

(2) 집단의 특성 : 지속적인 상호작용, 역할 및 규범, 가치관과 목표의 공유, 동기와 욕구충족, 사회적 단위, 시너지 효과, 공식집단 및 비공식적 집단의 포함

(3) 집단의 유형

① **공식 집단** : 공식 집단은 조직 내에 지위, 부서, 계층 등을 가지고 형성된 집단으로 조직의 특정한 과업을 수행하기 위하여 이루어진 집단이다. 공식 집단은 명령집단과 과업집단으로 구성된다.

② **비공식 집단** : 조직 내에서 공식목표나 과업에 관계없이 자연적으로 형성된 집단으로 조직 전체의 만족보다는 구성원 개개인의 만족을 위하여 구성된다. 이익집단과 우호집단이 있다.

2 집단에서 리더의 역할

① **과업기능** : 구조화, 정보수집, 정보제공, 명확화, 요약, 합의확인
② **집단기능** : 격려, 집단 감정의 표현, 조화, 수정, 참여촉진, 평가

3 집단행동과 성과의 영향요인

집단 유지의 핵심이 되고 집단행동과 성과에 영향을 주는 요소는 크게 집단의 규모, 집단 구성원의 특성, 지위와 역할, 규범, 집단 응집력, 리더십의 6개로 나뉜다.

4 집단 의사결정

문제해결이나 의사결정과정에 집단이 참여할 때 더 높은 질의 의사결정이 내려질 수 있다. 집단적 문제해결은 조직의 지속적인 발전을 위해 필수적인 요소이다.

제 2 절 간호집단

1 조직구조의 유형

(1) 라인 조직과 라인-스태프 조직

① 라인 조직(line organization)
  ㉠ 일명 직계 조직, 계선 조직이라고 불리는 것으로 과업의 분화 혹은 부문화가 진전되지 않은 매우 단순하고 초보적인 조직형태이다.
  ㉡ 라인 조직의 목표는 비용절감과 같은 효율성의 제고 및 생산성 향상에 있다.

② 라인-스태프 조직(line-staff organization)
ㄱ 일명 계선-막료 조직이라고도 하며 이 조직의 특징은 명령통일의 원칙과 전문화의 원칙을 조화시켜 조직의 대규모화, 즉 경영관리기능의 복잡화에 대응할 수 있도록 한다.
ㄴ 규모화되는 초기 상황, 관리환경의 안정적이고 확실성이 높은 상황에서 효과적인 조직형태 이다.

(2) 직능 조직

① 직능 조직(functional organization)은 조직구조의 가장 핵심적인 구조로서 조직이 최대의 성과를 달성하기 위해 '해야 할 일'을 구성원의 능력에 맞춰 형성시킨 결합체이다.
② 직능 조직은 그 특성에 따라 기능별, 목적별 직능 조직으로 나뉜다.

(3) 매트릭스 조직

① 매트릭스 조직(matrix organization)은 전통적인 직능부제 조직과 프로젝트 조직을 통합한 형태로 프로젝트 조직이 직능조직의 단위에 첨가되어 있을 때의 형태이다.
② 개인의 입장에서는 종적 계열로 형성된 원래의 조직 일원임과 동시에 횡적 계열을 따르는 매트릭스 조직의 일원으로서의 임무도 함께 수행한다.

(4) 프로젝트 조직

① 어떤 특수한 과업을 수행하기 위하여 조직 내에 장기적으로 유지할 필요가 없는 공식부문을 특별히 설치해야 할 경우 사용할 수 있다.
② 일반적으로 다른 부문들과는 독립적으로 최고관리자의 밑에 설치되어 한 사람의 전문적인 프로젝트 관리자 책임 아래 관리된다.

(5) 위원회 조직

① 조직의 문제를 처리하는 데 개인의 경험과 능력을 결합, 기능적인 면을 초월하여 구성된 구조가 위원회 조직이다.
② 특정한 정책 결정이나 과제의 합리적인 해결을 목적으로 조직의 각 계층에서 관련된 개인들을 선출하여 위원으로 정하여 그들이 모인 집단을 조직 내에서 공식적인 제도로 인정하고 활용하는 조직 구조를 말한다.

(6) 미래지향적 조직

① 팀 조직 : 업무수행 방식에 있어 팀 조직과 전통적 조직과의 차이점은 전통적 조직에서 사고, 계획, 통제, 실행이 분리되어 있는 데 반해 팀 조직에서는 모든 사람이 사고, 계획, 통제, 실행을 동시에 한다.
② 학습 조직 : 학습은 '새로운 형태의 노동'으로서 무한경쟁, 지식경영시대에서 생산성의 핵심으로 글로벌 경쟁력의 원천인 지속적 형식 및 개선은 학습 조직(learning organization)을 통해서 가능하다.

③ **프로세스 조직** : 안정적이고 뚜렷한 프로세스가 존재하고 기존의 업무처리 방식이나 조직시스템을 근본적으로 재설계할 때 나타난다. 판매계획, 생산계획, 구매자 재발주가 하나의 시스템으로 연결되어 있다.

④ **네트워크 조직** : 네트워크 조직은 전통적 조직의 경계를 초월해 수평적 조정과 협력의 개념을 확장한 구조로 환경에서 야기되는 복잡한 문제를 해결하기 위해 공식적인 조직경계를 뛰어 넘는 통합 메커니즘을 갖춘 조직이다.

제 3 절 효과적인 간호집단과 지도자의 자질

1 효과적인 집단 지도자의 자질

① **자신감** : 자신감을 갖는 것이 실질적으로 리더에게 가장 중요하다.
② **자기주장** : 적극적인 자기주장과 나 전달법을 적절히 활용한다.
③ **신뢰성** : 정직하고 성실한 모습을 보이는 리더는 집단구성원들에게 신뢰를 쌓을 수 있다.
④ **감정 다스리기** : 감정이 불안정한 관리자와 일하는 구성원들은 관리자의 불안에 따라 더 큰 불안을 느끼게 되므로 관리자는 자신의 감정을 다스릴 줄 알아야 한다.
⑤ **유머감각** : 유머러스한 리더는 긴장을 해소하고 분쟁을 없애는 데 도움을 준다.
⑥ **인식능력** : 리더는 구성원들이 건설적으로 변화할 수 있고 창조적으로 문제를 해결할 수 있도록 영감을 주기 위해 인식능력이 필요하다.
⑦ **리더의 객관성** : 리더는 자신의 장점과 한계를 인식하고 장점은 개발하고 약점은 극복해야 한다. 또 객관적인 판단력을 향상시키고 다른 사람의 피드백을 수용할 수 있어야 한다.

제 4 절 효과적인 집단과 비효과적인 집단의 특성

1 효과적인 집단과 비효과적인 집단의 특성

(1) 효과적인 집단

① 목표를 수정할 수 있다.
② 개인의 목표를 집단의 목표와 조화시킬 수 있다.

③ 의사소통이 분명하며 개방적이고 직접적이다.

④ 힘과 리더십을 모든 구성원들과 공유한다.

(2) 비효과적인 집단

① 목표가 불분명하다.

② 의사소통이 일방적이다.

③ 리더십은 특권과 권위에 바탕을 두며 구성원들의 참여가 불공평하다.

④ 집단이 무관심하게 방치되며 주어진 임무에 대해 경쟁이 조장된다.

(3) 효과적인 집단을 만들기 위한 지도자의 역할

① 집단의 임무를 분명히 한다.

② 개인의 목표와 집단의 목표를 조화시키도록 집단의 임무를 변화시킨다.

③ 협동과 협조를 촉진시킨다.

④ 안정성, 신뢰, 지지, 창조성을 독려한다.

⑤ 건설적 논쟁을 활성화시킨다.

⑥ 집단에서의 지도력과 책임감을 공유하도록 그룹 구성원들을 교육시킨다.

⑦ 집단 구성원들에게 문제해결 방법과 집단의 기능 및 결과적 성과를 평가시키는 법을 교육시킨다.

⑧ 집단 구성원들에게 바람직하지 못한 습관을 확인시키고 수정하는 방법을 가르쳐 줄 수 있다.

2 집단 문제 해결 과정

(1) 문제 확인

문제를 진단하는 원칙은 사실을 아는 것, 해석으로부터 사실을 분리하는 것, 객관적이고 서술적인 것, 문제의 범위를 결정하는 것이다.

(2) 정보수집

문제해결에 참여하는 개인은 정보에 접근이 가능해야 하고 일관된 결정을 위해 적절한 정보를 가지고 있어야 한다.

(3) 자료분석

문제를 더 세분화하고 가능한 대안을 확인하기 위해 수집된 자료를 분석한다.

(4) 해결책 탐색

가능한 한 많은 대안을 찾는다. 해결책 탐색에 도움을 주는 질문을 해본다.

(5) 해결책 선택

각각의 대안에 따른 위험과 긍정적, 부정적 결과를 예상해 본다. 평가지표는 비용, 효과, 시간, 법적, 윤리적 문제 등이며 목적이나 목표를 달성할 수 있는 가능성에 따라 순위를 매긴다.

(6) 해결책 수행

해결책 수행 시 부정적인 결과를 초래할 가능성에 대비해 대책을 세운다.

(7) 결과평가

실수에 대해 준비하고 실수로부터 학습하여 다음 행동에 경험으로 활용한다.

제 9 장　갈등관리

제 1 절　갈등의 개념과 유형

1 갈등의 개념

갈등이란 어떤 개인이나 집단이 다른 사람이나 집단과의 상호작용이나 활동에 대해 상대적 손실을 지각한 결과 대립, 다툼, 적대감이 발생하는 행동의 과정이다.

2 갈등의 유형과 수준, 종류

(1) 갈등의 유형

갈등의 원천에 따른 유형 : 목표 갈등(goal conflict), 인지 갈등(cognitive conflict), 감정 갈등(affective conflict), 행동 갈등(behavioral conflict)

(2) 갈등의 수준

개인 내 갈등(개인적 갈등, intrapersonal conflict), 개인 간 갈등(대인적 갈등, interpersonal conflict), 집단 간 갈등(intergroup conflict), 조직 간 갈등(inter-organizational conflict)

(3) 갈등의 종류

① **수직적 갈등(vertical conflict)** : 조직의 상하, 계층 간에 발생하는 갈등으로 상위조직이 하위조 직의 자율성에 지나치게 통제하거나 하위조직이 상위조직의 지시에 불응하는 경우 등에서 발생 할 수 있다.

② **수평적 갈등(horizontal conflict)** : 조직 내 동일한 계층의 개인이나 집단 간에 발생하는 갈등으 로 두 개 이상의 각 집단이 자신의 입장과 자신의 원리를 우선시하는 과정에서 각 집단의 입장 과 권리를 침해하게 되는 경우 발생할 수 있다.

③ **라인-스태프 갈등(line-staff conflict)** : 조직에서 명령 계통인 라인과 조언관계인 스태프 양측이 상대방의 업무활동 범위를 명확히 이해하지 못하고 각자의 영역을 침범하거나 상대방이 침범하 는 것으로 인식해 방어적인 태도를 취하거나 상대방의 활동을 방해할 때 발생한다.

④ **역할 갈등(role conflict)** : 여러 가지의 역할이 각각 양립할 수 없이 대립될 때 발생하는 갈등 이다.

⑤ **기능적 갈등(functional conflict)** : 한 조직 내에서 서로 기능이 다른 두 개 이상의 집단이 각자 의 과업을 수행하는 과정에서 다른 집단의 간섭이나 방해를 받았을 때 발생한다.

⑥ **경쟁적 갈등(competitive conflict)** : 기능적 갈등과 달리 한 조직 내에 있는 두 개 이상의 집단 이 서로 유사한 기능을 가지거나 업무 영역에 중복이 존재할 때 발생할 수 있다.

3 갈등의 발전과정

(1) 제1단계 : 원인발생(잠재적 대립) 단계

갈등이 발생하는 여러 조건들이 존재하는 상태이다.

(2) 제2단계 : 갈등인지 단계

갈등원인을 인지하게 되어 불쾌감이나 적대감을 느끼게 되는 단계이다.

(3) 제3단계 : 해결의도 단계

일정한 방식으로 갈등을 해결하려고 의도하는 단계로서 사람들이 갈등에 대하여 지각하고 감정이 유발된 상태에서 그 갈등에 대해 공공연한 행동을 전개하려고 하는 단계다.

(4) 제4단계 : 해결행동 단계

갈등이 표면화되면서 실제 행동으로 반응하는 단계이다.

4 갈등의 과정(허스트와 키니 Hurst & Kinney, 1989)

(1) 좌절

개인이나 집단에서 목표가 차단되면 좌절을 느끼게 된다.

(2) 개념화

갈등 발생에 대해 개인적인 해석을 하게 되는데 이러한 해석은 개인의 관점, 가치관, 신념, 문화에 따라 다르게 나타난다.

(3) 행위

목적, 전략, 계획 및 행동은 개념화가 표출이 되어 나타나는 것이다.

(4) 결과

갈등은 두 사람 또는 그 이상의 사람들의 목표가 포기되지 않고 통합되는 새로운 계획에 의해 해결될 수 있다.

제 2 절 갈등의 원인

1 개인 간 갈등

개인 간 갈등의 원인 : 개인적 요인, 업무적 요인, 조직적 요인

2 집단 간 갈등

집단 간 갈등의 원인 : 업무흐름의 상호의존성, 영역 모호성, 권력, 지위의 불균형, 가치의 차이, 자원의 부족과 분배의 불일치, 부문화의 정도

3 의료 보건 조직 갈등과정 모델

① **갈등 증가 상황** : 양립 불가능한 목표, 역할갈등, 구조적 갈등, 자원에 대한 경쟁, 가치관과 신념
② **지각 및 감지된 갈등** : 서로 직위를 잘못 이해할 때, 지식이 부족할 때, 서로 다른 관점에서 상황이나 문제를 볼 때
③ **갈등행위** : 관계자의 지각과 감지된 갈등에서 기인함
④ **갈등 해결 혹은 억압** : 갈등 과정의 다음 단계에서 갈등은 해결되거나 억압됨
⑤ **결과** : 결과가 갈등에 영향을 미칠 수 있으며 최상의 해결책은 양쪽 관계자가 자신을 승자라고 생각하고 문제를 해결하는 방향으로 유도하여 문제를 관리하는 것

제 **3** 절   간호전문직과 갈등의 형태

1 윤리적 갈등

간호사는 주로 환자를 위한 최선의 간호와 의사결정을 하기 어려운 상황에서 윤리적 갈등을 경험하게 된다.

2 역할 갈등

① 간호사들이 업무의 과중으로 간호다운 간호를 할 수 없다고 느낄 때
② 간호전문직에 기대하던 역할과 실제로 수행하는 역할의 차이를 인식할 때
③ 간호업무의 범위와 내용이 명확하지 못하여 역할의 모호성을 느낄 때
④ 자신의 역할에 대한 확고한 신념이 부족한 경우
⑤ 간호업무는 의사, 보조원, 행정요원들의 업무와 경계가 명확하지 않으며 가시적이지 못한 특성으로 인하여 간호사는 역할의 모호성을 느끼고 역할 갈등을 경험하게 됨

3 집단 갈등

의료 기관에는 여러 전문직 집단이 존재하며 각기 시각과 입장이 다르므로 항상 갈등의 소지가 있다.

제 4 절 갈등의 순기능과 역기능

1 갈등의 폐해

① **집단 내적 변화** : 독재적 리더십의 조장, 과업주도형 리더 출현, 획일성의 강조, 공식화, 비방과 모함
② **집단 외적 변화** : 오해, 커뮤니케이션 감소, 감시와 경계

2 갈등의 순기능과 역기능

① **집단 간 갈등의 순기능** : 문제인식의 기회, 해결방안의 모색과 선택, 긍정적인 변화
② **집단 간 갈등의 역기능** : 집단 응집력 증가, 독재적 리더의 출현, 과업 지향성 강화, 집단의식 고조, 부정적인 태도와 적대감, 집단 간 의사소통의 감소

제 5 절 갈등해결과 사례

1 갈등해결

(1) 갈등해결 모델

(존슨과 존슨 Johnson & Johnson, 1997; 토마스와 킬만 Thomas & Kilmann, 1973)

① **회피** : 자신의 요구나 목표, 관심사를 즉각적으로 주장하지 않고, 다른 사람들도 돕지 않기 때문에 자기주장이 거의 없는 것을 말한다.
② **조정** : 조정을 할 때 다른 사람의 요구나 목표, 관심을 만족시키기 위해 노력하는 반면, 자신의 요구나 목표는 소홀히 한다.
③ **경쟁** : 경쟁은 자신의 권리를 위해 서로 다투거나 제한된 자원을 사용하기 위하여 경쟁할 때 중요한 원칙을 주장하는 형태로 나타날 수 있다.
④ **협상과 타협** : 협상은 다른 사람과의 관계에서 자기주장과 협력을 포함하고 성숙과 신뢰를 필요로 한다. 타협은 모든 사람들이 아주 빈번하게 사용할 수 있는 중간 정도의 양보이다.
⑤ **협력** : 가장 창조적인 방법으로서 회피나 경쟁과는 반대의 해결방법이다.

2 개인 갈등 관리

(1) 루블(Ruble)과 토마스(K.W Thomas)의 갈등해결 방법

① 강요(forcing) : 상대방을 압도함으로써 갈등을 즉각적으로 끝내기 위해 자기주장을 관철시키는 방법이다.

② 순응(accommodtion) : 상대방의 주장을 수용하는 것으로 비주장적이고 대체로 협력적인 방법을 의미한다.

③ 타협(compromising) : 상호양보를 통하여 약간의 자기만족을 꾀하는 것이다.

④ 협력(collaboration) : 서로의 관심사를 모두 만족시키려는 것이다.

⑤ 회피(avoidance) : 관계자들이 갈등 현장을 떠남으로써 자신과 상대방의 관심사를 모두 무시하는 것이다.

(2) 루탄스(Fred Luthans)의 갈등해결 방법

① win-lose 전략(승-패 전략) : 이 전략에서 한쪽은 항상 권위적인 권력에 의해 지배하고 다른 쪽은 복종하고 패한다.

② lose-lose 전략(패-패 전략) : 이 전략은 양쪽 모두가 지는 것으로 해결이 양쪽 모두에게 불만족스럽게 된 것이다. 회피하기, 철회하기, 흐리기, 타협하기가 속한다.

③ win-win 전략(승-승 전략) : 이 전략은 목표에 중점을 두고 양쪽 관련자들의 요구를 충족시키기도 한다. 합의과정은 문제 중심, 사실의 집합, 갈등의 유용한 측면 수용, 자기중심적인 행동의 회피를 요구한다.

3 집단 갈등의 해결

(1) 갈등의 해결 방법

① **대면을 통한 문제해결** : 갈등을 겪고 있는 집단들이 직접적으로 대면하여 서로의 입장을 밝히고 갈등의 원인을 규명하며 해결하려는 방법이다.

② **상위목표의 설정** : 집단 간 갈등을 초월해서 두 집단이 서로 협조해야만 달성할 수 있는 상위목표를 설정하여 집단 간의 단합을 조성하는 방법이다.

③ **자원의 확충** : 집단 간 갈등이 자원의 제한성 때문에 발생하는 경우가 많기 때문에 자원의 공급을 늘려서 자원 분배에 대한 집단 간의 과도한 경쟁을 감소시킨다.

④ **제도화** : 규율과 절차, 업무범위, 책임한계가 뚜렷하지 않아 집단 간에 분쟁과 갈등이 발생할 경우 직무분석에 의해 합리적 업무를 분담하고 공식적인 규정과 절차를 만들 경우 갈등을 줄일 수 있다.

⑤ **권한 사용** : 갈등을 겪는 집단들의 소속부서가 같은 경우 두 집단을 관리하는 상급관리자가 자신에게 주어진 권한을 발휘하여 갈등을 신속하게 해결하는 방법이다.

⑥ **의사소통의 활성화** : 집단 간에 의사소통이 잘 이루어지면 발생한 갈등을 협상과 타협을 통해 해결할 수 있다.

⑦ **조직구조의 혁신** : 업무의 흐름에 따라 업무를 수행하는 순서를 바꾸거나 근무부서 이동을 통해 갈등부서끼리 직원을 교환한다.

(2) 집단 갈등의 조장방법

① **외부인사의 영입** : 조직구성원들과 직무경험, 능력이나 문제해결방법이 매우 다른 외부 인사를 고용함으로써 구성원들에게 자극을 주는 것이다.

② **조직구조의 변화** : 집단의 역기능적 갈등을 해소하는 방법이 되기도 하며 집단 간의 순기능적인 갈등을 유발하는 계기도 된다.

③ **경쟁 심리의 자극** : 의도적 자극을 통해 경쟁을 유발하는 방법이다.

④ **의사소통의 변화** : 의사소통의 공식적인 경로를 이탈하여 다른 경로를 통해 정보를 제공하거나 의도적으로 많은 양의 정보를 제공하여 갈등을 조장할 수 있다.

4 갈등의 예방 전략

① 갈등은 예방이 가능하므로 갈등원인에 초점을 두고 문제 교정이 가능한 시기에 갈등으로 발전하는 것을 막는 것이 중요하다.

② 갈등을 예방하는 장기적인 전략은 분명한 의사소통 및 역할과 책임의 설정이다.

제 10 장 변화관리

제 1 절 환경 및 간호조직의 변화

1 환경변화

(1) 보건 의료 환경의 변화

① 건강문제 및 대상자의 요구 변화

② 과학 및 의학기술의 발달

③ 비용-효과의 강조

④ 의료문화의 변화

2 변화의 필요성

(1) 변화의 정의와 필요성

변화는 원래 있던 것에서 새로운 것을 만들어 내는 과정으로 변화를 선도한다는 것은 빠르게 진화하는 건강관리시스템에서 간절히 요구되는 기술이다.

(2) 변화의 주체로서의 간호사

변화의 주체는 변화에 따른 긍정적인 결과들, 향상된 환자관리를 증진시킴으로써 다른 이들을 위한 역할 모델이 될 수 있다.

(3) 변화와 간호사의 역할

변화의 선도와 변화수행을 한다.

(4) 변화 전략

① 권력적–강제적 전략 : 합법적인 권위, 경제적 제재, 또는 정치적 권력에 따라 힘을 적용하는 데 기반한다.
② 경험적–합리적 모델 : 지식을 가지고 있는 변화의 주체는 전문가적인 힘을 가지고 그들에게 혜택을 줄 변화에 대해 이성적으로 이해시킬 수 있다는 가정이 필요하다.
③ 규범적–재교육적 전략 : 사람들은 사회규범과 가치에 따라서 행동하기 때문에 변화의 주체는 행동의 비인지적인 결정요인들에 집중해야만 한다.

제 2 절 변화에 대한 저항

1 변화에 대한 저항요소

① 개인 수준에서의 저항 : 인지적 편차, 선택적 지각, 고용안정에 대한 위협감, 지위손실에 대한 위협감, 무관심한 태도와 안일함
② 집단 수준에서의 저항 : 집단 규범, 집단 응집력, 집단사고
③ 조직수준에서의 저항 : 조직구조, 조직문화

2 변화 및 저항 관리방법

교육과 의사소통, 참여, 조장과 지원, 협상, 조작, 호선(포섭), 강압적 방법이 있다.

제 **3** 절 변화방법

1 조직변화의 뜻과 변화요인

(1) 조직변화의 정의

적응적 혹은 인위적으로 조직의 구조와 기술과 사람을 변화시키는 것이라고 정의할 수 있다.

(2) 변화의 대상

조직구조의 변화, 기술의 변화, 구성원의 변화가 있다.

(3) 변화요인

① 외부적 변화요인 : 경쟁조직의 압력, 경제적, 정치적, 범세계적 압력, 사회적 압력, 윤리적 압력
② 내부적 변화요인 : 조직의 구성원들의 개선과 변화의 건의, 조직 목표의 변화 및 새로운 전략, 노동력의 변화, 작업 기술이나 설비의 변화, 구성원들의 태도 변화

2 조직변화의 과정

(1) 레윈의 3단계 변화 모형

① 해빙단계 : 무관심한 사람들에게 변화 욕구를 불러일으켜 변화에 저항하지 않고 오히려 협조할 수 있도록 하는 것이다.
② 변화단계 : 기존의 상태에서 새로운 상태로 바뀌는 것으로 새 기계와 새 제도의 도입과정이다.
③ 재동결단계 : 재동결은 추진력과 저항력 사이에 새로운 균형이 이룩됨으로써 변화가 바람직한 상태로 정착되는 것을 말한다.

(2) 조직변화의 기법

구조적 접근방법, 관리기술적 접근방법, 인간행태적 접근방법, 과업적 접근방법이 있다.

3 계획적 조직변화

(1) 계획적 조직변화의 개념

외부환경에 탄력적으로 적응할 수 있도록 행동이 개입되기 전에 미리 계획을 수립하고 피드백하면서 변화를 이루어가는 과정이다.

(2) 계획적 조직변화의 과정

① 계획적 변화는 기본적으로 문제를 진단하고 전략을 세우며 계획을 수행하고 결과를 평가하는 단계를 거친다.

② 문제를 진단할 때 변화담당자는 상층 경영자와 토의하면서 자료를 수집하고 집단에게는 피드백을 주면서 문제를 진단한다.

③ 계획을 수립할 때는 집단토의과정을 거쳐서 공동계획을 세우고 목표와 방법을 선정한다.

④ 계획이 수행되고 성과가 측정되는 과정에서는 집단에게 피드백을 주는 것이 중요하다.

(3) 계획적 조직변화를 위한 전략

① 경험적-합리적 전략(empirical-rational strategy) : 사람들은 변화로 인해서 어떤 이득을 가질 수 있을지 알 수 있고 확신할 수 있을 때 변화한다.

② 규범적-재교육적 전략(normative-reeducative strategy) : 사람은 사회문화적 규범에 따라서 행동하는 존재로 가정한다.

③ 권력-강제적 전략(power-coercive strategy) : 이 전략에서 사람은 자기보다 권력-강제력이 많은 사람의 지시와 계획을 따르는 존재로 가정된다.

④ 동지적 전략(followship strategy) : 모든 구성원을 동등하게 대해주고 서로 잘 알도록 하여 집단 결속력을 증진시키려는 전략이다.

⑤ 정책적 전략(political strategy) : 권력구조를 확인하여 변화를 위한 정책을 결정하고 이를 실행에 옮기는 영향력 있는 사람을 이용하여 변화를 유도한다.

⑥ 경제적 전략(economic strategy) : 이 전략은 물품이나 자원, 자본, 금전적 보수 등과 같은 경제적 요소를 활용하여 변화를 시도한다.

⑦ 학문적 전략(academic strategy) : 지식 추구와 같은 학문적 요소가 일차적인 요소가 되어 변화를 유도하는 전략이다.

⑧ 공학기술적 전략 : 병실 구조를 바꾸어 간호사가 대상자 옆에 더 오래 머물게 함으로써 간호사의 직접 간호시간을 늘리고 우수한 질적 간호가 제공되도록 하는 방법과 같다.

4 조직문화와 변화전략

(1) 조직문화의 정의

조직문화란 조직에서의 인간관계, 인간 본질, 시간과 공간의 본질 등과 관련된 구성원들의 공통된 신념과 가치관이다.

(2) 조직문화의 기능

사고의 틀, 정감패턴, 구성원의 일체감, 통제체제, 조직문화의 성과가 있다.

(3) 조직문화의 구성요소(7S)

공유가치(shared value), 전략(strategy), 구조(structure), 관리시스템(system), 구성원(staff), 관리기술(skill), 리더십 스타일(style)

(4) 간호조직문화의 구성요소

① 가시적 수준 : 표면적으로 나타나는 물질적, 상징적, 행동적 인공창조물이다. 간호조직문화에서는 간호기술, 간호서비스 내용, 간호인적 자원관리정책, 간호전달체계 등을 말한다.
② 인지적 수준 : 조직구성들이 소중히 여기고 그들의 의식적인 행동지침으로 작용하는 요소들이다. 개인에 대한 존중, 창의성에 대한 중요성, 개방적 의사소통, 합의에 대한 중요성 등을 말한다. 간호조직문화에서는 간호조직, 간호단위관리자, 간호사의 가치관이 해당된다.
③ 잠재적 수준 : 인지적 수준과 밀접히 관련되어 있으나 조직 구성원들이 일반적으로 인식하지 못하고 있는 잠재적, 선의식적 가치관(preconscious value)이다.

(5) 간호조직문화의 유형

① 관계지향 문화 : 조직 내 인간관계 유지에 중점을 둔다.
② 혁신지향 문화 : 조직의 외부환경에 대한 적응성에 역점을 둔다.
③ 위계지향 문화 : 안정적인 기반위에서 조직 내부의 효율성을 추구한다.

제 4 절 조직개발

1 조직개발의 정의

조직개발(organization development)은 조직체의 경쟁력 강화와 장기적인 조직효율성 및 조직 성과향상을 목적으로 조직구조와 경영과정, 구성원의 행동과 조직문화의 개선을 가져오는 체계적인 변화과정이다.

2 조직 유효성의 개념

조직 유효성이란 조직의 성과를 평가하는 기준으로 조직이 얼마나 잘 운영되고 있는가를 표시하는 개념이다.

3 조직 유효성의 3가지 관점과 그 원인

조직의 유효성은 여러 원인에 의해서도 영향을 받는데 개인 유효성, 집단 유효성, 조직 유효성의 3가지 변수로 분류한다. 조직 유효성은 집단의 유효성에 의존하고 집단의 유효성은 개인의 유효성에 의존한다.

4 조직 유효성을 평가하는 다양한 접근법

(1) 목적-달성적 접근법(goal-attainment approach)

수단보다는 목적 달성에 의해서 조직의 유효성을 측정, 평가하는 방법이다.

(2) 시스템적 접근법(system approach)

조직을 투입물을 획득하여 변화과정을 거쳐 산출물을 창출해 내는 일종의 시스템으로 보고 조직의 투입물 획득능력, 변화과정의 능률성, 산출물의 유통능력 및 조작안정과 균형 유지력 등을 함께 평가하는 것이다.

(3) 전략-환경요소적 접근법(strategic-constituencies approach)

조직 환경의 모든 요소를 고려하는 것이 아니라 조직의 생존에 직접적으로 위협을 가하는 환경요소만 고려하는 것이다.

(4) 경합-가치적 접근법(competing-values approach)

조직의 융통성 정도와 통제 정도에 초점을 맞춘 유연성-통제 기준, 조직 구성원들의 복지 및 발전을 강조하여 조직의 번영과 발전을 강조하는 조직 기준, 조직의 최종목표를 달성하는 과정과 목표 달성 자체를 강조하는 수단-목표 기준이라는 세 가지의 조직유효성을 측정하는 기준을 통하여 조직유효성을 통합적으로 측정하는 접근법이다.

5 조직 유효성과 조직변화와의 관계

(1) 조직 유효성이 높은 조직의 특징

조직구조가 분명하여 구성원이 자신이 속한 부서와 지원 부서를 명확히 구분할 수 있다. 조직 목적이 분명하고 목적변화가 적으며 목적달성을 위한 관리단계도 최소화하여 조직 내의 알력, 스트레스, 타성 등을 제거한다.

(2) 조직변화에서 관리자의 역할

현 조직의 문제점을 규명하고 구성원의 조직변화에 대한 동기화나 능력을 사정하여 조직이 선택할 수 있는 대안을 확인한다. 조직변화의 각 단계를 인식하고 이를 통합하여 구성원을 이끌어 나갈 수 있는 뚜렷한 철학과 신념을 가지고 있어야 한다.

6 조직개발의 과정

(1) 문제 진단

계획적 변화의 첫 번째 과정은 문제증상이 지각되어 변화 담당자의 연구, 조사를 거쳐 문제를 진단하는 것이다.

(2) 변화전략 수립

문제의 요인을 구성원의 행동 측면에서 분석하고 조직체에 존재하는 여러 공식적 또는 관습적 제약 조건을 고려하여 실행 가능한 변화전략과 방법을 설정하는 것이다.

(3) 변화집행

실제로 변화를 집행하는 단계로 이 과정에는 시스템의 구조적 변화는 물론 교육훈련, 감수성 훈련, 팀구축, 목표관리, 관리 그리드 등의 여러 가지 조직 개발 기법이 적용될 수 있다.

제 11 장 시간관리

제 1 절 시간철학

1 시간

(1) 시간의 정의

누구에게나 공평하게 주어지며 저장하거나 양도할 수 없고 사용하지 않으면 자연 소멸되는 무형의 자원이다.

(2) 시간의 특성

① 시간은 신비하다.
② 시간은 귀중하다.
③ 시간은 제한된 자원이며 누구에게나 동일하게 주어진다.
④ 시간은 계속 흘러간다.
⑤ 시간은 일회적이다.
⑥ 시간은 기회다.
⑦ 시간은 힘이 세다.
⑧ 시간은 결과를 가져온다.

(3) 크로노스와 카이로스

① 크로노스(Cronos) : 시계와 달력으로 잴 수 있는 모든 단위의 시간을 의미하며 보편적인 시간 개념이다.
② 카이로스(Kairos) : 질적인 시간을 의미한다.

2 시간관리 개념

(1) 시간관리의 정의

시간관리(time management)는 시간을 가장 효과적이고 생산적으로 사용하도록 돕는 기술이다.

(2) 가장 좋은 시간관리 방식의 3가지 요소

① 자신이 살고 있는 문화에 저촉되지 않아야 한다.
② 자신이 다스릴 수 있고 거부감을 느끼지 않아야 한다.
③ 일의 효율성을 최고로 높일 수 있는 방식이어야 한다.

(3) 시간관리 매트릭스

① 제1상한 : 제1상한에 속하는 것은 모두 급하고 중요한 것들로 즉각적인 처리가 요구되고 결과도 중대한 사안들을 다루는 것이다.

② 제2상한 : 제2상한은 효과적인 자기관리의 심장부로 급하지 않으나 중요한 사안들이 이 영역에 포함된다.

③ 제3, 4상한 : 제3, 4상한에 속하는 일들은 중요하지 않은 일을 말한다.

(4) 시간관리 도구의 준거

일치성, 균형유지, 제2상한 위주, 사람 위주, 융통성, 휴대가능성이 있다.

제 2 절 시간관리 과정

1 시간관리 과정

(1) 시간관리의 3단계 순환과정

① 1단계 : 계획을 세우기 위한 시간 할당, 우선순위의 결정

② 2단계 : 우선순위에 따른 업무수행

③ 3단계 : 정보수집, 남은 업무의 우선순위 재조정

2 조직적인 시간계획

(1) 목표설정

① 시간계획은 목표설정에서부터 시작된다.

② 좋은 목표의 설정

　㉠ S : Specific(구체적인)

　㉡ M : Measurable(측정할 수 있는)

　㉢ A : Attainable(얻을 수 있는) 혹은 achievable(달성 가능한)

　㉣ R : Result-oriented(결과 지향적인)

　㉤ T : Time-bounded(시간이 정해져 있는)

(2) 시간관리와 우선순위의 결정

시간관리에서 우선순위 결정방법 : 우선순위 분류표 사용(Covey, Merrill & Merrill, 1994)

① A : 꼭 해야 될 일이고 매우 중요한 것

② B : 해야 될 일이나 다소 중요한 것

③ C : 시간이 있으면 할 수도 있으나 별로 중요하지 않은 것

④ D : 중요하지도 긴급하지도 않은 일

제 3 절 시간관리 과정/시테크

1 시간관리 실패

시간낭비는 목표를 성취하거나 업무를 성취함에 있어 사람을 방해하는 주요 요인 중 하나이다.

2 방해 통제하기

방해의 예에 따른 구체적 통제의 방법은 다음과 같다.

① **전화 계획하기** : 전화를 계획하여 하는 것은 전화한 사람을 포함하여 다른 사람의 시간을 낭비하지 않게 된다. 전화를 걸기 전에 논의할 주제를 적고 잊어버리면 안 되는 질문이나 중요한 요점을 미리 생각한다.

② **이메일** : 시간관리를 증가시킬 수 있거나 시간 낭비자가 될 수 있다.

③ **문서업무** : 간호관리자는 새로운 치료와 약물요법, 자료분석, 업무과정 전산화 등 증가하는 문서작업에 대처해야 하는 상황에 놓여 있다.

④ **불시방문객** : 방문자가 다른 사람에 대해 언급하거나 방문자의 문제해결 노력을 재조정하기 위한 방문은 자제하도록 한다.

3 시간관리의 지침

(1) 시간분석

① 시간분석의 단계

㉠ 첫 번째 단계 : 시간을 어떻게 사용하는지 분석한다.

㉡ 두 번째 단계 : 시간을 사용하는데 있어 자신의 역할이 적절한지를 결정하는 것이다.

② 업무재설계 : 시간을 현명하게 사용하는지, 개인에게 업무가 정확하게 책임 할당되어 있는지를 확실하게 하는 것이다.

③ 활동시간표 : 전형적으로 30분에서 60분 간격으로 구성되고 실제시간이 다양한 활동에 사용되어 졌는지 분석하는 데 유용하다.

(2) 파레토 법칙과 시간관리

파레토 법칙(Pareto law) : 전체원인의 20%가 결과의 80%를 발생시킨다는 개념으로 2대 8의 법칙 이라고도 한다.

(3) 시간관리지침/시테크

시간낭비요소의 확인, 활동분석, 효과적인 시간관리의 원칙 세우기, 일하는 방법의 개발, 좋은 시간과 나쁜 시간관리, 자투리 시간의 활용, 나쁜 습관 고치기, 중도에 포기하지 않기

4 간호단위에서의 시간관리

(1) 간호단위 우선순위

① 1번째 우선순위 : 생명이 위급한 상황의 업무로서 간호대상자의 기도, 호흡, 순환을 사정하고 간호대상자의 전반적 상태와 의식변화, 혈압, 심박동수, 호흡, 산소포화도, 소변량 등을 민감하게 모니터링하는 업무가 해당된다.

② 2번째 우선순위 : 안전에 필수적인 업무로서 환자상태를 모니터하고 투약하고 대상자를 감염이나 낙상으로부터 보호하는 업무가 해당된다.

③ 3번째 우선순위 : 증상을 완화하고 치료를 돕는 업무로서, 대상자의 통증, 오심 등의 증상을 완화시키고, 영양, 운동, 자세, 투약 등으로 치료를 촉진하고 교육하는 업무가 해당된다.

(2) 긴급성과 중요도를 기준으로 업무 우선순위 결정하기(Steven Covey, 1994)

긴급하고 중요한 업무를 가장 우선적으로 처리하고 중요하지도 긴급하지도 않은 업무를 가장 나중 순서로 처리하도록 계획을 세울 수 있다. 중요하지도 긴급하지도 않은 업무는 가장 낮은 우선순위 에 해당된다.

(3) 현장실무에서의 시간관리와 관리자의 역할

① 보건의료조직에서 간호사가 부족하고 환자 중증도가 높아짐에 따라 간호사들이 업무에 쫓기며 일하고 있으므로 적절한 시간관리를 통해 스트레스를 줄일 수 있도록 한다.

② 간호사는 혼자 일하지 않기 때문에 동료들로부터 기대되는 것이 무엇인지, 이전 근무조에서 어떤 일이 발생했는지, 간호단위에서 어떤 일이 발생하고 있는지 알아야 한다.

③ 관리자의 시간 : 일반간호사의 지위에서 리더십 지위로 승진할 경우 조직 기술뿐 아니라 시간관리 능력을 발달시켜야 한다.

④ 관리자는 부하 직원들에게 시간관리 모델로서의 역할을 해야 한다.

제 12 장 리더십 함양을 위한 전략들

제 1 절 스트레스 관리

1 스트레스

(1) 스트레스의 기본개념

스트레스(stress)란 환경의 요구가 지나쳐서 개인의 능력을 벗어날 때 개인과 환경 간의 부조화에 의해 나타나는 반응이다.

(2) 스트레스를 유발하는 요인

생활 사건의 변화, A유형 성격, 통제의 위치, 능력과 욕구, 기타의 스트레스 요인

(3) 스트레스 반응과 증상

① 스트레스의 초기에는 업무수행도가 증가할 수 있으나 업무수행이 정점으로 도달한 뒤 추가되는 스트레스가 있을 때 업무수행이 감소될 수 있다.

② 동기와 민감성을 증가시켜 좀 더 능률적으로 만드는 긍정적 스트레스도 있지만 디스트레스(distress)는 업무성취도 저하, 불쾌감, 질병을 초래한다.

③ 과도한 스트레스가 지속되면 더 이상 적응적으로 대처하기 어렵고 여러 가지 신체적, 정신적, 정서적 증상이 나타날 수 있다.

2 직무 스트레스

(1) 직무 스트레스의 개념

유럽위원회 '직무관련 스트레스 안내서(European Commission, 2002)'의 정의 : 직무내용, 직무 조직 및 작업환경의 해롭거나 불건전한 측면에 대한 정서적, 인지적, 행동적 및 생리적 반응 패턴으로 고도의 각성 및 걱정, 극복이 안 되는 느낌을 보이는 상태

(2) 직무 스트레스의 요인과 원인

스트레스의 요인을 개인, 집단, 조직 차원에서 살펴볼 수 있다.

개인요인	집단요인	조직요인
• 역할 과중 • 역할 모호성 • 역할 갈등 • 역할 과소 • 책임감	• 집단응집력 결여 • 집단 내 갈등 • 지위, 신분상의 문제	• 조직분위기 • 기술 수준 • 경영관리 스타일 • 조직구조 및 설계 • 인사 정책 및 보상제도 • 업무환경 및 조건

(3) 간호사의 직무 스트레스 요인

① 직무관련요인 : 간호직무의 특성과 관련된 요인, 의료조직과 관련된 요인
② 사회문화적 요인 : 성역할 기대, 의료환경의 변화
③ 개인적 요인 : 특정 사건들, A유형 성격의 사람

(4) 간호사의 직무 스트레스 관리

① 개인 차원의 스트레스 관리방안 : 스트레스 수용하기, 스트레스에 대한 자기인식의 확대, 신체돌보기, 완전히 벗어나기, 긍정적 자기지각, 사회적 지지 추구, 과도한 요구 감소, 변화에 대한 계획
② 조직 차원의 스트레스 관리방안 : 간호사 개인의 스트레스 수준 파악과 적정 수준 유지, 스트레스 수용능력 개발, 직무분석과 직무설계, 능력개발과 성장의 기회 제공

제 2 절 적극적인 자기주장

1 적극적인 자기주장이란?

(1) 주장행동

주장행동(assertive behavior)이란 의사소통과정에서 상대방의 권리를 침해하거나 상대방에게 불쾌감을 주지 않으면서 자신의 권리, 욕구, 의견, 생각, 느낌 등을 솔직하게 나타내는 행동을 의미한다.

(2) 비주장 행동

① 소극적 행동 : 소극적 행동(passive behavior)이란 자신의 의견, 감정, 권리를 솔직하게 표현하지 못함으로써 타인으로 하여금 자신의 감정과 권리를 침해하도록 허용하는 행동이다.

② 공격적 행동 : 공격적 행동(aggressive behavior)이란 상대방의 감정을 손상시키거나 권리를 침해하면서 자신의 감정이나 권리를 표현하는 행동이다.

(3) 주장행동의 목적

의사소통 증진과 인간관계 개선, 정신건강 증진, 능력개발, 간호업무 향상에 있다.

2 간호사의 적극적인 자기주장

(1) 주장행동을 해야 할 경우

① 어떤 사람에 대한 분노, 불만, 애정 혹은 특정 장면이 머리에서 사라지지 않을 때

② 어떤 사람을 만나려고 하면 불안해지거나 분노가 생겨서 만나기 싫거나 혹은 그 사람을 대하면 위축될 때

③ 상대방에게 불만을 직접 표현하지 못하고 다른 사람에게 말하게 될 때

④ 상대방에게 솔직하게 물어보지 못하고 돌려서 말하거나 간접적으로 묻게 될 때

⑤ 상대방에게 자신의 행동을 정당화하기 위해 거짓말을 하거나 위선적 행동을 하게 될 때

⑥ 상대방에게 욕설을 하게 되는 경우

(2) 주장행동을 삼가야 할 상황

① 주장행동을 하기에는 모험이 너무 크거나 주장행동을 해도 얻는 것이 별로 없을 때

② 상대방이 개인적 문제로 어려움을 겪고 있거나 매우 예민해 있어서 지지가 필요한 경우

③ 내가 극도로 감정이 상해 있어서 상대방을 공격할 것 같은 경우

3 비합리적 생각의 유형

(1) 비합리적 생각의 일반적 유형

① 계획했던 일이나 행동 또는 말이 원하는 결과를 가져오지 못한 것은 파멸이다.

② 무엇이든 완전무결해야 한다.

③ 항상 칭찬과 인정을 받아야 한다.

④ 나는 부족한 사람이기 때문에 아무것도 할 수가 없다.

⑤ 인간관계에서는 무조건 참는 것이 능사이다.

⑥ 문제나 갈등을 억지로 참는 것보다는 무조건 표현하여 해소하는 것이 옳다.

(2) 비합리적 사고를 합리적 사고로 전환하기

주장행동을 방해하는 비합리적 사고를 합리적 사고로 변화시켜야만 주장행동이 가능해진다.

4 적극적인 자기주장의 구성요소

(1) 언어적 주장행동

① 자기 표현적 주장행동 : 하고 싶은 말하기, 솔직하게 말하기, 대화 초반에 말하기, 직접 말하기

② 상대방 고려적 주장행동 : 예절, 경청, 공감, 나-전달법(I-Message), 감정예견, 이유설명, 타협

(2) 비언어적 주장행동

음성적 요소, 체언적 요소

5 적극적인 자기주장이 간호의 미래에 미치는 영향

(1) 공적인 간호이미지의 변화

적극적인 간호사는 부정확한 고정된 이미지를 변화시키기 위해 자신의 능력을 이용함으로써 보다 긍정적인 대중적 이미지를 고양시키고 발전시킨다.

(2) 법적인 영향

협동적인 지도력에 의해 잘 관리된 개개인들의 정치적 영향력은 간호라는 전문직의 세력을 크게 확대시킬 수 있다.

(3) 건강관리 시스템의 영향

간호전문직은 질환에 대한 초점에서 건강에 대한 초점으로의 이동을 건강관리 시스템 내에서 도모할 수 있다.

제 3 절 인간관계와 사람다루기

1 기본적인 기술

(1) 인간관계 관리

인간관계(human relation)란 집단 내의 휴머니즘에 기초를 두고 목표지향적인 협동관계를 구축하는 방법과 기술이다.

(2) 간호직 수행의 인간관계 관리

① **간호사–대상자 간의 관계**

간호사–환자 관계의 개념에는 두 사람이 포함되는데 한 사람은 다른 사람의 불편을 덜어 주는 능력을 갖춘 전문적 요원(간호사)이며 다른 한 사람은 질병상태로부터 건강을 회복하고자 하는 사람(환자)이다.

② **동료 간의 관계**

동료 간 관계에서 중요한 것은 협동이며 환자에게 질적 간호를 제공하기 위해 능동적으로 참여하고 간호를 계획하기 위해 협력하여 다른 간호사와 상호 관계를 맺는 것이다.

③ **수간호사–간호사 간의 관계**

수간호사는 함께 일하는 직원들을 대할 때 신체적 차이, 지능적 차이, 감정상의 차이 또는 사회적인 환경에서 오는 차이 등 인간에게 기본적인 차이점이 있음을 고려해야 한다.

④ **간호사와 의사와의 관계**

각자 직업의 한계를 지키면서 늘 상대방을 이해하고 협조적인 태도를 유지하는 것이 필요하다.

⑤ **타 부서 직원과의 관계**

병원, 기타 의료보건 기관 내에는 의사와 간호사 외에 영양사, 약사, 물리요법사, 검사원, 의료사회사업가, 사무직원, 잡무원 등 여러 종류와 계층의 직원들이 있고 환자가 독립적으로 기능할 수 있도록 하는 목표에 대한 합의와 상호작용 관계에 있다.

2. 반발 없이 부하를 교정하는 방법(문제 직원의 관리)

(1) 문제 직원 관리의 의의

직원 훈육 혹은 징계란 직원이 조직의 규칙이나 규정을 준수하도록 교육하고 이를 위반하지 않도록 통제하며 기대에 어긋나는 직원을 징계하는 인적자원관리의 한 형태이다.

(2) 문제 직원 관리의 진행단계

① 면담 : 관리자는 간호사와 개별적으로 비공식적인 면담을 한다.
② 구두견책 : 간호사에게서 규칙을 위반하는 행동이 다시 발견되는 경우 간호관리자는 그 간호사에게 구두로 견책을 한다.
③ 서면견책 : 간호사의 잘못된 행동이 수정되지 않고 반복될 때에 서면견책을 시행한다.
④ 정직 처분 : 면담과 견책에도 불구하고 간호사가 바람직하지 못한 행동을 계속한다면 간호사에게 수 일 또는 수 주간의 정직 처분을 내린다.
⑤ 해고 : 여러 노력에도 불구하고 간호사의 행동이 개선되지 않으면 해고한다.

(3) 문제 직원 관리의 원칙

① 긍정적인 태도를 취한다.
② 신중하게 조사한다.
③ 신속하게 대처한다.
④ 비밀을 보장한다.
⑤ 행동에 초점을 맞춘다.
⑥ 규칙을 일관성 있게 적용한다.
⑦ 융통성이 있어야 한다.
⑧ 추후관리를 한다.

제 13 장 간호단위 관리

제 1 절 환경관리

1 간호단위 환경관리

간호단위 환경은 간호단위를 둘러싸고 있으며 간호단위 관리에 영향을 미치는 일체의 상황을 의미한다.

① **내부환경** : 특정조직의 성격을 나타내주는 내부속성으로 토지, 건물, 기계 등 물적 요소와 가치, 신념과 같은 비물적 요소를 포함한다.

② **외부환경** : 한 조직에 직접적인 영향을 미치는 과업환경과 모든 조직에 공통적인 영향을 미치는 일반 환경이다.

2 환경관리의 실체

(1) 안전한 환경

① **낙상예방** : 간호사는 낙상예방 관리지침에 따라 환자의 낙상위험요인을 사정하고 낙상예방 중재를 계획 및 시행한다.

② **화재예방** : 의료기관에서 화재는 다양한 원인에 의해 발생할 수 있으므로 화재예방 지침을 마련하고 화재 시 대응방법의 숙지를 철저히 해야 한다.

③ **화상예방** : 열이나 불꽃, 뜨거운 물, 전기, 화학 물질과 레이저 등에 과도하게 노출이 되었을 때 발생하는 상처로 화상을 일으킬 수 있는 위험 요인을 사전에 파악하고 예방할 수 있도록 한다.

④ **자살예방** : 자살과 같은 자기 파괴적인 행동을 예측하고 발생하지 않도록 예방한다.

⑤ **약품관리 및 투약안전관리**

　⑦ 일반약품관리 : 입원 환자에게 발행되는 처방은 정규처방, 응급 및 추가처방, p.r.n 처방, 퇴원처방으로 구분되며 수액제, 제제약 등은 청구하여 사용한다.

　ⓛ 고위험 및 고주의성 약물관리 : 투약오류 발생 시 환자에게 심각한 상황을 초래할 수 있는 고위험 약품(heparine, KCL 등)은 다른 약물과 분리하여 경고문구가 부착된 지정된 장소에 보관한다.

　ⓒ 마약류관리 : 주사, 경구, 패치를 포함한 모든 마약은 '이중 잠금장치'가 있는 마약장에 보관한다. 간호단위의 마약관리는 투약기록, 잔량반납, 비품수량, 보관상태, 기록방법 등을 매일 평가한다.

　ⓜ 투약안전관리 : 투약오류는 환자의 생명에 위협을 줄 수 있어 체계적인 안전관리가 요구되며 의료기관은 투약 규정을 정하고 지속적인 교육, 평가 및 업무개선을 해야 한다. 약물투여 시 5 right(정확한 약품명, 환자, 용량, 투약경로, 시간)을 정확하게 지킨다.

(2) 위생적인 환경

① 환기 : 신선한 공기를 유지하기 위해 시행하는 환기는 환자를 편안하게 해주고 건강을 증진시킨다.

② 청결 : 병원 내 환경은 다른 곳보다 미생물에 오염되었을 가능성이 높고 병원성 세균이 많으므로 청소지침에 따라 정기적으로 청소를 해야 한다.

③ 감염관리 : 의료관련감염은 의료 기관에서 시행하는 여러 가지 시술이나 치료과정에서 발생하는 감염을 말하며 입원 당시 없었던 혹은 잠복하고 있지 않았던 감염이 입원기간 중 발생한 것으로 환자 뿐 아니라 병원에서 발생하는 직원들의 감염도 이에 포함될 수 있다.

(3) 안정적인 환경

① 온도와 습도 : 온도와 습도는 환경의 쾌적함과 환경오염에 영향을 주며 환자의 정신적, 신체적 안녕을 위해 중요한 요소이다.

② 조명 : 부적절한 조명은 눈의 피로감, 긴장감, 권태감, 불안감 등을 야기하므로 환자의 안정과 눈의 피로를 예방하기 위해 적절한 조명을 유지해야 한다.

③ 소음 : 소음은 신경계통을 자극하므로 환자를 불쾌하게 하고 안정 및 수면을 방해할 뿐 아니라 피로를 과중시킨다.

(4) 아름답고 편리한 환경

① 심미적 환경 : 색상은 정신생리학적 반응을 일으킬 수 있으며 심미적, 상징적 의미를 준다. 붉은 색이나 주황색 같은 따뜻한 색은 회복기 환자에게, 차가운 색상은 만성 환자에게 더 적합하다.

② 편의성 : 환자 및 보호자에게 편의성을 제공하기 위한 시설은 휴게실 이외에도 산책로, 정원 등이 있다.

제 2 절 물품관리

1 물품관리의 의의

물품관리란 조직의 목적달성을 위한 사업 수행에 소요되는 물품의 원활한 지원과 효율적인 활용을 위한 제반관리를 말한다.

2 ▸ 물품의 종류

병원 내에서 소비되거나 사용되는 모든 유형의 자산으로 고정자산, 재고자산, 기타 일반관리 소모성 자산으로 구분한다.

3 ▸ 물품관리과정

물품의 기준량 설정, 물품의 청구 및 공급체계 관리, 물품 보관, 재고관리의 과정이 있다.

제 3 절 ▸ 입·퇴원관리

1 ▸ 입원관리

① **병실 입원환자 관리** : 환의, 입원생활안내문, 간호정보조사지, 안전관리 사정도구, 통증 사정도구 및 교육자료 등 물품을 준비한다.
② **중환자실 입원환자 관리** : 중환자실 입실은 환자 사정을 통해 입실 적정성 여부를 판단 후 결정하여야 한다.

2 ▸ 퇴원관리

퇴원 후 일상생활이 가능할 수 있도록 환자의 간호요구를 파악하여 교육을 실시한다. 간호사는 '퇴원절차 안내문'을 이용하여 퇴원 예정시간과 퇴원 절차를 환자 및 가족에게 설명하고 필요서류를 확인한다.

간호기록관리

1 **간호기록의 정의**

간호기록이란 환자의 입원 시 사정에서부터 퇴원 시의 평가에 이르기까지 계속되는 간호과정의 타당성 및 그 결과를 입적할 수 있는 정확하고 완전한 내용을 조직적이고 체계적으로 기록한 문서이다.

2 **간호기록의 목적**

① **의사소통** : 의료팀 간에 환자정보를 정확하게 교환할 수 있는 의사소통의 수단으로 기록은 간호의 일관성과 연속성에 필요한 방법을 제시한다.
② **간호계획** : 환자의 입원 시 수집한 간호력이나 신체사정을 통해 정보를 얻을 수 있고 환자가 시행한 간호계획에 어떻게 반응하는지를 알 수 있다.
③ **법적 증거** : 법적으로 기록은 관찰, 중재, 평가를 기록한 특별한 의사소통의 형태로 법정에서 증거로 채택될 수 있다.
④ **교육** : 유사한 의학적 문제가 있는 대상자들에게서 일정 형태의 정보를 확인할 수 있기 때문에 질병의 특성과 그에 대한 반응을 배우는 효과적인 방법이 의무기록을 읽는 것이 될 수 있다.
⑤ **질 향상** : 간호사는 기록을 통해 환자가 받은 간호내용을 모니터하여 어떤 질적 개선이 되고 있는지에 대해 표준에 근거해 간호감사를 실시하고 확인된 간호문제를 인지하여 질적인 간호를 제공한다.
⑥ **통계 및 연구** : 임상질환, 합병증, 특별한 의학적 및 간호학적 치료의 적용, 사망, 질병으로부터의 회복 등의 빈도와 관련된 통계학적 자료를 대상자의 기록에서 수집할 수 있다.
⑦ **감사** : 간호감사에는 설정된 기준에 의해 간호사의 판단, 지식 등 간호수행의 내용이 감사되고 평가된다.

3 **간호기록의 원칙**

정확성, 적합성, 완전성, 간결성, 적시성이 있다.

4 간호기록의 체계

정보 중심 기록체계(Source-oriented medical record), 문제 중심 기록체계(problem-oriented medical record)가 있다.

5 간호기록의 형식

서술기록, SOAP기록, PIE기록, Focus기록, 카덱스기록이 있다.

6 간호기록 작성법

① 간호기록의 내용 및 빈도 : 환자의 현재 상태, 치료에 대한 반응, 정상에서 벗어난 상태나 행동의 변화를 기록한다.
② 간호기록의 종류 : 간호정보조사지, 임상관찰기록지, 간호기록지, 전동일지, 퇴원 후 건강계획지, 수술간호기록지

제 5 절 간호직원관리

1 간호인력관리제도

(1) 경력개발의 개념
① 경력개발(career development) : 개인의 경력목표를 설정하고 이를 달성하기 위한 경력계획을 수립하여 조직의 욕구와 개인의 욕구가 합치될 수 있도록 각 개인의 경력을 개발하는 활동이다.
② 간호조직은 경력개발제도를 통해 간호사들을 병원조직의 중요한 인적 자원 요소로 간주하여 육성, 개발하여 경쟁력 있는 간호사들을 보유하고 간호실무의 탁월성을 증진시킴으로써 간호조직의 성과를 높일 수 있다.

(2) 경력개발의 단계

① **경력목표** : 개인이 자신의 적성, 관심, 소질을 고려하여 도달하고 싶은 미래의 직위를 설정한다.

② **경력계획** : 경력목표를 달성하기 위한 경력경로(career path)를 구체적으로 선택한다.

③ **경력활동** : 개인적인 경력계획을 달성하기 위해 개인 또는 조직이 실제적으로 참여하는 활동이다.

④ **경력평가** : 작성된 경력계획에 따라 활동한 다음 그 결과를 평가하는 단계로서 주기적인 상담을 통해 관리자와 개인이 함께 평가하고 피드백한다.

(3) 간호조직 내의 경력개발제도

① **임상경력개발제도(clinical ladder system)** : 간호사들의 간호능력을 개발하고 지원하는 동시에 간호실무능력을 평가하는 시스템이다.

　㉠ Benner(1984)는 임상기술능력의 향상에 초점을 두고 그의 이론에서 간호사의 실무능력단계 별로 필요한 기술과 역량에 따라 초보자, 진전된 초보자, 적임자, 숙련가, 전문가의 5단계로 나누어 임상간호사의 발전단계를 설명하였다.

　㉡ 간호사의 개인적 성취를 인정하고 보상하여 임상적 능력이 있는 간호사들이 임상현장에 계속 남아 있게 하면서 환자간호의 질과 간호사의 사기 및 직업만족도를 향상시키며 전문적 성장의 기회를 제공한다.

② **간호조직 인력관리를 위한 경력개발시스템 도입 전략** : 임상등급(clinical ladder)에 따른 간호사 들의 능력개발을 지원하기 위해 교육훈련 프로그램을 계획하고 제공한다.

2 교육훈련

(1) 교육훈련의 의의

교육훈련이란 일반 직원, 중간관리층, 경영층 등을 대상으로 직원의 행동, 지식, 동기를 변화시키 는 체계적인 과정이다.

(2) 교육훈련의 체계

① **교육훈련의 필요성 분석** : 조직수준, 개인수준, 직무수준

② **교육훈련 프로그램**

　㉠ 대상자에 의한 분류 : 신입자 교육훈련, 재직자 교육훈련, 자기계발

　㉡ 장소에 의한 분류 : 직장 내 교육훈련, 직장 외 교육훈련

　㉢ 내용에 의한 분류 : 전문지식 및 기술교육, 노사관계에 관한 교육, 교양교육훈련

(3) 교육훈련의 방법

① **지시적 방법** : 주로 기능이나 개념, 정보 등을 강의나 다른 매체를 통해 학습하는 방법이다.

　　예 강의, 시범, 시청각 교육방법, 직무순환방법, 프로그램식 학습, 컴퓨터 보조학습

② **시뮬레이션 방법** : 관리자의 문제해결능력을 향상시키기 위한 방법으로서 주로 실무적인 문제를 모형화하여 개발시키는 방식이다.

　　예 인바스켓 기법, 사례 연구, 비즈니스 게임법

③ **경험적 방법** : 역할연기법, 행동모델법, 감수성훈련, 교류분석

(4) 교육훈련의 평가

반응평가, 학습평가, 행동평가, 결과평가가 있다.

제한시간: 50분 | 시작 ___시 ___분 – 종료 ___시 ___분

↪ 정답 및 해설 313p

01 카츠가 주장한 리더십의 관리기술에 대한 설명 중 다음에 해당하는 것은 무엇인가?

> • 교육 및 훈련 경험을 통해 습득되는 것으로 일선 관리자에게 주로 요구된다.
> • 조직의 정책과 절차를 잘 알고 각 직원의 임상 수행 능력과 기술을 파악하여 적절히 업무를 위임하고 감독한다.

① 개념적 기술
② 실무적 기술
③ 인간적 기술
④ 진단적 기술

02 간호관리를 체계이론 관점에서 볼 때 산출에 대한 설명 중 **틀린** 것은?

① 환자 측면에서의 질적 간호로 간호서비스의 양, 질, 환자 만족, 사망률, 합병률 등을 말한다.
② 투입요소들의 관리과정에 의한 상호작용으로 조직의 산출을 말한다.
③ 간호직원 측면에서 산출은 직원 만족, 이직률, 결근율, 인력개발 등이 해당된다.
④ 간호 생산성의 향상, 연구결과는 산출에 포함되지 않는다.

03 다음 중 피들러의 상황적합이론에 관한 설명으로 **틀린** 것은?

① 리더적합이론이라고도 하며 리더의 특성과 리더십 상황의 호의성 간의 적합 정도에 따라 리더십의 효과가 달라진다고 본다.
② 상황변수로 리더-구성원 관계, 과업구조, 지위권력의 세 가지 요인을 제시했다.
③ 리더십의 효과를 높이기 위해서는 관리자의 리더십 개발을 위한 교육 훈련에 힘써야 한다고 보았다.
④ 리더 유형을 측정하기 위해 LPC 척도를 사용한다.

04 다음 중 하우스의 경로-목표이론에 대한 내용으로 틀린 것은?

① 경로-목표이론은 리더가 구성원들을 동기 유발시켜 설정된 목표에 도달하도록 할 것인가에 관한 이론이다.
② 리더십 유형을 지시적, 지원적, 참여적, 성취 지향적의 4가지로 구분하였다.
③ 지원적 리더십은 구성원들의 의견이나 제안을 요구하며 집단 토론을 촉진하는 것이다.
④ 리더십 유형과 더불어 구성원 특성, 과업환경의 두 가지 상황적 요인을 결합시켜 리더십 효과성을 결정짓는 경로 모형을 제시한다.

05 로크의 목표설정이론에서 목표설정의 중요요소에 해당하지 않는 것은?

① 목표수준
② 구성원의 참여
③ 결과에 대한 피드백
④ 목표의 객관성

06 동기부여이론에서 내용이론들의 욕구나 요인에 관한 내용으로 틀린 것은?

① ERG이론 : 성장욕구, 관계욕구
② 욕구단계이론 : 자아실현욕구, 존경욕구
③ 동기-위생이론 : 동기요인, 위생요인
④ 성취동기이론 : 존재욕구, 친교욕구

07 다음 중 직무분석에 대한 설명으로 틀린 것은?

① 관찰법 : 간호사가 실제 행하는 작업을 분석가가 직접 관찰하는 것으로 가장 흔히 사용하는 방법이다.
② 면접법 : 작업을 위해 요구되는 개인적 특성에 대해 직무분석가가 간호사를 인터뷰하여 정보를 수집하는 방법이다.
③ 중요사건법 : 직무분석가가 일정기간 동안 특정부서 간호사의 활동을 관찰, 기록하여 전체 근무시간과 비교하여 각각의 일에 소요되는 시간을 계산하는 것이다.
④ 질문지법 : 구성원에게 질문지를 배부한 후 작업의 내용을 직접 기술하게 하여 얻은 자료를 분석하는 것을 말한다.

08 다음은 베너의 간호사가 사용하는 6가지 권력 중 무엇에 대해 서술하고 있는가?

> - 이 권력은 간호사가 환자 자신의 이미지 또는 현실에 대한 자신의 견해를 변화시킬 수 있도록 도와주는 능력을 대표한다.
> - 주로 만성질환이 있는 환자를 돌볼 때나 개인위생을 관리할 수 없는 환자에게 애정 어린 케어를 제공하는 것과 관련된다.
> - 환자의 이미지를 가치 없는 사람에서 가치 있는 사람으로 변화시키도록 돕는다.

① 치유 권력
② 변혁적 권력
③ 통합적 권력
④ 옹호 권력

09 다음 중 집단사고에 대한 설명으로 틀린 것은?

① 외부로부터의 고립이나 위협으로 스트레스가 높은 상황에서 집단사고가 쉽게 발생할 수 있다.
② 집단사고에 빠지게 되면 새로운 정보나 변화에 민감하게 반응하게 된다.
③ 집단사고 발생 시 자신들의 비판적 사고는 접어두고 집단합의에 부합하는 아이디어를 표명하는 데 몰두한다.
④ 응집력이 높은 집단에서 구성원들 간의 합의에 대한 요구가 지나치게 크면 집단사고가 발생한다.

10 효과적인 집단 의사결정 기법으로 조직구성원들 상호 간의 대화나 토론 없이 각자 서면으로 아이디어를 제출하고 토론 후 표결로 의사를 결정하는 기법을 무엇이라고 하는가?

① 명목집단법
② 델파이법
③ 변증법적 토의
④ 브레인스토밍

11 효과적인 의사소통을 위한 조하리 창(Johari window)에 대한 설명 중 **틀린** 것은?

① 조하리 창은 느낌, 행동, 동기의 의식을 기초로 하고 있으며 4개의 영역으로 구분된다.

② 영역 Ⅰ은 행동, 느낌, 동기가 타인에게 알려졌으나 본인은 알지 못하는 영역이다.

③ 영역 Ⅲ은 본인은 알고 있으나 타인은 알지 못하는 영역이다.

④ 영역 Ⅳ는 미지적 또는 아무도 모르는 영역이다.

12 그레이프바인의 부정적인 영향을 줄이기 위해 간호관리자가 사용할 수 있는 전략 중 **틀린** 것은?

① 공식적인 의사소통이 없을 때 소문이 번창하므로 공식적 의사소통 통로를 이용하여 적절한 정보를 제공한다.

② 일관성이 없거나 공정하지 않다고 회자될 수 있는 결정이나 행동에 대해 그 배경이나 근거를 설명한다.

③ 발설자를 알게 된 경우 면담하여 긍정적인 영향을 미칠 수 있도록 한다.

④ 열린 의사소통 통로를 유지한다.

13 다음 중 직능 조직에 대한 설명으로 **틀린** 것은?

① 조직구조의 가장 핵심적인 구조로서 조직이 최대의 성과를 달성하기 위해 해야 할 일을 구성원의 능력에 맞춰 형성시킨 결합체이다.

② 라인 조직과는 다르게 의사결정 시 광범위한 경험과 배경이 있는 사람들을 한곳에 모아 논의한다.

③ 직능 조직은 조직이 중소규모이고 기술이 관례적이며 기능 간에 상호의존성이 낮을 때 적용한다.

④ 이 조직에서 구성원은 조직 속에서 유사한 업무의 반복으로 기능적 숙련을 이룰 수 있다.

14 다음 중 프로세스 조직의 프로세스 유형에 대한 설명으로 **틀린** 것은?

① 조직의 기본자산인 자금, 인력, 생산설비 등을 창출, 관리하는 프로세스는 조정 및 통합 프로세스이다.

② 경영계획, 내부평가 생산계획, 예산 배분 프로세스는 조정 및 통합 프로세스에 해당한다.

③ 고객의 요구에 의하여 공급자로부터 고객의 가치로 전환하기까지 직접적 가치를 창출하는 프로세스를 가치창출 프로세스라 한다.

④ 경영정보, 생산기술 개발, 시장조사 개발 프로세스는 지원 프로세스에 해당한다.

15 다음 중 갈등의 유형에 대한 설명으로 <u>틀린</u> 것은?

① 목표갈등은 두 개 이상의 상이한 목표를 추구할 때 어느 목표를 추구해야 할지를 선택하는 과정에서 발생하는 갈등이다.

② 행동갈등은 개인이나 집단의 감정이나 정서가 다른 사람들의 감정에 부합되지 않을 때 나타나게 된다.

③ 감정갈등은 감각이나 감정이 양립할 수 없는 상황에서 나타나는 갈등이다.

④ 아이디어 또는 사고가 양립할 수 없을 것으로 지각되는 상황에서 나타나는 갈등은 인지갈등이다.

16 다음 중 개인 간 갈등의 원인 중 조직적 요인이 <u>아닌</u> 것은?

① 제한된 자원

② 의사소통의 결핍

③ 만장일치 요구

④ 공동 책임의 업무

17 다음 중 계획적 조직변화의 전략에 대한 설명으로 <u>틀린</u> 것은?

① 권력-강제적 전략에서 사람은 자기보다 권력-강제력이 많은 사람의 지시와 계획을 따르는 존재로 가정된다.

② 정책적 전략은 공식적, 비공식적 권력 구조를 확인하여 변화를 유도하는 전략이다.

③ 규범적-재교육적 전략은 개인을 변화시키기 위해 그의 환경을 변화시키는 것이다.

④ 경제적 전략은 물품이나 자원, 자본, 금전적 보수 등과 같은 경제적 요소를 활용하여 변화를 시도한다.

18 다음 중 조직문화의 구성요소에 대한 설명으로 <u>틀린</u> 것은?

① 공유가치 : 조직구성원 모두가 공동으로 소유하고 있는 이념이다.

② 구조 : 조직의 전략을 수행하는 데 필요한 조직구조와 직무설계를 말한다.

③ 관리시스템 : 각종 기계, 장치와 컴퓨터, 목표관리와 예산관리 등이 포함된다.

④ 구성원 : 조직의 인력구성과 능력, 전문성, 지각과 태도, 가치관, 욕구와 신념 등이다.

19 다음은 조직적인 시간계획과 관련한 목표설정에 대한 설명이다. 좋은 목표의 설정을 위한 항목에 해당하는 것이 <u>아닌</u> 것은?

① 구체적인
② 측정할 수 있는
③ 달성 가능한
④ 과정 지향적인

20 다음의 예와 관련 있는 것은 무엇인가?

> 간호단위의 예로 투약오류 원인의 20%에 해당되는 몇 가지 원인이 전체 투약오류 발생 건수의 80%에 해당한다는 것이다.

① 확률의 법칙
② 스위스치즈 모델
③ 파레토 법칙
④ 겁퍼슨 법칙

21 다음 중 적극적인 자기주장에 관한 내용으로 틀린 것은?

① 주장 행동은 의사소통 과정에서 상대방의 권리를 침해하거나 상대방에게 불쾌감을 주지 않으면서 자신의 권리나 생각 등을 솔직하게 나타내는 행동이다.
② 비주장 행동에는 소극적 행동과 공격적 행동이 있다.
③ 소극적 행동을 하면 상대방과의 갈등유발을 피할 수 있지만 상처받았다는 느낌, 자존심의 손상 등을 경험할 수 있다.
④ 공격적 행동의 목적은 자신의 감정이나 생각을 관철하기 위함이다.

22 다음 중 문제 직원의 관리에 관한 내용으로 <u>틀린</u> 것은?

① 직원 훈육은 훈육방침과 규정을 명확히 하고 위반 행동이 발생하지 않도록 사전에 충분한 고지와 주의를 촉구하는 예방적 효과가 있다.

② 직원 훈육 혹은 징계란 직원이 조직의 규칙이나 규정을 준수하도록 교육하고 이를 위반하지 않도록 통제하는 인적자원관리의 한 형태이다.

③ 문제 직원에게 훈육 규정을 중심으로 상담, 지도, 자기반성의 기회를 제공함으로써 직원을 바람직한 방향으로 개선하는 처벌 효과가 있다.

④ 직원 훈육은 예방 효과, 개선 효과, 처벌 효과가 있다.

23 간호단위의 안전한 환경관리를 위한 약품 관리에 대한 설명으로 <u>틀린</u> 것은?

① 마약류의 수령은 인편으로 사용 직전에 하며 비품약을 사용한 경우 가능한 한 해당 근무에 채워 놓는다.

② 간호단위의 마약관리는 투약기록, 잔량반납, 비품수량, 보관상태, 기록방법 등을 매주 평가한다.

③ 모든 항정신 의약품과 미다졸람(Midazilm) 등 응급 약물은 잠금장치가 있는 장에 보관한다.

④ 주사, 경구, 패치를 포함한 모든 마약은 잠금장치가 있는 마약장에 보관한다.

24 질병관리본부에서 제시한 의료관련 감염관리 항목 중 해당 항목이 <u>잘못된</u> 것은?

① 표준주의 지침 : 손씻기, 개인보호구(장갑, 마스크, 보안경, 가운 등) 착용

② 환경관리 : 직원감염 관리프로그램, 노출 후 관리

③ 격리 : 격리실 시설 기준, 격리 시 일반 지침

④ 기구 관련 감염관리 : 인공호흡기 관련 폐렴, 중심정맥관 관련 혈류감염

✔ 주관식 문제

01 다음은 아담스의 공정성이론에서 조직구성원들이 불공정성을 지각하게 될 때 긴장감을 줄이는 방법에 대한 예이다. 각각의 예에 따른 방법을 서술하시오.

- A 간호사는 자신의 보상이 비교대상보다 과소하다고 지각하여 근무시간이나 업무량을 줄이거나 업무의 질을 저하시키는 등의 방법으로 자신의 노력을 감소시키고자 한다.
  → (①   )
- A 간호사는 B 간호사가 자신보다 더 인정받고 자기개발 기회나 도전적인 직무를 맡는 등의 더 많은 보상을 받으려 하는 것을 보고 여러 가지 압력을 가하여 B 간호사의 능력발휘를 제한하려는 노력을 기울이고 싶어졌다.
  → (②   )

02 직무설계의 방법에 대한 예에서 다음 내용에 해당하는 직무설계의 방법을 쓰시오.

- (①   ) : 정맥주사 전담 간호사는 다른 간호사가 정맥주사를 다루는 수고를 덜어줄 수 있고 다른 간호사는 주어진 간호업무에 많은 시간을 집중할 수 있다.
- (②   ) : 정맥주사 전담 간호사가 히크만 카테터를 갖고 있는 환자를 다루는 업무가 추가되어 정맥관 관리 전담 간호사로서도 활동하게 되었다.

03 의사소통 네트워크 유형에 대한 설명에서 다음 빈칸을 채우시오.

> • (①) : 구성원 전체가 서로 의견이나 정보를 자유롭게 교환하는 형태로 활발한 의사소통이 이루어진다.
> • (②) : 집단 내에 특정 리더가 있는 것은 아니지만 집단을 대표할 수 있는 인물이 있는 경우에 나타나는 의사소통 네트워크이다.

04 간호단위의 안전한 환경관리를 위한 낙상예방방안의 서술 중 알맞은 내용을 빈칸에 채우시오.

> • 간호사는 낙상예방 관리지침에 따라 환자의 (①)을 사정하고 낙상예방 중재를 계획 및 시행한다.
> • 낙상 고위험군에 대한 (②)을 매 근무조마다 1회 이상 하는 것이 권장된다.

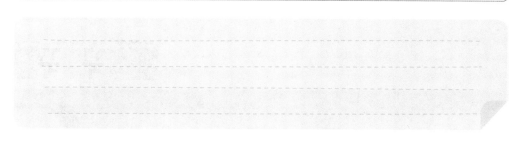

여기서 멈출 거예요? 고지가 바로 눈앞에 있어요.
마지막 한 걸음까지 시대에듀가 함께할게요!

벼락
치기

IV
간호윤리와 법

—

- 시험에 나오는 핵심 키워드
- 합격으로 가는 최종모의고사

간호학과 4단계 벼락치기

I wish you the best of luck!

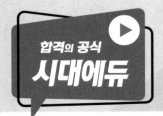

합격의 공식
시대에듀

잠깐!

자격증 · 공무원 · 금융/보험 · 면허증 · 언어/외국어 · 검정고시/독학사 · 기업체/취업

이 시대의 모든 합격! 시대에듀에서 합격하세요!

www.youtube.com → 시대에듀 → 구독

시험에 나오는
핵심 키워드

■ [제1편] **간호의 법적 측면**

> ## 제 1 장 법적 이슈와 용어

> ## 제 1 절 의료행위

1 의료행위의 정의

① 의료행위는 의료인의 의학적 판단과 기술로써 질병의 예방이나 치료를 행하는 것 또는 의료인이 행하지 아니하면 보건위생상 위해를 발생시킬 우려가 있는 행위를 말한다.
② 구체적으로 문진, 타진, 청진, 검사에 따른 질병의 진단, 주사, 투약, 약물의 도포, 수술, 치료, 재활 등의 예후적 치료, 질병의 예방 내지는 공중위생을 위한 처치 등을 모두 포함한다.
③ 침, 쑥침 등의 시술행위, 문신시술행위, 단순지압을 넘어서는 안마나 지압, 마사지 등까지도 의료행위의 영역에 속한다.
④ 보험가입을 위한 건강검진, 인공수정, 체외시험관수정, 대리모 등 인공적인 임신, 장기이식, 유전자 검사 등도 의료행위로 인정된다.

2 의료행위의 특성

(1) 예측 불가능성
대상자 모두에게 일괄 적용할 수 없고 대상자의 협력 정도가 의료행위 결과에 영향을 미치므로 의료행위 결과를 예측하기가 어렵다.

(2) 위험 내재성
의료행위가 환자의 신체에 물리적, 화학적 침습을 동반하기 때문에 합병증과 부작용이 나타날 가능성이 항상 내재되어 있다.

(3) 재량성

자유재량의 범위는 윤리적 문제로 대상자에 대한 위험과 이익을 잘 가늠해 보아 대상자의 생명과 건강에 유익이 되도록 행사해야 한다.

(4) 비공개성

의료행위의 전문성과 의료행위가 이루어지는 특수적인 상황 때문에 일반인이 모두 파악하거나 이해하기는 어렵다.

제 2 절   의료분쟁

1   의료분쟁의 정의

의료사고를 주원인으로 한 환자 측과 의료인 측 간의 다툼이 있는 경우를 말하며 의료분쟁은 일반적인 의료인의 과실, 설명의무위반, 의료용구의 결함 등에 의해 발생할 수 있다.

2   의료분쟁의 증가 요인

(1) 의료수요의 양적 증가

1989년에 전국민 건강보험이 실시된 이래로 의료서비스 수요자가 급격히 많아져 의료사고도 증가하게 되었다.

(2) 국민의 권리의식 신장

국민의 생활수준이 향상되고 건강에 대한 국민의 관심과 권리가 높아졌을 뿐만 아니라 환자와 의료진이 대등한 입장에서 자신의 진료 및 처치 과정에서 의사결정에 참여할 권리를 갖게 되었다.

(3) 과학적이고 객관적인 치료방법의 발전

환자를 전인적으로 보기보다는 질병을 인간과 분리하여 하나의 사물로 취급하는 결과를 낳았다.

(4) 의료기관의 대형화로 인한 경쟁

의료진의 윤리의식을 약화시키게 되었다.

(5) 의료진의 상대적인 법률지식 부족

의료진의 법적 부담이 많아지는 오늘날의 환경 속에서 의료진의 법률지식이 무지할 때 의료분쟁을 증가시킬 수 있다.

(6) 사회적 보상제도의 부재

의료인의 과오 때문이 아니면서 환자에게 예측 불가능한 유해한 결과가 나타난 경우 이를 보상해 줄 사회적 보장제도가 없다.

3 의료소송의 특성

(1) 장기화

의료의 전문성과 비공개성이 의료과오에 대한 법관의 판단을 어렵게 하여 소송이 장기화되는 경향이 많다.

(2) 낮은 승소율

현행법에서는 환자가 의료과오를 입증해야 하기 때문에 전문지식이 없는 환자는 의료과오에 대한 증거를 대기가 쉽지 않아 승소율이 저조하다.

(3) 높은 합의율

대부분의 의료과오에 대한 쟁점은 환자 측이 의료진을 위협하는 수단으로 시작하는 경우가 많으므로 합의나 화해로 끝나는 경우가 많다.

(4) 다른 유사 의료사고에 미치는 영향력

의료소송에 대한 판결은 당해 사건에 있어서의 책임의 유무에 관한 판단의 결론임과 동시에 유사한 의료행위 및 의료사고 처리에 미치는 영향이 매우 크다.

4 간호업무와 법적 중요성

기본적인 환자관리에 직접적으로 관여를 많이 하는 간호사의 의무가 강조되며 간호업무 수행의 법적 중요성이 커지고 있다. 또 최근 의료분쟁의 많은 경우 병원이 직접 나서서 손해배상을 책임지는 민사소송보다 형사소송으로 번지는 경향이 늘고 있어 간호사가 피고인으로 법정에 서야 할 경우를 대비해야 한다.

제 3 절 간호사고와 관련된 법적 용어

1 법적 용어

(1) 의료사고

의료사고란 의료가 제공되는 전 과정에서 모든 의료기관이나 장소에서 환자를 피해 대상자로 하여 발생하는 인신사고 일체를 포괄하는 것이다.

(2) 간호사고

간호사고란 간호사의 간호업무 수행 중에 발생되는 모든 불의의 사고를 말한다. 간호사고는 불법행위, 업무상 과실, 주의의무 태만, 부정행위, 전단적(專斷的) 의료행위와 밀접한 관계를 가지고 있다.

(3) 간호과오

간호과오란 간호사가 업무를 수행함에 있어서 주의를 하면 결과의 예측이 가능하고 회피가 가능했음에도 불구하고 주의를 게을리 했기 때문에 발생한 것으로서 간호과오가 있었다는 것이 객관적으로 인정되어 법적 판단을 받으면 간호과실이 된다.

(4) 주의의무 태만

주의의무 태만이란 책임과 의무를 이행해야 할 사람이 책임과 의무를 이행해야 할 상황에서 할 일을 하지 않거나 또는 하지 말아야 할 일을 함으로써 남에게 손해를 입히는 것을 말한다.

(5) 불법행위

과실, 고의에 의한 위법한 행위로 타인에게 정신적·신체적·재산적인 손해를 끼치는 경우 민사상의 책임을 부과한다. 고의에 의한 불법행위와 과실에 의한 불법행위 등으로 구분할 수 있다.

(6) 범죄적 과실

대상자의 안전·생명·안녕에 개의치 않는 악의적 과실이다. 민사상의 주의의무보다 기준이 엄격하여 과실치상·과실치사·공해법 등이 해당된다.

(7) 실무표준

일반적으로 환자를 관리하는 많은 기관에서 실제로 관찰될 수 있는 실무를 말한다. 민사사례에서 과실이나 과오 여부를 결정하는 법적 기준이 될 수 있다.

(8) 손해배상

잘못된 행동으로 손해를 입힌 자에게 법원이 지불하도록 명령한 금전적 보상이다. 손해배상에는 징벌적 손해배상과 보상적 손해배상이 있다.

(9) 책임

간호업무를 수행함에 가지는 법적인 책임을 말한다. 의료법 및 각 병원의 업무기술서와 간호방법 지침서에 제시된 각급 직원의 임무 및 업무내용이다.

(10) 전단적 의료

의료인이 어떤 위험성이 있는 의료행위를 실시하기 전에 환자의 동의 없이 의료행위를 시행한 것이다. 전단적 의료행위는 불법이므로 형사 및 민사상의 모든 책임을 지게 된다.

제 4 절　간호사와 법

1　법의 개념

법이란 사회질서를 유지하기 위하여 지켜야 할 인간 행위의 최저 수준이며 이 수준이 지켜지지 않을 때 법적 권위를 발휘하는 형식적 규정이다. 인간의 사회적 행위를 통제하는 인간이 만든 표준으로 법은 헌법을 기본으로 공법, 민사법, 형사법, 사회경제법 등으로 나누어진다.

2　법의 위계

(1) 헌법

우리나라 조직과 통치에 관한 근본법이자 최고의 법규이다.

(2) 법률

국회가 헌법상 입법절차에 따라 제정한 법률이다.

(3) 명령

국회 이외의 국가 권력에 의해 제정되는 법규정으로 법규명령과 행정명령으로 구분한다.

(4) 법규명령

행정부가 소관사무에 관하여 상위법의 위임을 받거나 직권으로 필요한 사항을 제정하는 것이다.

(5) 행정명령
행정부가 내부의 규율과 지침 등을 정할 목적으로 제정한다.

(6) 자치법규
지방자치단체가 제정하는 법령을 말한다.

(7) 조약
국제법상 국가 간의 문서에 의한 합의로 국내법과 같은 효력이 있다.

3 간호실무와 관련된 법

(1) 헌법
제36조 제3항에서 국민의 건강권을 「헌법」상 보호받아야 할 기본권으로 선언하였으며 「헌법」의 건강권 규정은 건강관리자의 존재 의미와 가치를 규정하는 가장 최상위법이다.

(2) 형법
환자에게 심각한 손상 및 사망을 야기한 간호사는 현업에 의한 업무상 과실치상 또는 업무상 과실치사죄가 적용이 된다.

(3) 민법
간호사의 불법행위로 환자가 피해를 입었을 경우 환자가 그 피해 배상을 민사법정에 청구할 수 있다. 채무불이행과 손해배상, 이행보조자의 고의 및 과실, 불법행위의 책임, 손해배상의 범위 등이 관련 있다.

(4) 의료법
의료인의 자격정지나 면허취소 등 행정상의 징벌처분에 적용되는 법규이다.

(5) 의료나 간호행위를 규정하는 유형의 법
의료행위나 간호행위의 정의 규정은 국민의 건강 요구를 충족하고자 행위를 구분하여 역할과 기능을 제한하려는 것이다. 독점권, 행정, 형사상 처벌의 문제가 있다.

(6) 기타
「학교보건법」, 「산업안전보건법」, 「모자보건법」, 「농어촌 등 보건의료를 위한 특별조치법」, 「정신건강복지법」, 「노인장기요양 보험법」, 「국민건강증진법」 등

제 2 장 간호과오

제 1 절 환자와 법률관계

1 의료계약과 그 의의

환자가 의사에게 진료를 의뢰하고 의사가 환자의 요청에 응하여 치료행위를 하게 되는 경우 의사와 환자 사이에는 일정한 법률관계가 성립하며 의사와 환자 사이의 계약은 의료계약 또는 의사계약이라고 하기도 한다.

2 의료계약의 특성

의료계약은 묵계형식의 계약이 이루어지며, 계약체결의 최종목적만 뚜렷할 뿐 가능성 유무, 이를 달성하기 위한 방법 등 계약의 내용은 명확하지 않다. 의료인은 정당한 이유 없이 의료행위를 거부하지 못하며, 응급환자에 대해서 최선의 처치를 해야 할 의무를 부담한다.

3 의료계약의 당사자

① 의료기관에서 지정 진료 시에는 병원과의 의료계약 이외에 환자와 지정의 사이에 별도의 의료계약이 성립한다.
② 미성년자의 경우 의료계약의 당사자가 될 수 없기 때문에 미성년자인 환자 자신이 아니라 그 법정대리인이 대리하여 체결하여야 한다.
③ 교통사고나 자살기도 같은 사고에 의하여 의식불명환자에게 가족, 친지 등 동반자가 없는 경우는 의사와 환자 사이에 의료계약적 법률관계가 성립할 수 없다. 그러나 응급환자에 대하여 당연히 응급처치를 하여야 한다(응급의료에 관한 법률 제8조).

4 의료계약의 내용

(1) 의료인의 의무(간호사의 법적 의무)

① 의료법상 간호사의 의무

ⓐ 의료법상 간호사의 의무에는 기본임무수행의 의무, 품위유지의 의무, 신고 및 보수교육 이수 의무, 요양방법의 지도의무, 기록 작성 및 보존의무 등이 있다.

ⓑ 충분한 조치를 다해야 할 의무를 부담할 뿐이지 완벽한 치유를 요구하는 것은 아니다. 의료 안전 사고의 경우 의료인은 채무불이행이나 불법행위의 책임을 진다.

ⓒ 의료인은 「의료법」에 의거하여 정당한 이유 없이 의료행위를 거부하지 못하며, 응급환자에 대해서는 「응급의료에 관한 법률」에 따라 최선의 처치를 해야 할 의무를 부담한다.

② 주의의무

간호사는 환자를 돌봄에 최선의 주의를 기울여야 할 의무가 있으며, 간호행위를 위임했을 경 우는 간호의 내용 및 그 행위가 정확하게 이루어지는지 확인해야 할 의무가 있다. 주의의무는 결과예견의무와 결과회피의무로 구성되고, 주의의무와 확인의무를 소홀히 하여 환자에게 손해 가 발생하면 이것이 간호과오가 되어 그에 대한 책임을 지게 된다.

결과예견의무	간호사가 지식 부족으로 위험을 예견할 수 없는 경우에도 주의의무 위반이 됨
결과회피의무	예견 가능한 위험이 발생하는 경우에 이를 회피시킬 수 있는 수단을 강구하여야 할 의무

③ 설명 및 동의의 의무

환자의 수술 같이 신체를 침해하는 진료행위를 하는 경우 당해 환자가 필요성이나 위험성을 충 분히 비교하고 진료행위를 받을지 여부를 선택하게 함으로써 진료행위 관한 동의를 받아야 한 다. 동의는 참된 동의여야 하며 동의의 종류에는 묵시동의, 명시동의 및 동의상해가 있다.

④ 확인의무

ⓐ 의약품 및 기자재 사용 시의 확인

의약품 및 기자재 사용 시 확인의무	• 간호사는 피 투여자의 확인, 투여 또는 사용의 필요성 및 시기의 확인, 의약품의 확인(용량, 부위, 방법), 의약품 변질 여부를 확인하여야 함 • 단, 변색이나 혼탁, 침전물 및 점조도의 변화, 악취 또는 비정상적인 냄새 등 눈이나 코로 확인할 수 있는 정도
의료기구 및 장비사용 전 확인의무	• 의료인은 의료기구 및 장비를 사용하기에 앞서 안전성 및 정상 가동여부를 반드시 확인하여야 함 • 단, 잠재적 결함이 사고의 원인이었다면 이는 병원 당국이나 제조자에 책임을 묻게 될 수 있음

ⓑ 간호보조행위에 대한 확인 : 간호의 주체는 간호사이기 때문에 간호조무사나 보조 인력에게 위임한 모든 간호보조행위도 간호사가 확인하여야 한다.

⑤ 비밀유지의 의무

법은 의료인이 환자의 비밀을 유지하도록 의무화하고 있으며 개인의 사생활, 프라이버시 보호는 「헌법」상 보호되며(헌법 제10조), 업무상 알게 된 다른 사람의 비밀을 누설한 자는 「형법」에서 처벌하고 있다(형법 제317조).

(2) 환자의 의무

① 진료협력과 고지의무

의료인이 치료하기 위해 환자에게 요구하는 행위에 환자는 협력해야 하는 의무가 있다. 질병의 증상, 기왕의 치료, 특이체질 등 해당 치료에 도움이 되는 사항을 의료인에게 고지해야 하는 의무도 부담한다.

② 진료비 지급의 의무

의료인의 의료행위에 대한 반대급부로서 환자는 진료비를 지급해야 할 의무가 있다.

③ 진료권을 보호할 의무

의료인은 진료권을 보호받고, 이를 침해하는 경우 관련법 등에 의해 형사적 책임은 물론「민법」상 손해배상청구를 할 수가 있다.

5 의료계약의 종료

의료계약은 환자의 질병이 치료되거나 환자가 사망하면 종료된다.

제 2 절 간호사의 주의의무

1 주의의무의 정의와 구조

(1) 주의의무의 정의

의료인의 주의의무는 의료행위 시, 일반적인 의료인 수준의 지식과 능력을 갖춘 의료인으로서 통상 베풀어야 할 주의의무를 말한다.

(2) 주의의무의 구조

주의의무는 유해한 결과 발생을 예견할 수 있어야 하는 결과예견의무와 예견 가능한 위험을 피할 수 있는 수단을 강구해야 하는 결과회피의무로 구성된다.

2 환자간호에서 주의의무

(1) 주의의무의 판단기준

① 객관적, 일반적 기준

주의의무의 위반, 즉 과실은 전문간호업무에 종사하는 사람을 기준으로 하는 것이고 간호사라면 누구나 할 수 있는 주의의 정도를 표준으로 하여 과실 유무를 판단한다.

② 주관적, 구체적 기준

객관적 기준을 현실 상황에 그대로 적용하면 위축진료 내지 방어적 진료의 경향이 유발되므로 현실적으로 판단기준에 적절한 수정이 필요하다. 환자의 이익을 도모하고 의사와의 갈등을 해소 하기 위해 일어난 과실 시 긴급 혹은 특수 상황의 적극적 참작 또한 요청된다.

제 3 절 간호과실의 유형

1 간호사고, 과오, 과실

(1) 간호사고

환자가 간호사로부터 간호서비스를 제공받음에 있어 간호행위가 개시되어 종료까지의 과정이나 그 종료 후 당해 간호행위로 인하여 발생한 예상하지 못하고 원하지 않았던 인신상의 불상사가 발생 한 경우를 말한다.

(2) 간호과오

간호과오는 간호사가 간호행위를 행함에 있어서 전문직으로서의 표준 행위를 충족하지 못하고 평 균 수준의 간호사에게 요구되는 업무상의 주의의무를 게을리하여 환자에게 인신상의 손해를 발생 하게 한 것이다.

(3) 간호과실

환자에 대한 간호사의 의무, 환자에 대한 의무의 태만, 위험의 예견가능성, 의무 태만과 결과의 인 과관계, 손상, 상해, 손해의 발생 등 구성요건이 갖추어져 간호과오로 인한 책임에 있어 인과관계 가 입증된 것이다.

2 간호과오의 예방 방안

(1) 간호사고의 예방 방안

① 개인적 예방 방안

대상자와의 좋은 인간관계, 신뢰관계를 형성하고, 사소한 내용이라도 환자 및 보호자의 호소를 가볍게 넘기지 않는다. 간호실무표준을 기초로 최선의 간호를 수행한다.

② 조직적 예방 방안

사건보고 및 의사소통체계를 마련한다. 사건보고와 인사고과를 분리시켜 불이익에 대한 두려움 때문에 간호사고를 숨기지 않도록 하여야 한다. 조직적으로 위험관리를 위한 전담자를 양성하여 체계적으로 위험을 분석 및 예방 전략을 수립한다.

(2) 간호사고 시 대응 방안

① 개인적 대응 방안

간호기록 및 기타 자료를 확보하고 진행과정을 철저히 검토하며, 간호사가 과오를 숨기기 위해 기록 위조 또는 변조, 증거를 인멸하거나 대상자에게 거짓말 등의 기만행위를 한 경우 과실이 추정되므로 절대 삼간다. 피해를 당한 환자 및 보호자 등에서 사과할 경우 진심을 다한다.

② 조직적 대응 방안

간호과오 발생 시 간호사를 비난하거나 벌하기보다는 문제의 원인을 발견하기 위하여 적극적으로 자료를 수집하고 원인을 분석하며 과오사례를 서로 공유하여 똑같은 실수가 두 번 다시 일어나지 않도록 개선하여야 한다.

제 4 절 간호과오 소송에 있어서의 책임

1 의료소송

(1) 의료소송의 정의

법률 의료인이 환자에게 의료행위를 수행할 때, 의학지식이나 의료기술의 원칙에 준하는 업무상 주의의무를 가지는데, 이러한 의무를 게을리하여 환자에게 적절하지 못한 결과가 나타난 것으로 의심되는 경우에 일어나는 소송이다.

(2) 간호과오의 입증책임(의료사고 소송의 성립)

의료사고 소송 시 의무, 의무위반, 원인, 피해 등이 있어야 하며 환자 측은 직무태만의 4가지 요소를 입증해야 한다. 입증되지 않으면 환자 측은 피해에 대한 보상을 받을 수가 없다.

2 의료소송 과정

(1) 의료소송의 법적과정

① **소장접수 및 심사** : 피해자 측이 피해나 불만사항에 대한 탄원이 원고에 의해 제기된다.

② **진료기록의 제출 및 번역** : 진료기록은 요건사실에 입증책임을 지는 원고 측이 제출하여야 한다.

③ **신체감정의 실시** : 신체의 상태, 질병의 유무, 진단의 적정성, 치료방법, 경과, 후유증 등 의사의 의료과오에 대한 전체사실을 확정할 수 있을 뿐 아니라 직접적인 과실을 밝힐 수 있다.

④ **사실조회 신청** : 법원이 필요한 조사를 공무소, 학교, 기타 단체에 촉탁하고 공무소 등이 이에 응하여 회신서를 제출하는 증거수집의 절차이다. 연구소, 대학병원 급의 종합병원 등에 대해 조회하게 된다.

⑤ **진료기록 감정 의뢰** : 대학 부속병원, 국립·공립 종합병원 등에 감정을 촉탁하는 방법으로 감정이 시행된다.

(2) 의료과실 소송에 대한 변호

의료소송에서 변호에 포함될 수 있는 내용은 시효법, 동의서, 불가피한 사건, 기여과실과 비교과실, 변호가 포함된다.

기여과실	환자가 어떤 식으로든 자신이 입은 상해에 기여한 바가 있다면 원고는 보상을 받는 것이 허용되지 않음 예 의사가 약용량을 잘못 처방했다 해도 원고가 처방한 약용량을 의심하지 않고 투여하여 피해가 증가되었다면 원고는 그 피해에 기여한 것이 됨
비교과실	원고와 피고 측 둘 다에 과실이 있을 경우 과실의 비율에 바탕을 두고 보상을 결정함

3 의료소송을 피하기 위한 방어적 간호실무

간호실무표준과 지침을 마련하고 간호사의 실무관련 법적 의무에 대한 교육을 강화한다. 효과적인 사건보고 및 의사소통체계를 마련한다. 조직적 위험관리를 제도화하고 간호과오의 근본적인 원인해결을 위하여 필요하다면 병원의 구조적 변화를 요청한다.

4 간호과오 소송에 있어서의 책임

(1) 간호과오의 민사책임

의료인의 과오로 인하여 발생된 손해를 가해자로 하여금 배상하게 함으로써 피해자를 구제하는 것을 목적으로 한다.

(2) 간호과오의 형사책임

의료인이 업무상 과실로 인하여 환자에게 사망, 상해 등이 발생한 경우 민사책임과 별도로 형사책임을 부담하게 된다.

(3) 간호과오 책임의 종류

① 채무불이행 책임 : 「민법」 제390조의 규정에 의하여 계약을 근거로 발생하는 당사자 관계에서 간호사가 진료 또는 간호, 설명, 확인, 주의의무를 다하지 못하여 발생한 것이다.

② 불법행위 책임 : 간호사가 업무상의 주의의무를 다하지 않아 환자에게 손해를 가하게 되면 「민법」 제750조의 불법행위 책임을 진다.

③ 이행보조자 과실 책임과 사용배상 책임 : 「민법」 제391조에 채무자의 법정대리인 또는 이행보조자의 고의나 과실은 채무자의 고의나 과실로 본다고 규정하고 있다.

④ 업무상 과실치사상죄 : 업무상 과실치사상죄란 업무상의 과실로 인하여 사람을 사망에 이르게 하거나 사람의 신체를 상해하는 것을 내용으로 하는 범죄(형법 제268조)다.

(4) 보건의료관련법상의 제재

보건의료관련법에는 간호사의 법적 의무를 규정하고 있으며, 이를 위반하는 경우 일정한 행정상의 제재가 따른다. 민형사상의 책임과 달리 책임의 귀속 주체를 밝히기 위함이 아니라 행정상 의무이행을 확보하기 위한 수단으로 사용되며 면허 및 자격을 제한할 때 근거다.

제 5 절   간호과오의 민사책임

1   민법상의 간호과오의 책임

의료계약은 환자 측이 의료행위에 대한 사무 처리를 위탁하고 병원이나 의료인 등이 이를 승낙함으로써 성립하는 것으로 일종의 위임이라 할 수 있다. 계약이 성립하면 선관주의의무라는 법적의무가 따르며 이를 이행하지 않으면 채무불이행에 따른 손해배상책임을 지게 된다.

2   채무불이행 책임

채무불이행 책임이란 「민법」 제390조의 규정에 의해 계약을 근거로 발생하는 당사자 관계에서, 채무자(간호사)에게 책임 있는 사유로 말미암아 채무의 내용에 따른 급부를 실현하지 않은 것이다. 의료계약에 있어

급부는 통상의 의료인이 갖는 주의의무로서, 진료 또는 간호·확인·설명·주의의무를 다하여야 하는 것인데, 이를 하지 못한 것이다.

3 불법행위 책임

불법행위 책임이란 「민법」 제750조에 의해 아무런 특별한 관계가 없는 사람 사이의 가해행위에 대해 정의를 확립하기 위한 측면에서 피해자가 입은 손해를 전보한다는 점에 있어 채무불이행 책임과 차이가 있다.

4 채무불이행 책임과 불법행위 책임의 비교

간호과오를 불법행위로 구성하려면 간호사에게 간호상 과오가 있었음을 전제로 하게 되고, 간호계약에 의한 채무불이행책임을 지게 하려면 간호사의 간호행위가 불완전한 것임을 전제로 한다.

제 6 절 간호분쟁의 해결과정과 조정 및 보상제도

1 간호분쟁의 해결과정(해결형태)

우리나라 의료분쟁의 경우 환자 등은 의사에 강력하게 항의하는 경우와 소비자 단체에 호소하는 경우가 가장 많으며 변호사의 상담, 민사소송의 제기, 경찰서에 고소 등으로도 대처하고 있다.

2 조정 및 보상제도

(1) 민사조정제도

민사조정이란 민사에 관한 분쟁을 법관 또는 법원에 설치된 조정위원회가 간이한 절차에 따라 당사자의 각자 주장을 듣고 관계자료를 검토한 후 여러 사정을 참작하여 당사자들이 서로 양보하고 타협하여 합의를 주선, 권고함으로써 종국적으로 화해에 이르게 하는 법적 절차이다.

(2) 한국의료분쟁조정중재원의 조정

환자 및 의료인의 조정신청에 따라 조정위원회가 사실조사에 따른 조정안을 작성하여 양측에 권고함으로써 분쟁해결을 도모하며 당사자가 조정결정에 동의하여 조정조서를 작성한 경우 재판상 화해가 성립하며 중재합의에 따른 중재결정 시 확정판결의 효력이 발생한다.

(3) 보상제도와 간호사 배상책임보험

의료인이 민사상의 손해배상청구를 받은 경우 손해배상의 실현을 위한 제도로서 보험제도, 공제제도, 공탁 등을 들 수 있다.

제 3 장 간호사의 설명 및 동의의 의무

제 1 절 설명 및 동의의 의의

1 의료현장에서의 설명과 동의

현재 환자의 상태가 어떠하며 앞으로 어떤 방식으로 치료하려고 하는지, 치료의 효과와 부작용은 어떤 것이 있는지를 설명하여 환자가 그 필요성이나 위험성을 충분히 비교하도록 하고 그 의료행위를 받을 것인지 선택하도록 한다.

2 설명 및 동의의무의 의의

(1) 설명 및 동의의무

설명 및 동의의무는 의료행위에 대한 환자의 자기결정권을 보호하는 취지로 우리나라에서는 인간의 존엄성과 행복추구권(헌법 제10조)에 근거를 두고 있다. 의료행위가 정당성을 갖기 위하여 의사의 설명의무는 필요조건이 되고 환자의 자기결정권 및 승낙의무는 충분조건이 된다. 만일 대상자의 동의를 얻지 않으면 전단적 의료가 된다.

(2) 설명 및 동의의무와 자기결정권

의료행위를 외형적으로만 관찰하면 자기 보전권에 대한 침습행위로서 형법상으로는 상해에 해당되며 민법상으로는 권리(신체권)의 침해에 해당된다. 그러므로 의료행위가 합법적 행위로 인정되기 위해서는 환자의 자기결정권, 즉 동의가 필요하다.

제 2 절 설명 및 동의의무의 법적·윤리적 근거

1 법적 근거와 의의

설명의무의 법적 근거는 「헌법」 제10조와 「민법」 제683조에 있다.

2 윤리적 근거

(1) 설명의무의 윤리적 근거

설명의무는 간호윤리원칙의 하나인 자율성의 원칙에 근거가 있다.

(2) 동의의무의 윤리적 근거

동의의무의 윤리적 근거로는 사전동의, 동의능력의 정도와 자발성 여부(문지방 요소), 환자가 동의하는 데 필요한 3가지 본질적 요소인 정보요소(정보의 내용, 정보의 양, 정보의 이해), 대리결정할 때 3가지 기준(대리 판단 표준, 순수 자율성 표준, 환자의 최선이익 표준)이 있다.

제 3 절 설명의무의 범위 및 한계

1 설명의무

(1) 설명의무의 범위와 내용

설명의무의 범위와 내용에는 고지 설명, 조언 설명, 안전 설명, 자기결정권 설명, 처치거부 시 설명이 있다.

(2) 설명의 시기

의료인의 설명은 환자의 자기결정권을 보장하기 위하여 적절한 시기, 침습에 의한 의사형성을 위한 충분한 숙려기간이 있는 시점에서 이루어져야 할 것이다.

(3) 설명의 정도와 방법

설명방법은 의사가 직접 환자에게 해야 함이 원칙이고 설명은 대리할 수 없으며 제3자에 의한 설명으로 의사의 설명을 대체할 수 없다. 대상자가 설명을 이해하고 자기표현을 할 능력을 가지고 있어야 할 것이며, 그렇지 못한 경우 법적 대리인이나 부모에게 동의를 구해야 하고, 서명하는 과정에서 부당함이나 협박은 없어야 하며, 충분한 설명을 들을 수 있어야만 동의서가 법적인 효력을 갖는다.

(4) 설명의무의 면제 상황

환자가 이미 위험을 알고 있었을 경우, 환자에게 발생할 위험이 매우 비전형적이고 발생개연성이 적을 경우, 설명을 하였다 하더라도 환자가 승낙할 것임을 입증할 경우, 환자에게 악영향을 미칠 가능성이 없는 경우, 환자가 설명청취를 포기한 경우, 위험이 중대하거나 시간적으로 급한 경우 등이다.

(5) 설명의무의 효과

의료인이 설명을 하지 않고 치료한 경우 환자는 자기결정권 침해에 따른 정신적 고통에 대한 위자료를 청구할 수가 있다. 발생한 모든 손해에 대해 설명의무에 대한 배상청구를 하기 위해서는 그 손해와 설명의무 위반사이에 인과관계가 있어야 할 것이다.

(6) 설명의무의 한계(환자의 설명포기)

환자가 설명을 필요로 하는 사항을 전혀 알려고 하지 않거나, 충분한 설명을 들으려고 하지 않는 것이 아니라, 의료행위에 대한 자신의 결정의 전부나 일부를 의사에게 위임하려는 환자의 명시적·추상적인 의사표시로 정의된다.

2 동의의 의무

(1) 동의의 종류

① 묵시동의 : 환자가 병원에 올 때 시행되는 진단을 위한 물리적인 진찰과 각종 임상병리검사 및 방사선 검사 등 일반적으로 이루어지는 초보적인 의료에는 이미 동의한 묵시성이 포함되어 있다.

② 명시동의 : 의료에 앞서 환자에게 충분히 설명한 후에 그 시행 여부를 환자 스스로 결정하도록 하여 동의를 얻는 것이다.

③ 동의상해 : 상해가 문화적, 윤리적 목적에 봉사하는 취지의 행위라면 사회적 상당행위로서 적법화된다는 것이다.

(2) 동의의 범위

의료행위가 환자의 생명 및 신체에 상당한 침해가 야기될 위험성이 있는 경우에는 반드시 자세한 설명을 하여 동의를 얻어야 한다. 단, 응급을 요하는 환자의 경우 환자 또는 그 법정대리인으로부터 동의나 의뢰를 받을 시간적인 여유가 없기 때문에 동의가 없다 하여 의료인이 의료를 보류할 수는 없다. 행정상의 강제성을 지닌 경우에는 동의 없이 의료행위를 할 수 있다.

(3) 동의의 효과

동의를 얻은 의료행위라 하여 의료인의 모든 책임이 면제되는 것은 아니다. 의료인의 과오 또는 부주의에 기인된 의료과실이 성립되었을 때에는 의료인의 손해배상책임을 면할 수 없다.

3 동의서

(1) 동의서가 법적 효력을 발휘하기 위해 갖추어야 할 조건

환자가 자기표현을 충분히 할 수 있는 수준이어야 하며 자신이 받게 될 처치에 대해 충분한 설명을 들을 수 있어야 한다. 환자가 동의서에 서명하는 과정에 강요나 부당함이 없어야 한다.

(2) 동의서를 받을 수 없는 경우

미성년자, 내용을 제대로 이해하지 못한 환자, 강압적인 분위기에 처해 있는 환자, 충분한 설명을 듣지 못한 환자, 심한 통증을 겪고 있거나 심한 진정상태의 환자, 기타 자발적으로 동의서에 서명할 수 없는 환자

(3) 동의를 요하지 않는 경우

응급처치, 동의로만 행할 수 없는 경우, 행정상의 강제성을 띤 예방접종 및 격리, 인공임신중절, 안락사 등(동의만으로 행할 수 없고 법적 요건에 적합해야 함)

(4) 환자가 거부권을 행사할 경우

환자가 거부하는데도 처치하여 문제가 제기될 경우 시술자는 법적인 책임을 진다. 환자가 시술을 거부하였을 경우 시술하지 않음으로써 올 수 있는 위험성을 반드시 설명해야 한다.

4 설명 및 동의의 의무와 관련된 간호사고의 예방지침

(1) 동의서와 관련한 지침

충분한 설명 없이 시술을 수행한 경우는 과실의 책임이, 동의 없이 수행한 처치는 폭행의 책임이
부과될 수 있음을 인지하고 현장에서 설명 및 동의의 과정이 제대로 이루어지고 있는지 관찰, 감독
한다.

(2) 간호사가 환자에게 시술을 수행하는 경우

환자의 수준에 맞는 쉬운 말로 설명해 주고 서면 동의서를 받기 전에 반드시 환자가 그 설명을 완
전히 이해하였는지 확인한다. 서면 동의서에 환자가 서명했더라도 설명을 들은 내용을 이해하여 말
로 표현할 수 없다면 그 서명은 법적으로 유효하지 않은 것으로 간주된다.

제 4 절 설명의무 위반에 대한 입증 문제

1 설명의무 위반의 책임

(1) 위자료설

의료인이 의술의 준칙에 부합하는 의료행위를 했지만 설명의무를 위반하였다면 피해자는 그것만으
로 자기결정권 침해에 따른 정신적 고통에 대한 위자료를 청구할 수 있다.

(2) 전손해설

의료침습은 그 자체로 위법하고 환자의 승낙이 있어야만 위법성이 조각되므로 의학적 기본에 적합
한 치료행위를 하였더라도 설명의무 위반이 있으면 구성요건상 신체침해에 해당하여 전손해를 배
상하여야 한다.

제 **4** 장 **간호과오에 있어서 손해배상**

제 **1** 절 **손해배상의 종류와 범위**

1 손해배상의 정의

손해는 법익에 관하여 입은 불이익을 말한다. 즉, 위법행위(채무불이행 또는 불법행위)가 없었더라면 존재하였을 상태와 위법행위가 있는 현재의 이익 상태와의 차이이다. 손해배상은 위법한 행위에 의하여 타인에게 끼친 손해를 전보(塡補)하여 손해가 없었던 것과 동일한 상태로 복구시키는 일이다.

2 손해배상의 분류

(1) 재산상의 손해

① 적극적 손해

기존 재산의 멸실이나 감소를 준 것으로 의료사고 때문에 직접 치르게 된 것이다. 치료비, 개호비(간병비), 장례비가 있다.

② 소극적 손해

장래에 얻을 수 있던 이익을 얻지 못해 발생한 손해를 말한다.

㉠ 일실수입 : 일실수입이란 사고가 발생하지 않았을 경우를 가정하여 피해자가 장래에 얻을 수 있었을 것이라고 예측되는 이익 또는 소득을 의미한다.

㉡ 휴업보상 : 의료과오로 인해 환자가 수입을 얻을 수 없거나 감소된 경우 일실이익의 일종으로 휴업보상비 배상을 청구할 수 있다.

(2) 비재산적 손해(위자료)

피해자가 재산 이외에 생명, 자유, 신체, 명예 등 인격적 이익을 침해당한 경우 가해자에 대하여 비재산적 손해(정신적 손해)에 배상을 청구할 수 있다. 이와 같은 정신적 손해를 금전으로 배상하는 것이 위자료이다.

3 손해배상의 발생과 범위

(1) 손해배상청구원의 발생

① 법률행위에 의해 발생하는 경우 : 보험 계약과 같이 계약 당사자 사이에 일정한 사유가 발생하면 일방이 타방에 대하여 손해를 배상하도록 하는 약정 등이다.

② 법률의 규정에 의하여 발생하는 경우 : 민법 등 각종 법률의 규정에 따라 발생하게 되는 손해배상책임을 말한다.

(2) 손해배상의 일반법

① 채무불이행 책임과 불법행위 책임

　　㉠ 채무불이행 : 「민법」 제390조의 규정에 의하여 채권, 채무관계를 전제로 채무자가 그 귀책사유로 인하여 채무를 이행하지 않아 발생한 채권자의 손해를 배상하는 것

　　㉡ 불법행위 : 「민법」 제750조에 의해 위법행위로 인하여 타인(피해자)에게 손해를 가한 경우 그 책임을 묻는 것

② 채무불이행과 불법행위로 인한 손해배상 범위

　　㉠ 통상손해 : 채무불이행 또는 불법 행위가 있으면 통상적으로 발생하는 것

　　㉡ 특별손해 : 피해자에게만 존재하는 특별한 사정에 기초하여 발생하는 손해를 말하는 것

③ 손해배상청구권의 성질

　　㉠ 손해배상청구권 소멸시효 : 채무불이행에 기한 손해배상청구권은 10년의 소멸시효가 적용된다. 불법행위로 인한 청구권은 피해자나 법정대리인이 손해 및 가해자를 안 날로부터 3년간 이를 행사하지 않거나 불법행위를 한 날로부터 10년 내에 행사하지 않으면 시효가 소멸된다.

　　㉡ 불법행위로 인한 손해배상청구권 : 환자의 배우자나 부모, 형제자매 등에게도 피해환자와는 별도로 고유의 위자료 청구권이 인정되나 채무불이행의 손해배상청구권의 경우는 인정되지 않는다.

4 간호사고의 법적 책임과 손해배상

(1) 채무불이행 책임

의료계약에 있어 급부를 실현하지 않은 것은 통상의 의료인이 갖는 주의의무로서 진료 또는 간호, 설명, 확인, 주의의무를 다하여야 하는 것인데 이를 다하지 못한 것을 말한다.

(2) 불법행위 책임

불법행위로 보는 견해는 간호사의 간호과오를 계약책임으로 물을 경우 또는 간호사의 과실로 계약 당사자 이외의 자가 손해를 입었을 경우 불법행위로 보는 견해가 있다.

(3) 채무불이행 책임과 불법행위 책임의 비교

① 채무불이행에는 이행이 가능함에도 채무를 이행하지 않는 이행지체, 이행을 하기로 한 변제기에 이행이 불가능한 경우, 이행은 있었으나 불완전하게 이행함으로써 그 침해 정도가 큰 적극적 채권침해가 있다. 간호는 주로 불완전한 이행과 관련이 있다.

② 불법행위 책임은 간호사로서 하여야 할 간호를 다하지 못한 것이 과실로 인정되어 불법행위를 구성하는 것이다. 과실을 환자가 입증해야 할 경우 의료 및 간호행위의 전문성, 밀폐성, 폐쇄성 등으로 그 과실점을 찾아내기가 힘들다.

(4) 손해배상 범위

① 채무불이행으로 인한 손해배상은 통상의 손해를 그 한도로 하고 특별한 사정으로 인한 손해는 채무자인 간호사가 그 사정을 알았거나 알 수 있었을 때에 한하여 배상책임을 부담한다.

② 불법행위인 경우 재산 이외의 손해에 대한 배상책임과 재산상의 손해가 없는 경우의 손해배상 책임인 위자료 청구가 인정된다.

제 2 절 손해배상액의 산정

1 손해배상액의 산정방법

(1) 손해배상의 금전 배상 원칙

손해배상은 금전으로 배상하는 것이 원칙이므로 배상되어야 할 손해를 금전으로 평가하는 작업이 필요하다.

(2) 손해배상액의 기준가격

① 재산적 손해의 배상액 : 재산적 가치의 평가액이다.

② 비재산적 손해의 배상액 : 법원이 가해 당시의 상황, 피해자의 인격·사회적 지위, 쌍방 당사자의 재산상태, 쌍방 간의 관계 등을 종합적으로 고려하여 산정한다.

(3) 현재가치의 측정

① 의료사고 또는 교통사고 등으로 사망한 경우 : 장래의 수입에 대해 일시금으로 배상하는 것이 원칙이기 때문에 피해자가 과실(이자)을 얻게 되어 실제보다 더 많은 배상을 받게 된다. 그러므로 장래의 수입에 대해 일시금으로 지급받게 되는 경우 중간이자를 공제한다.

② 중간이자 공제방식 : 단리계산방법인 호프만식과 복리계산방법인 라이프니츠식이 있다.

2 손익상계

(1) 손익상계의 정의

채무불이행 또는 불법행위로 인하여 손해를 받은 자가 동일한 원인으로 이익을 얻은 경우 그 손해 배상액에서 그 이익을 공제해야 한다는 원칙을 말한다.

(2) 손익상계에 있어서 공제될 이익

손익상계에 있어서 공제될 이익은 손해배상원인과 상당인과관계가 있는 것에 한정되므로 채무불이 행 및 불법행위와 무관하거나 채무불이행 및 불법행위 외의 계약원인 등에 의하여 얻은 이익은 공 제되지 않는다.

3 과실상계

(1) 과실상계의 정의

과실상계란 채무불이행이나 불법행위에 있어 채권자(피해자, 환자)에게 과실이 있는 때에 법원은 손해배상의 책임 및 그 금액산정에 있어 채권자의 과실을 참작하는 제도이다.

(2) 간호과오로 인한 손해 발생이나 확대 원인에서의 과실상계

간호과오로 인한 손해 발생이나 확대 원인에 환자 측의 거짓말·침묵·비협력 등의 과실이 기재되었 다면, 그 손해에 대해 합리적으로 분담시키는 과실상계를 고려해야 한다.

(3) 피해자(환자 측) 과실범위와 유형

① 과실상계를 위해서는 채권자 또는 피해자의 과실이 있어야 한다. 환자에게 과실이 있는 경우 과 실상계를 할 수 있다.
② 환자 외에 이와 동일시할 수 있는 제3자(친권자, 후견인, 보호감독의무)의 과실이 손해 발생 또 는 확대에 기여한 경우 제3자의 과실도 고려 대상에 포함된다.
③ 피해자(환자 측) 과실 유형에는 주요사항 불고지와 지시사항 등 불이행이 있다.

4 기타 책임

(1) 공동불법행위 책임

의료행위는 일련의 과정을 거치므로 각 과정에서 여러 사람이 관련되어 의료사고가 발생하는 경우가 있다. 복수의 사람이 손해 발생의 원인에 공동으로 관여된 경우에는 공동불법행위 책임을 부담하여야 한다.

(2) 국가에 대한 손해배상청구

공무원의 직무상 불법행위로 인한 손해배상책임(국가배상책임)이 성립하려면 공무원의 행위여야 하고 공무원의 직무집행행위여야 하며 직무상 불법행위로 타인에 대한 손해가 발생한 것과 공무원의 가해행위 사이에 인과관계가 있어야 한다.

제 5 장 간호과실과 법적 책임

제 1 절 부적절한 관찰, 의사소통 및 기록

1 의료인의 경과 관찰의무

(1) 환자에 대한 관찰의무

의사와 간호사 모두에게 적용되는 환자에 대한 관찰의무는 환자 개개인의 상태에 따라서 관찰의 내용과 방법이 달라지지만 간호에서 환자관찰의 가장 기본적인 방법은 활력징후를 측정하는 것이다.

(2) 특별히 주의하여 관찰을 해야 하는 경우

간호사가 특히 주의하여 관찰해야 하는 경우는 마취 후 회복 중인 환자(수술 후 환자)나 응급환자, 중환자, 분만징후가 나타나는 산모 등이다.

(3) 자기파괴 경향이 있는 환자의 경우

간호사는 자기파괴 경향이 있는 환자들이나 약에 대한 심각한 반응이 예상되는 환자를 세심히 관찰해야 할 의무가 있다.

(4) 자살의도가 있거나 자살을 수행하려는 환자의 관찰

특히 자살의도가 있거나 자살을 수행하려는 환자를 관찰·감시하는 활동은 의사의 처방지시에 상관 없이 간호사의 독자적인 판단 아래 수행해야 할 의무로 인정하고 있음을 판례 결과로 알 수 있다.

2 간호사의 보고 및 알림 의무와 의사소통

의사소통에서의 실패는 환자에게 심각한 결과를 가져올 수 있고 간호사의 책임을 묻게 되는 결과를 가져올 수 있다. 의사소통과 관련된 소송은 마땅히 보고해야 할 사항을 보고하지 않은 경우 이외에도 해당 기관의 정책에서 정한 명령체계를 따르지 않는 경우를 포함한다.

3 부적절한 관찰, 의사소통으로 인한 간호사고의 예방

(1) 관찰 소홀로 인한 간호사고 예방지침

① 아무리 사소한 내용이라도 환자 및 보호자의 호소를 가볍게 넘기지 않는다. 이에 대한 불만을 느끼는 경우 법적인 투쟁에 들어가는 경우가 많다.

② 환자의 상태에 대한 경과의 관찰은 간호사의 전문적인 판단을 필요로 하는 자율적인 간호영역 임을 명심하고 있어야 한다.

③ 소송이 발생했을 때 기준을 제시할 수 있는 간호실무표준이 있어야 한다.

(2) 자살 고위험환자 관찰 소홀로 인한 간호사고 예방지침

① 자살기도의 과거력이나 자살의도가 있는 환자의 행동·사고·기분 등은 상세하고 정확하게 관찰· 기록한다.

② 투약할 때 약을 모두 복용한 것을 확인하도록 한다.

③ 자살 고위험환자에 대한 철저한 관찰이 이루어질 수 있도록 인력을 충분히 확보한다.

(3) 부적절한 의사소통의 예방지침

① 환자가 불편을 호소하면 망설이지 말고 의사에게 알려야 한다.

② 환자가 의사를 불러 달라고 요청할 경우, 우선적으로 환자 상태를 직접 관찰하고 의사에게 관찰 한 내용과 환자가 말한 내용을 알려야 한다.

③ 상황이 파악되는 대로 즉시 의사에게 알리고 환자의 상태를 알린 시각과 알린 내용 등을 상세 하게 기록하도록 한다.

④ 원활한 의사소통이 이루어질 수 있도록 평소 함께 일하는 동료들(의사 포함)과 원만한 인간관계를 형성하도록 한다.

⑤ 담당의사와 연락이 되지 않을 경우 병원 내의 정책에 따라 다른 보고 계통으로 보고하고 기록한다.

4 법적인 측면에서 간호기록

(1) 기록의 「의료법」상 규정

① 간호기록부에는 체온, 맥박, 호흡, 혈압과 투약에 대한 사항, 섭취 및 배설물, 처치와 간호에 대한 사항이 기록되어야 한다.

② 조산기록부와 간호기록부에는 해당 사항을 한글과 한자로 기재하되, 다만 질환명, 검사명, 환자명, 약제명 등 의학용어는 외국어로 기재할 수 있고 보존기간은 5년이다.

(2) 간호기록의 정의와 중요성

① 간호기록이란 환자의 입원 시 사정에서부터 퇴원 시의 평가에 이르기까지 계속되는 간호과정의 타당성 및 결과를 확인할 수 있는 정확하고 완전한 내용을 조직적이고 체계적으로 기록한 문서다.

② 기록은 정확한 내용과 필수적인 정보를 제공할 수 있는 도구이며 법적 문제가 야기되는 경우에는 증거자료가 된다.

(3) 간호기록의 목적

① 의료인 간의 의사소통 수단

기록은 의료팀 간에 환자정보를 정확하게 교환할 수 있는 의사소통의 수단이 된다. 간호의 일관성과 연속성에 필요한 방법을 제시한다.

② 간호계획

간호사들은 간호기록을 통해 대상자의 입원 시 수집한 간호력이나 신체사정을 통해 정보를 얻을 수 있고, 대상자가 시행한 간호계획에 어떻게 반응하는지를 알 수가 있으며, 잘못된 계획은 기록된 자료에 의해 수정할 수 있다.

③ 법적 증거

환자기록은 환자의 치료를 위한 전문적인 판단과 결정 및 환자에게 제공되는 서비스의 질 평가를 위한 근거자료로써 이용된다.

(4) 간호기록의 원칙

① **정확성** : 기록의 표기가 올바르고 정확해야 한다는 것이다. 사실 또는 관찰한 것만 적어야 하며, 의견이나 관찰내용을 해석하여 기록하면 안 된다.

② **적합성** : 환자의 건강문제와 간호에 관계되는 정보만을 기록해야 하며 환자의 다른 개인적인 정보는 기록하기에 부적합하다. 부적절한 정보를 기록한다면 환자의 사생활에 대한 침범이거나 명예훼손에 해당한다.

③ **완전성** : 기록된 정보는 완전하고 환자, 의사, 타 간호사나 다른 건강요원에게 도움을 줄 수가 있어야 한다. 불완전한 기록은 환자와 다툴 경우 법정에서 기준미달의 간호제공 증거로 사용될 수가 있다.

④ **간결성** : 기록은 의사소통의 시간을 절약하기 위해 간결해야 한다.

⑤ **적시성** : 기록을 남기지 않은 것은 직무유기로 볼 수 있다. 각 기록은 간호행위가 일어난 직후에 해야 하며, 사전에 해서는 안 된다.

(5) 일반적인 간호기록 작성법

간호기록은 완전무결하고 정직해야 하며 빈칸을 남겨두거나 진술한 정보가 누락되지 않도록 주의한다. 일단 기록한 내용은 수정하지 않도록 하는 것이 법적 분쟁 시 방어에 도움이 된다.

(6) 간호기록 관련 법적 소송을 피할 수 있는 방법

① 의사의 처방지시에 의문이 있거나 읽을 수 없을 때, 이해할 수 없을 때, 의사의 처방지시가 환자에게 위해를 가져올 수 있다고 판단될 때는 반드시 의사에게 문의하도록 한다.

② 간호진단을 내리고 이에 근거한 간호수행을 제공하는 데 간호학적 지식을 최대한 활용하도록 한다.

③ 간호업무의 위임은 현명하게 처리하도록 하고 위임받은 직원들이 자신의 업무한계에서 그 일을 수행하는지 면밀히 관찰하고 지도해야 한다.

제2절 투약사고 및 수혈사고

1 투약사고

(1) 투약사고의 유형

① **잘못된 약을 투여하는 경우** : 스스로 판단하여 잘 모르는 약을 확인 없이 투여한 경우, 약명을 제대로 확인하지 않고 약을 투여한 경우, 의심이 가는 의사 처방을 확인하지 않고 투약한 경우

② 환자를 잘못 알고 투여한 경우

③ 약 용량, 투약방법, 투여시간을 잘못 알고 투여한 경우

④ 투약의 필요성, 주의사항, 약의 종류, 부작용, 투여방법 등을 환자에게 충분히 설명하지 않은 경우

(2) 투약사고 예방지침

① 간호사는 투약의 5원칙(5R, 정확한 약/정확한 대상자/정확한 용량/정확한 투여경로/정확한 시간) 및 정확한 설명, 정확한 기록을 지켜야 한다.
② 투약 전뿐만 아니라 투약 후에도 대상자의 상태를 주의 깊게 관찰하여 투약으로 인한 다양한 부작용과 합병증 등을 조기에 사정하고 사전에 예방해야 한다.
③ 약은 투약시간 직전에 준비하며, 단위와 약어를 정확히 알고 준비한다.
④ 1회 용량이 상용량 이상인 경우는 처방전을 확인하고 필요할 때 의사와 협의해야 한다.
⑤ 약물의 색깔, 냄새 등이 변한 약, 유효기간이 경과한 약, 라벨이 불분명한 약은 사용하지 않는다.
⑥ 투여하는 약의 작용과 부작용, 특성을 잘 알고 있어야 한다.

2 수혈사고

(1) 수혈사고에 대한 의료인의 주의의무

① **수혈혈액의 적합성** : 의료인은 혈액형의 일치 여부는 물론이고 완전하고 깨끗한 혈액을 환자에게 수혈할 주의의무가 있다.
② **수혈량의 적정성** : 환자의 질병상태를 잘 판단하여 수혈하는 혈액의 양이 과소해서도 안 되고, 과량의 수혈로 환자의 상태를 악화시켜도 안 된다.
③ **수혈방법의 적정성** : 수혈은 정맥혈관을 통하여 주입하는데 올바른 방법으로 주입해야 한다.
④ **수혈시기의 적정성** : 의료인은 환자에게 꼭 필요한 시기에 혈액을 수혈해야 한다.
⑤ **수혈기록의 적정성** : 환자가 수혈 후 부작용이 발생했다고 변호사를 찾은 경우에는, 환자의 혈액형과 같은 혈액형이 수혈되었고 모든 정책과 절차에 맞게 수행된 것이 확실하더라도 다른 기록이 부실하면 수혈과 직접적인 관련이 없어도 그러한 요소를 근거로 소송이 제기될 수 있다.

제 3 절 부적절한 간호처치

1 부적절한 간호처치와 예방지침

(1) 간호사의 간호처치

간호사의 활동은 의사의 처방에 따른 간호중재와 간호사의 독자적인 간호계획에 따른 간호중재의 두 범주로 나뉜다. 간호사의 독자적 간호계획에 의한 간호처치의 책임은 간호사에게 있으며 의사의 처방에 의하는 경우라도 처치행위 자체에 대한 책임을 진다.

(2) 간호처치의 과오 예방지침

① 병동 내 간호활동 프로토콜이나 간호실무표준에 제시된 절차와 방법을 준수한다.

② 병동마다 간호실무표준을 개발하여 간호활동의 수준을 동일하게 유지시키고 법적인 소송 발생 시 간호활동의 근거자료로 제시한다.

③ 모든 간호처치는 항상 원칙을 준수해야 한다.

제 4 절 병원감염

1 병원감염의 특징과 지침

(1) 병원감염의 정의

병원감염은 입원 당시에는 감염의 증상이나 잠복상태도 아니었던 사람에게 입원 후 또는 퇴원 후에 발생하는 경우를 말하는 것으로, 병원서비스의 질과 직결되는 영역이다.

(2) 병원감염의 원인

① 처치 및 시술 과정의 불결

② 기구의 부적절한 소독의 결과

③ 의료인들에 의해 옮겨진 균

④ 의료기관과 이를 둘러싸고 있는 제도적인 문제와 정책의 부재

(3) 감염관리 전문간호사의 역할과 간호사의 감염관리 이점

① 감염관리 전문간호사의 역할 : 감염관리 전문간호사는 병원 내 감염을 예방하고 관리하기 위해 감염 여부를 조사하고 예방계획을 수립, 실시하며 감염관리 규정, 지침, 정책 등을 마련한다.

② 간호사의 감염관리 이점 : 환자의 건강 유지와 의료비용의 감소를 가져오며 병원의 감염률 저하로 불필요한 지출을 줄여주어 병원감염관리를 통해 병원의 이윤창출에 기여한다. 국가적 차원에서 국가 전체 의료비를 절감시킨다.

(4) 병원감염 관리 및 감염과 관련된 법적 소송예방을 위한 지침

① 의료인 개개인의 철저한 손 씻기가 제일 중요하다.

② 환자에게 수행하는 중재마다 필요한 소독술 및 무균술을 준수하도록 한다.

③ 환자의 이상 증상을 철저하게 살핀다.

④ 감염방지 활동들에 대해 정확하고 자세하게 기록하도록 한다.

⑤ 병원감염 조사를 실시하여 병원감염의 실상 파악 뒤 우선순위를 결정하도록 한다.

⑥ 병원감염 관리사업이나 교육을 진행하는 등의 병원감염발생 감시체계를 구축한다.
⑦ 전담하는 감염관리 전문간호사를 배치하여 병원감염의 감시와 감염관리에 대한 교육을 담당하
도록 한다.

제 5 절 환자의 안전사고 : 낙상, 장비사고 등

1 낙상

(1) 낙상과 간호관리
① 낙상은 넘어지거나 떨어져서 몸을 다치는 것으로 노인들에게 특히 많이 일어나는 사고이며 간
호사고의 70%를 차지할 만큼 큰 비중을 차지하고 있다.
② 약물을 투여 받고 있는 환자이거나 의식이 혼미한 환자, 캐스트 등으로 장기간 누워 있었다가
일어날 때 갑작스러운 어지럼증을 예상 하지 못하는 경우, 낯선 환경에서의 혼돈을 느끼는 경우
간호사는 환자를 잘 보호해야 한다.

(2) 낙상예방을 위한 지침
생활공간의 정비, 적절한 의복 및 신발 착용, 조명조절, 화장실환경 관리, 신체보호대 사용이 있다.

2 장비사고

① 간호사의 의무에는 올바른 장비를 선택·유지·사용해야 한다는 의무가 포함된다.
② 새로운 장비나 새로 수선한 장비를 사용하는 사람은 적절한 사용방법에 관한 교육을 받아야 한다.
③ 대부분 장비로 인한 피해는 무지에서 보다는 성급함, 부주의, 사용방법의 오류 등에서 비롯되므로 세심
하게 주의를 기울인다.
④ 기관 측에서 허락한 경우가 아니라면 장비 수선을 해서는 안 되며 본래의 사용용도대로 이용해야 한다.
⑤ 환자 간호에 참여하는 모든 간호사는 병동 내 시설점검이나 장치나 기구의 자동 상태와 적합성 여부를
관찰해야 한다.

3 안전사고

기타 화상예방, 화재예방, 자살예방, 도난예방의 주의를 기울인다.

제 6 장 AIDS의 법률문제

제 1 절 AIDS의 정의와 특징 및 치료

1 AIDS의 정의와 특징

(1) AIDS의 정의

에이즈(AIDS)는 '후천성면역결핍증'으로 병원체인 HIV, 즉 '인간면역결핍바이러스'에 감염돼 체내의 면역 기능이 저하되어 사망에까지 이르는 일종의 전염병이다.

(2) HIV 감염증의 경로와 특징

HIV 감염의 주된 경로는 성행위(구강성교 포함), HIV에 오염된 혈액의 수혈, HIV 감염 모친이 신생아를 감염시키는 모자감염이다.

2 AIDS 환자의 치료와 간호

① 대상자가 HIV 감염사실을 모르고 있을 때 구체적인 간호사정을 통하여 조기에 문제를 파악하고 간호문제를 확인한다.
② HIV 감염관련 간호진단에 따른 간호중재는 대상자로 하여금 약물처방을 고수하도록 하고 기회감염질환을 예방하며 HIV 감염으로부터 다른 사람들을 보호하게 할 뿐만 아니라 건강하고 지지적인 관계를 유지·발전시키도록 한다.

제 2 절 AIDS의 의료법상 법률문제

1 신고와 보고 : 의사 또는 의료기관의 신고

① 감염인을 진단하거나 감염인의 사체를 검안한 의사 또는 의료기관은 24시간 이내에 진단, 검안한 사실을 관할 보건소장에게 신고하고 감염인과 그 배우자(사실혼 포함) 및 성 접촉자에게 후천성면역결핍증 전파 방지에 필요한 사항을 알리고 이를 준수하도록 지도하여야 한다.
② 감염인이 사망한 경우 이를 처리한 의사 또는 의료기관은 24시간 이내에 관할 보건소장에게 신고하여야 한다.

2 검진

(1) 필수검진과 임의적 검진

① 군중과 접촉이 많은 업소에 종사하는 사람으로서 감염인의 배우자 및 성접촉자, 그 밖에 후천성면역결핍증의 예방을 위하여 질병관리청장이 필요하다고 인정하는 사람에 대하여 정기 또는 수시검진을 실시하여야 하며 정기검진은 6개월 간격으로 1년에 2회 시행한다.
② 후천성면역결핍증에 감염되었다고 판단되는 충분한 사유가 있는 자 또는 후천성면역결핍증에 감염되기 쉬운 환경에 있는 사람에 대하여 검진을 실시할 수 있다.

(2) 익명검진

① 후천성면역결핍증에 관한 검진을 하는 자는 검진 전에 검진대상자에게 이름, 주민등록번호, 주소 등을 밝히지 아니하거나 가명을 사용하여 검진할 수 있다는 사실을 알려준다.
② 검진결과 감염인으로 밝혀진 경우에도 감염인의 정보는 익명으로 관리한다.

3 감염인의 보호 및 지원

(1) 진료기관 및 요양시설 등의 설치와 치료권고

① 질병관리청장은 후천성면역결핍증의 예방, 관리와 그 감염인의 보호, 지원 또는 치료를 위하여 필요한 전문진료기관 또는 연구기관을 설치·운영할 수 있다.
② 질병관리청장 또는 시·도지사는 감염인의 요양 및 치료 등을 위한 시설과 감염인에 대한 정보제공, 상담 및 자활 등을 위한 시설을 설치·운영할 수 있다.

③ 검진결과 감염인으로 판명된 자로서 검진을 받아야 할 업소에 종사하거나 종사할 가능성이 높은 감염인, 주의능력과 주위환경 등으로 보아 타인에게 감염시킬 우려가 있다고 인정되는 감염인, 생계유지능력이 없고 타인에 의하여 부양 또는 보호를 받고 있지 아니한 감염인에 대해 전문진료기관 또는 요양시설에서 치료 또는 요양을 받도록 권고할 수 있도록 하였다.

(2) 예방치료기술 확보

질병관리청장은 후천성면역결핍증의 예방과 치료를 위한 의약품 및 기술을 확보하기 위하여 노력하여야 한다.

4 AIDS와 관련한 비밀유지와 진료의무

(1) HIV 감염에 대한 비밀유지의무

① 법에 따라 본인의 동의가 있는 경우를 제외하고는 재직 중에는 물론 퇴직 후에도 감염인에 대하여 업무상 알게 된 비밀이라도 누설하여서는 안 된다.
② 환자의 동의가 있으면 비밀누설금지 의무가 면제된다(형법 제24조).
③ 공공의 건강윤리증진을 위하여 비밀누설 금지의무가 면제될 수 있다.
④ 간호사는 그 업무상 알게 된 사실로서 타인의 비밀에 관한 것은 증언을 거부할 수 있다.

(2) HIV 감염자 진료의무

① 의료인이 AIDS 환자로부터 전염될 위험이 없지 않으나, 이러한 위험은 AIDS뿐 아니라 결핵이나 B형 간염 같은 질병에서도 존재하므로 의료인의 직업상 위험하다는 이유로 AIDS 환자의 진료를 거부하는 것은 허용될 수 없다.
② AIDS나 HIV 감염증의 치료를 요구하는 환자에 대해서 그 분야의 비전문의는 HIV 감염증을 치료할 수 있는 전문의에게 의뢰해야 한다.

5 감염인의 행위규제

(1) 전파매개행위금지

① HIV 감염은 수혈, 수직감염, 혈액 노출 등 의료행위, 성행위 등을 통해 이루어지기 때문에 AIDS 예방법은 HIV가 혈액이나 성적 접촉 등을 통해 감염되는 것을 방지하기 위해 감염인의 전파매개 행위를 직접 규율하는 규정을 두고 있다(AIDS 예방법 제19조).
② 전파매개행위 위반 시 형법적 제재의 대상으로 3년 이하의 징역에 처해진다.

(2) 혈액관리법과 AIDS

① 혈액원은 보건복지부령으로 정하는 바에 따라 채혈 전에 헌혈자에 대하여 신원 확인 및 건강진
단을 하여야 한다(제7조 제1항).

② 혈액원은 보건복지부령으로 정하는 감염병 환자 및 건강기준에 미달하는 사람으로부터 채혈을
하여서는 아니 된다(제7조 제2항).

③ 보건복지부장관은 보건복지부령으로 정하는 바에 따라 채혈금지 대상자의 명부를 작성, 관리할
수 있다(제7조의 2, 제1항).

④ 보건복지부장관은 채혈금지대상자 명부에 있는 사람에게 명부의 기재 사항 등을 대통령령으로
정하는 바에 따라 개별적으로 알릴 수 있다(제7조의 2, 제3항).

⑤ 채혈금지대상자의 명부를 작성, 관리하는 업무에 종사하는 사람 또는 종사하였던 사람은 업무상
알게 된 비밀을 정당한 사유없이 누설하여서는 아니 된다(제7조의 2, 제5항).

6 AIDS와 법률상의 문제

(1) AIDS와 「헌법」상의 문제

① AIDS 확산을 방지하기 위한 의료적, 사회 강제적 조치가 필요하나 이는 AIDS 환자나 고도위험
계층의 헌법상의 권리를 침해할 수 있으며 AIDS 환자의 개인적인 권리를 제한하는 경우 헌법상
으로 문제될 수 있다.

② 「후천성면역결핍증예방법」 제14조에서 AIDS의 감염을 방지하기 위해 HIV 감염자를 특정한 장
소에서 격리보호하고 치료받도록 규정하고 있다. 그러나 격리치료는 헌법이 보장하는 신체의 자
유나 인간의 존엄과 가치가 무시될 수 있으므로 각별히 주의를 기울여야 한다.

(2) AIDS와 「형법」상의 문제

① AIDS 환자가 예방조치 없이 성행위 등에 의해 타인에게 HIV를 감염시키는 행위는 「형법」상 상
해죄, 살인죄가 성립된다.

② 임산부 또는 배우자가 HIV에 감염된 경우 인공임신중절이 허용이 되므로 「형법」상 낙태죄는 성
립이 되지 않는다.

(3) AIDS와 「민법」상의 문제

① HIV는 배우자와 그 출생자에게 전염시킬 수 있으므로 경우에 따라서 HIV의 감염은 혼인을 계
속하기 어려운 중대한 사유에 해당되어 재판상 이혼의 원인 가능성이 될 수 있다.

② AIDS를 이유로 이혼을 할 경우 부모의 일방이 AIDS 환자라고 하여 무조건 면접교섭권을 배제
하여서는 안 된다.

③ HIV에 감염된 부부가 이혼을 하는 경우 자녀에 대한 양육권은 HIV 감염이라는 사실보다는 자
녀의 최선 이익이나 부모에 대한 자녀의 결합 정도를 고려하여 결정하여야 한다.

④ HIV 감염자의 고의, 과실로 인한 위법행위로 타인에게 HIV를 감염시켜 손해가 발생할 경우 불법행위책임이 성립될 수 있다.

제 7 장 ＿ 뇌사와 장기이식의 법적 측면

제 1 절 ＿ 뇌사의 법적 문제

1 ＿ 뇌사의 정의

(1) 뇌사

사고 또는 질환으로 뇌간을 포함한 뇌 전체가 비가역적으로 손상을 받아 모든 기능이 상실되어 어떤 의료적 시술 및 치료를 하더라도 회복이 불가한 경우를 말한다.

(2) 뇌사진단의 필수전제조건

① 급성의 심각한 비가역적 뇌손상을 일으키는 원인이 병력, 진찰, 혈액검사, 뇌 영상검사에서 확인되어야 한다.

② 전제조건이 충족된 상태에서 혼수, 뇌간(숨골, 뇌줄기)에서 기원하는 모든 반사의 소실, 무호흡 증상이 모두 확인될 때 뇌사를 진단할 수 있다.

③ 깊은 혼수상태로서 자발 호흡이 없고 인공호흡기로 호흡이 유지되고 있어야 한다.

④ 치료 가능한 급성 약물 중독(마취제, 수면제, 진정제, 근육이완제 등), 또는 뇌사상태와 비슷한 증상을 유발할 수 있는 각종 대사성 또는 내분비성 질환(저체온증, 간성혼수, 저혈당성 뇌증 등)이 없어야 한다.

(3) 뇌사판정의 기준

① 외부자극에 전혀 반응이 없는 깊은 혼수상태

② 자발호흡의 불가역적 소실

③ 양안 동공의 확대고정

④ 뇌간반사의 완전 소실 : 광반사, 각막반사, 안구-두부반사, 전정-안구반사, 모양체-척수반사, 구역반사, 기침반사의 7가지 소실이 나타난다.

광반사 소실	양쪽 눈에 강한 빛을 가하여 동공의 반사(축소여부)를 확인한다. 뇌간 기능이 없을시 외부의 빛과 같은 자극에도 동공의 크기가 변화하지 않는다.
각막반사 소실	각막은 가벼운 깃털로 자극을 해도 반사적으로 눈꺼풀을 덮게 되는데 뇌사 시에는 눈을 깜빡이지 않는다.

안구-두부반사 소실	눈꺼풀을 열고 머리를 좌우상하로 흔들면 인형의 눈같이 눈동자가 반대로 움직여야 하지만 뇌사 시에는 이런 반응이 없고 머리의 움직임과 함께 있어 고정된 것처럼 보인다.
전정-안구반사 소실	냉각수를 귀의 고막에 주입하여 전정기관을 자극하면 정상적으로는 찬물을 넣은 쪽으로 눈이 움직였다가 즉시 정상위치로 돌리려는 안구의 이동이 심하게 나타난다. 뇌사 시에는 이런 이동이 없다.
모양체-척수반사 소실	얼굴이나 목 부위를 심하게 압박하면 같은 쪽의 동공이 커지지만 뇌사 시에는 변화가 없다.
구역반사 소실	설압자로 목의 안 부분을 자극했을 때 정상인에게 나타나는 구역질 반응이 없다.
기침반사 소실	솜털로 콧구멍 안을 자극하면 기침이 나는데 뇌사 시는 이런 반응이 일어나지 않는다.

⑤ 자발운동, 제뇌강직, 제피질강직, 경련 등이 나타나지 않는다.

⑥ **뇌파검사** : 뇌파 검사 시 뇌파가 30분 이상 평탄한 것을 확인한다.

⑦ ①~⑥의 검사를 실시하고 6시간 경과 후 재확인한다.

2 뇌사의 입법 배경

① 1967년 남아프리카 공화국의 외과의사 크리스천 버나드 박사가 교통사고로 뇌사상태에 빠진 사람의 심장을 이식하여 장기이식의 새 장을 열었다.

② 미국의 하버드 대학교 의과대학은 1969년 특별위원회를 만들고 장기이식을 가능하게 하는 뇌사 기준을 정의하였다.

③ 우리나라는 뇌사를 인정하고 장기이식을 합법화하는 「장기 등 이식에 관한 법률」을 1999년 제정하여 2000년부터 뇌사자로부터 장기를 공여받는 합법적인 장기이식이 가능해졌다.

3 뇌사와 법률문제

(1) 뇌사자의 장기적출 요건

① 뇌사자의 장기적출은 본인의 뇌사 또는 사망 전에 장기 등의 적출에 동의한 경우 가능하며 가족이나 유족이 거부한 경우 불가능하다.

② 본인이 뇌사나 사망 전에 장기 등의 적출에 동의 또는 반대했다는 사실이 확인되지 않는 경우 가족이나 유족이 동의한 때에 장기기증을 승낙할 수 있는 유족의 범위와 순위는 1순위 배우자, 2순위 성인인 직계비속, 3순위 직계존속, 4순위 성인인 형제자매이다.

③ 본인이 16세 미만인 경우에는 부모가 장기 등의 적출에 동의한 때에만 적출이 가능하다.

제 2 절   장기이식의 법적 문제

1   장기이식의 정의 및 현황

이식이란 신체 조직이나 장기의 한 부분, 또는 전부를 절제하여 자신이나 다른 개체의 체표면이나 체내에 옮겨주는 것을 말한다. 장기 또는 조직을 주는 쪽을 공여자라 하며 장기제공 상태에 따라 공여자가 생체일 때를 생체 공여자, 사체일 때를 사체 공여자라고 한다.

2   장기이식과 관련된 용어와 종류 및 제한

(1) 장기이식 관련 용어

① **자가이식** : 본인이 자기조직을 스스로 몸에 이식하는 것을 지칭하는 것이다.
   ⑩ 자가조혈모세포, 자가피부이식, 자가골이식
② **동조직이식** : 자신의 조직이나 장기는 아니지만 유전적으로 일치하는 장기나 조직을 이식하는 것이다.
   ⑩ 일란성 쌍생아의 장기나 조직을 이식하는 것
③ **이종이식** : 다른 종의 장기나 조직을 이식하는 것이다.
   ⑩ 동물의 장기를 사람에게 이식하는 것
④ **동종이식** : 같은 종이지만 유전학적으로는 일치하지 않는 타인의 장기나 조직을 이식하는 것이다.
   ⑩ 생체이식, 뇌사자 이식

(2) 장기기증의 종류

① **뇌사기증** : 뇌혈관질환·교통사고 등으로 인한 뇌사자의 장기를 가족 또는 유족의 신청에 의하여 기증하는 경우이다.
② **사후기증** : 사망한 후 안구기증을 할 수 있다.
③ **살아있는 자의 장기기증** : 살아있는 사람의 장기기증은 신장은 정상적인 것 2개 중 1개, 간장, 골수, 췌장, 췌도 및 소장은 의학적으로 인정되는 범위 안에서 그 일부를 기증할 수 있다.

(3) 장기기증을 할 수 없거나 제한되는 경우

① 16세 미만인 사람(골수 예외)
② 임신한 여성과 해산한 날로부터 3개월이 지나지 않은 사람
③ 정신질환자와 지적장애인(단, 정신건강의학과 전문의가 본인 동의 능력을 증명한 경우 제외)
④ 마약, 대마 또는 향정신성 의약품에 중독된 사람

3 장기기증 절차와 방법

(1) 뇌사자의 장기기증 절차법

① 뇌사자는 뇌사상태에 빠지기 전에 자신이 뇌사자가 되면 장기기증을 하겠다는 장기기증희망 등록을 할 수 있다.

② 「장기이식에 관한 법률」 제15조 및 제22조 제3항 1조에서 뇌사자 본인이 뇌사 전에 장기기증에 동의하여 장기기증희망등록을 한 경우 그 가족이 거부하지 않으면 뇌사판정 후 장기를 적출할 수 있다.

(2) 사후기증 절차

장기기증자 본인은 자신이 사망하면 장기기증을 희망한다는 서약을 하는 장기기증희망 등록을 할 수 있으며 사망 후 안구기증을 할 수 있다.

(3) 살아있는 자의 장기기능 절차

살아있는 사람은 본인이 장기기증에 동의하여 장기기증 등록을 하면 장기기증을 할 수 있다.

4 장기적출 시 주의사항과 장기이식 코디네이터의 역할

(1) 장기 등의 적출 시 의사가 준수해야 할 사항

① 장기기증의 동의사실을 반드시 확인해야 한다.

② 장기기증자의 건강상태를 설명해야 한다.

③ 장기 등 적출수술의 내용과 건강에 미치는 영향, 장기적출 수술 전에 행해지는 검사에 수반하는 위험, 수혜자에 대한 거부반응 여부를 확인하기 위한 면역학적 검사 등 검사목적, 검사방법 및 검사수반 방법 등 상세한 설명과 정기적출 수술 자체의 위험에 대한 설명이 반드시 필요하다.

④ 적출 후 치료계획, 장기적출 수술 후에 발생하는 위험 및 장기제거로 인한 위험에 대한 설명을 제공해야 한다.

⑤ 사전에 적출과 관련된 사항을 충분히 설명해야만 한다.

(2) 장기이식 코디네이터의 역할

장기이식 코디네이터는 장기이식의 전 과정이 원활하게 이루어지도록 기증자와 수혜자 및 가족에게 이식에 관한 정보와 직접적인 간호 및 교육, 상담, 지지를 제공하고 그 제반 절차를 중재, 조정하여 국민을 대상으로 장기기능의 활성화를 위한 역할을 하는 전문간호사이다.

5 장기이식 관련 윤리적 문제

(1) 충분한 정보에 의한 동의

기증자에게 기증과정과 기증 이후의 상태 및 환자의 상태 등에 관하여 충분한 정보가 제공되어야 하며 기증자나 기증자 가족은 강제 또는 강압이 없는 상태에서 자발적으로 동의한 것이어야 한다.

(2) 기증자의 의사 방식(옵트 인 방식과 옵트 아웃 방식)

기증을 하려는 자가 생전에 분명히 자신의 의사표시를 해 놓은 경우에 한하여 기증을 할 수 있도록 하는 것이 옵트 인 방식이며 사후에 장기기증을 하지 않겠다고 분명하게 의사표시를 한 경우를 제외하고 장기기증이 가능하도록 하는 것이 옵트 아웃 방식이다. 옵트 아웃 방식의 경우 기증자 본인의 자율적 결정이 아닐 수 있다.

(3) 미성년자 및 의사무능력자 기증에 대한 동의

장기기증과 관련된 의사결정을 부모 또는 법적 대리권자가 대리로 결정하게 하는 것은 미성년자나 의사무능력자에게 해악을 일으킬 가능성이 있다.

(4) 장기 등의 매매행위 금지조항

① 「인체조직안전 및 관리 등에 관한 법률」 제5조 제1항에서는 "누구든지 금전 또는 재산상의 이익, 기타 반대급부를 주고받거나 주고받을 것을 약속하는 행위를 해서는 안 된다."라고 규정하여 장기의 상업화를 막고 있다.
② 특히 뇌사자 또는 사망한 사람의 조직을 제3자에게 주거나 제3자에게 주려고 받는 행위나 이를 약속한 행위, 자신의 장기를 타인에게 주거나 타인의 장기 등을 자신에게 이식하기 위해 받는 행위 혹은 약속하는 행위도 금지하고 있다.

(5) 공정한 분배

사체에서 받은 장기를 한 사람이 받을 때는 큰 문제가 없지만 혈액형 또는 조직적합반응 검사상 두 사람 이상 유사한 결과가 나왔을 때는 어느 환자를 우선적으로 선택할 것인가 하는 문제가 간단하지는 않다.

(6) 장기이식과 의사의 태도

장기이식을 둘러싼 윤리적 상황에서 의사의 태도는 중요한 영향요인이다.

6 뇌사와 장기이식의 기록 작성 및 보존

① 진료기록부, 간호기록부, 조산기록부 등을 비치하여 의료행위에 관한 사항과 소견을 상세하게 기록·서명해야 한다. 또한, 기록부를 5년간 보존해야 하며 뇌사판정과 장기적출 및 장기이식의 결과에 대하여 기록을 남기는 것은 중요하다.
② 뇌사판정과 장기적출 및 장기이식에 관한 기록은 15년간 보존하게 되어 있다.

제 8 장 · 안락사·존엄사

제 1 절 · 안락사의 개념 및 분류

1 안락사의 개념

(1) 정의

극도의 고통을 종식시키기 위함이거나 가족과 사회에 너무 무거워 짐을 지울 수도 있는 정실질환 및 불치병에 걸린 인간에게 비참한 생명의 연장을 중단하기 위해서 행하는 안락 살해를 흔히 안락사라는 말로 사용하고 있다.

(2) 안락사와 관련된 개념

① 무의미한 치료 : 무의미한 치료란 의학적으로 환자의 예후나 삶의 질에 도움이 되지 않는 치료들을 말한다.
② 가망 없는 퇴원 : 가망 없는 퇴원이란 치료를 계속해도 환자에게 더 이상 도움을 줄 수 없다는 판단을 내리고 환자를 퇴원시키는 것으로 의사, 환자 본인, 보호자가 결정한다.

2 안락사의 분류

(1) 생명주체 의사에 따른 분류

① 자의적 안락사 : 생명주체의 자발적 의사에 따르는 안락사를 말한다.
  ㉠ 의뢰적 안락사 : 어떤 생명주체의 명령, 의뢰 또는 신청 등의 적극적 요구에 의하여 이루어지는 것
  ㉡ 승인적 안락사 : 적극적으로 원하는 것은 아니나 안락사를 승낙하여 이루어지는 경우

② 비임의적 안락사 : 생명주체가 의사를 표시할 수 없거나 그 결정이 불가능한 경우 또는 표현이 가능하다 할지라도 외부에서 이를 이해할 수 없을 때 시행되는 것을 말하며 다음의 경우에 해당한다.

　　㉠ 신생아와 중증의 정신불구자로 안락사에 동의할 수 있는 능력이 처음부터 없는 사람들
　　㉡ 혼수상태에 빠져서 의사소통이 불가능한 사람들

(2) 행위자의 행동에 따른 분류

① 소극적 안락사 : 생명체가 어떤 원인으로 죽음의 과정에 들어선 것이 확실할 때 시행자가 그 진행을 일시적이나마 저지하거나 지연시킬 수 있음에도 불구하고 이를 방관하는 것이다.

② 간접적 안락사 : 의도적 행위가 죽음을 초래하는 것을 알면서도 이를 행하여 죽음이 야기되는 것으로 일명 결과적 안락사라고 표현한다.

③ 적극적 안락사 : 행위자가 어떤 생명주체의 죽음을 단축시킬 것을 처음부터 목적하여 이루어지는 것이다.

(3) 생존의 윤리성에 따른 분류

① 자비적 안락사 : 고통을 견디어 나가는 것이 일과의 전부가 되는 상태에서의 생명이란 무의미하기 때문에 이 경우의 생명은 단축시키는 것이 오히려 자비로운 행위라는 것이다.

② 존엄적 안락사 : 비이성적인 즉, 의식이 없어 정신적인 활동이 전혀 불가능한 '산송장'으로서의 인간은 그 생존이 의미가 없으므로 인격의 존엄을 지키기 위해서라도 생명을 단축시켜야 한다는 것이다.

③ 도태적 안락사 : 사회 집단의 한 구성원인 어떤 생명체가 때로는 질병이나 사고로 심신의 상태가 극도로 약화되어 집단에게 많은 부담이 되며 공동체가 그 희생을 더 인내할 수 없는 경우로 포기적 안락사라고도 한다.

3 　안락사에 대한 논쟁

(1) 자의적·자발적 안락사

당사자가 생명권을 포기할 경우 본인이 스스로 간절하게 요청하기 때문인지 혹은 주변의 엄청난 압력을 받기 때문에 요청한 것인지를 구분할 필요가 있다.

(2) 비임의적 안락사

인간이 날 때부터 불구이거나 결격사항이 있으며 자발적인 의지를 가지지 못하는 경우와 질병이나 사고에 의해 자유의지를 잃는 경우이다.

(3) 타의적 안락사

시행자의 행위로 분류할 때는 적극적 안락사로 불리며 행위자가 어떤 생명주체의 죽음을 단축시킬 것을 처음부터 의도하여 이루어지는 것을 말한다. 직접적으로 약물주입을 하거나 치료를 중단하여 직접적인 죽음을 초래하게 하는 것으로 본인의 의사와는 무관하게 이루어지는 형태이다.

4 안락사에 대한 각국의 입장

(1) 안락사를 법으로 허용하는 국가들

① 네덜란드 : 네덜란드 대법원에서는 1984년 이후 안락사를 용인하고 있으며, 2006년에 안락사를 합법화하는 법안을 승인했고, 수행할 수 있는 방향을 설정해 놓고 있다.

② 미국 오리건 주 : 1997년 존엄사법을 통해 '의사 조력자살'을 허용함으로써 미국 지방정부 최초로 안락사를 허용했다. 오리건 주의 존엄사법은 6개월 이내에 사망할 수 있다는 진단을 받은 불치병 환자에게 기준 범주에 해당하는 경우 안락사를 허용한다.

③ 호주 : 1996년 9월 노던 준주(Northern Territory)에서 세계 최초로 적극적 안락사를 합법화했다. 2013년에는 VEP(Voluntary Euthanasia Party)라는 안락사 정당이 창당되었으며 2017년 11월 호주 빅토리아 주는 안락사 법을 제정했다.

④ 기타 국가 : 영국은 1935년 시작된 'EXIT'라는 협회가 있고, 오스트레일리아에 4개, 벨기에 2개, 인도에 1개의 모임을 비롯하여 20개 국가에 30개 이상의 자발적인 안락사 협회가 있어 활발한 모임을 가지며 법적으로 안락사가 허용될 수 있도록 많은 로비활동을 하고 있다. 특히 스위스의 경우 외국인 조력자살을 허용하고 있다.

(2) 안락사를 반대하거나 일부 허용하는 국가들

① 미국 : 주 별로 차이는 있으나 소극적 안락사는 일반적으로 인정하는 편이며 적극적 안락사나 조력자살의 경우 오리건 주에서만 허용이 되고 다른 주에서는 금지되어 있다.

② 일본 : 적극적인 안락사를 인정하지 않는다. 1962년 나고야 판결에서는 적극적인 안락사를 인정할 수 있는 6가지 요건을 들었다.

③ 독일 : 어떤 이유에서도 사람을 죽일 수 없다고 형법에 명시되어 있으며 고의로 안락사를 시행할 경우 최고 종신형까지 처벌할 수 있다. 단, 소극적 안락사의 경우에는 환자의 자기결정권에 근거해 예외적으로 처벌을 부정한다.

④ 우리나라 : 우리나라에서도 안락사는 허용되고 있지 않으며 환자의 촉탁을 받아 고통을 경감시키기 위해 생명을 단축시키는 행위를 하게 되면 촉탁살인죄나 자살방조죄로 형사처벌을 받게 된다.

독학사

제 2 절   안락사의 윤리적 문제

1   안락사 찬성입장

(1) 결과주의 윤리설과 안락사

결과주의는 어떠한 행동의 도덕성을 그 행동이 추구하는 결과에 따라 판단해야 한다고 본다. 그러므로 어떤 환자에게 죽음이 최선의 결과가 될 수 있다는 점을 인정한다.

(2) 자발성과 선택의 권리

자발성이란 어떤 선택이 비록 실수처럼 보인다 해도 그것을 존중해 주어야 한다는 것이다. 선택의 권리에는 죽음을 선택할 권리, 즉 죽을 권리도 포함되어 있다고 주장하며 타인이 그 사람의 결정에 대해 방해하지 말아야 한다고 본다.

(3) 존엄성의 상실과 존엄성을 유지할 권리

환자들은 지속적인 고통 속에서 자아존중감이 침해받기 쉬우며 자신이 다른 사람의 짐이 된다는 것에 자존감이 저하됨을 느낀다. 이러한 상황에서 죽음을 선택하도록 허락되지 않는다는 것은 미개하고 비인간적인 처사라고 본다.

(4) 고통의 감소

환자의 고통이 매우 심하여 참을 수 없는 정도이고 치유되기 어려운 경우 죽음은 고통으로부터 해방되기 위한 수단으로 안락사는 정당화될 수 있다.

2   안락사 반대입장

(1) 의무론적 윤리설과 안락사

의무론적 윤리설은 절대적인 규칙과 의무를 기반으로 사회가 유지되고 있다는 것을 기본 전제로 한다. 의무론자는 '생명중시'의 관점을 가지고 있으며 의사는 언제나 환자에게 최선을 다해야 하며 (선행의 원칙) 환자에게 해가 되는 행위를 하지 말아야 한다(해악 금지의 원칙). 그러므로 의사는 항상 환자를 살리기 위해 치료해야 한다.

(2) 미끄러운 비탈길 이론

안락사를 일단 허용하게 되면 미끄러운 비탈길 이론이 적용되어 남용으로 이어지게 된다고 주장한다. 아무리 제한적인 상황에서만 안락사를 허용한다고 하여도 자칫 나치 치하의 독일처럼 집단 학살을 불러 올 수도 있다.

(3) 삶의 존엄성

삶은 신성하고 불가침한 것이므로 참을 수 없고 치유할 수 없는 고통을 포함한 그 어떤 이유로도 안락사를 정당화할 수 없다고 주장한다.

(4) 회복 가능성

의사들이 실수나 오류를 범할 수 있으며 환자들이 지속적으로 혹은 새로운 치료방법의 개발 등으로 회복될 수 있는 가능성이 있다.

(5) 남용과 차별의 위험

장애인 사회운동에 적극적인 사람들은 안락사를 법적으로 허용하거나 용인하는 데 반대한다. 불가피한 개인적 사례를 제외하고 노인, 빈자 및 장애자 등의 취약 인구에 대한 조력자살이 남용될 가능성이 높다.

(6) 비이성적이거나 경솔한 선택

안락사를 요구하는 사람들 중의 일부는 이성적이고 신중한 선택을 하는 것이 아니므로 안락사에 대한 요구를 수용해서는 안 된다는 것이다.

(7) 완화 치료법의 발전

완화 치료법은 회복보다는 고통을 덜어주고 삶의 질을 향상시키는 데 중점을 두고 있다. 완화 치료법의 목적은 환자가 편안하게 생활할 수 있게 도와주면서 가족이 환자의 죽음을 준비할 수 있도록 한다.

제 3 절 안락사의 형법상 문제

1 법적 개념

(1) 법적 개념에서 안락사의 분류

① 적극적 안락사 : 불치병으로 극심한 고통을 받고 있는 환자가 고통 제거를 위해 환자의 생명을 단절시키는 것이다.

② 간접적 안락사 : 생명을 단축시킬 염려가 있음에도 불구하고 고통완화 목적의 처치를 한 결과 의도하지 않았으나 예상된 부작용으로 인해 환자가 사망하는 것을 의미한다.

③ 소극적 안락사 : 죽음에 직면한 환자가 죽도록 내버려 두는 것을 말한다.

(2) 안락사 개념의 불일치

안락사의 법적 개념은 안락사의 일상적 개념 또는 의료실무적 개념과는 일치하지 않는다. 의료실무에서는 소극적 안락사의 개념 범위가 법적 안락사의 개념보다 더 확장되어 있다.

2 이익형량적 사고와 절차적 정당화

(1) 이익형량적 사고

법적 안락사의 유형별로 현행법 적용 시 환자의 자기결정권이나 환자가족의 이익을 환자의 생명이나 의사의 생명유지의무와 형량하여 그 정당화 여부를 결정한다.

(2) 절차적 정당화의 요청

법은 안락사 시술의 실체적 요건을 말하는 것이 아니라 관련 당사자들이 서로의 관점을 교환하고 성찰하면서 합리적 결정을 내릴 수 있는 의사소통의 통로를 마련해 주는 역할을 해야 한다.

3 관련 법률

(1) 적극적 안락사

우리나라 「형법」은 살인의 죄에 관한 장에서 자연적인 죽음 이전에 죽음을 앞당기는 행위를 금지하고 있다.

(2) 소극적 안락사

① 구성요건 조각설 : 연명치료중단은 더 이상 치료방법이 없어서 치료를 중단하는 것이기 때문에 단순 부작위든 작위를 통한 부작위든 간에 의사에게는 더 이상의 치료의무가 존재하지 않으므로 의사에게는 보증인 지위가 없고 이로 인해 구성요건 해당성의 행위주체에 해당하지 않는다고 한다.

② 위법성 조각설 : 환자는 의료행위에 있어 대상이 아닌 주체로서 치료의 방법, 내용, 범위 등을 스스로 결정할 권리가 있고 이러한 환자의 자기결정권의 범위 내에 속하는 결정은 의사가 존중할 필요가 있기 때문에 의사에게 그 책임을 귀속시킬 수 없다는 것이다.

제4절 존엄사

1 존엄사와 임종과정의 환자 간호 및 형법상 문제

(1) 존엄사의 정의

존엄사란 최선의 의학적 치료를 다하였음에도 회복 불가능한 사망의 단계에 이르렀을 때, 질병의 호전을 목적으로 하는 것이 아니라 오로지 현 상태를 유지하기 위하여 이루어지는 무의미한 연명 치료(기계호흡, 심폐소생술 등)를 중단하고 질병에 의한 자연적 죽음을 받아들임으로써 인간으로서 지녀야 할 최소한의 품위를 지키며 생을 마감하도록 하는 것이다.

(2) 존엄사와 임종과정의 환자 간호

① 간호사는 임종과정에 있는 간호대상자에게 안위를 제공하고 동반자 역할을 수행함으로써 간호대상자의 존엄성을 유지하도록 한다.
② 간호사는 임종과정에 있는 간호대상자에게도 수분과 영양공급 등 생명유지에 필요한 통상적인 간호는 제공하여야 한다.
③ 간호사는 연명의료를 결정한 간호대상자나 가족, 대리인이 호스피스, 완화 간호를 요구할 때 이를 제공하여야 한다.

2 연명의료 중단

(1) 연명의료의 정의

연명의료(LST)란 의학적으로 죽음을 초래하는 질환을 회복시키지 못한 채 생명 현상만을 유지해 인위적으로 생명을 연장하는 의료적 조치를 말한다.

(2) 연명의료의 대상

연명의료를 적용해야 하는 대상은 2명 이상의 의사가 회복 가능성이 없다고 판단한 말기 환자 또는 지속적 식물상태의 환자이다.

3 연명의료 결정 방법

(1) 의식이 있을 때

① 연명의료계획서 : 환자와 담당의사가 함께 작성하여야 하며 환자에게 질병상태와 진행과정이 어떤지, 의료행위를 어떻게 할 것인지, 진료의 효과가 어떻게 나타날 수 있는지 등을 설명할 수 있고 환자는 담당의사에게 원하는 것을 말할 수 있다.

② 사전의료의향서 : 죽음이 임박하였을 때 치료여부 의사를 미리 밝혀두는 문서다.

(2) 의식이 없을 때

① 사전의료의향서가 있을 경우 : 환자가 회복 불가능한 단계에 이르렀을 경우 자신의 연명의료 거부 내지 중단에 관한 의사를 밝혔다면 자기결정권을 행사한 것으로 간주한다.

② 사전의료의향서가 없는 경우 : 가족(배우자, 직계비속, 직계존속에 한함) 2인 이상이 환자의 평상시 의사(과거 행적, 소신 등)에 대하여 일치하는 진술을 하고 이를 1명의 담당의사와 1명의 해당분야 전문의가 판단 후 환자의 의사를 추정하여 인정할 수 있다.

③ 의사추정이 불가할 때 : 법정대리인이나 성년 후견인 등 적법한 대리인 그리고 가족(배우자, 직계비속, 직계존속에 한함) 전원이 합의하여 대리결정하고 1명의 담당의사와 1명의 해당분야 전문의가 결정이 합리적인지 확인한다.

4 연명의료의 유보, 중지 절차

(1) 연명의료 중지에 관한 지침

① 연명치료 중지에 관한 지침(연명치료 중지에 관한 지침 제정 특별위원회, 2009.10.13.)은 회복 가능성이 없는 환자 본인의 결정과 의사의 의학적 판단에 의하여 무의미한 연명의료를 중지할 수 있으며 환자의 자기결정권에 따른 결정을 의료인이 존중해야 한다고 기술하고 있다.

② 의도적으로 환자의 생명을 단축하거나 환자의 자살을 돕는 행위는 허용하지 않는다.

③ 담당의사는 연명의료의 적용 여부와 범위, 의료 내용의 변경 등을 환자와 그 가족에게 설명하고 협의하여야 하고 연명의료에 관한 의학적 판단은 반드시 다른 전문의사 또는 병원윤리위원회에 자문하도록 규정하고 있다.

(2) 연명의료 중단대상과 결정주체

군	회복가능성	사례	본인의사 결정능력	결정주체
1군	없음	뇌사 혹은 임종환자	없음	환자 가족과 의료진
2군	없음	말기환자	있거나 없음	환자, 환자가족, 의료진
3군	없음	지속식물상태로서 특수연명의료가 필요하거나 받는 환자	없음	병원윤리위원회
4군	없음	일반 연명의료로서 유지되는 지속식물상태 환자로서 특별한 가족의 요청이 있는 경우	없음	법원

(3) 연명의료 중단 시 고려할 점

① 환자와 환자 가족 : 환자나 환자의 가족은 환자의 상태, 치료 방법과 효과, 예후, 연명치료 등에 대하여 담당의사에게 자세한 정보를 받고 설명을 들을 권리가 존재한다.

② 담당 의료진 : 담당 의료진은 환자가 합리적으로 결정할 수 있도록 도와야 하며 그 결정을 명시적으로 남기도록 환자에게 권유한다.

제 5 절 심폐소생술 금지

1 심폐소생술 금지와 윤리적 문제

(1) 심폐소생술 금지의 정의와 배경

심폐소생술 금지(DNR)는 환자의 요구로 호흡정지 등 위급한 상황이 와도 심폐소생술 등의 조치를 취하지 않는 것을 말한다. 이는 환자가 무의미한 생명연장을 거부할 수 있는 권리이다.

(2) DNR 환자 간호 시 간호사가 윤리적으로 고려해야 할 사항

환자의 상태를 가장 정확히 파악하고 있는 의료진에 의하여 판단되어야 하며, 심정지가 발생되기 전에 환자의 DNR 결정이 의학적, 도덕적으로 적합한지 검증하여야 한다.

[제2편] 간호의 윤리적 측면

제 1 장   간호윤리의 이해

제 1 절   건강관리체계의 변화

1   건강관리체계

(1) 건강관리체계의 개념과 유형

① 건강관리체계란 각 의료기관 간에 확실하고 구체적인 기능의 분담을 전제로 모든 국민에게 동등한 수준의 의료를 동등한 기회에 구체적으로 제공하기 위한 일련의 조치로 가용 의료자원을 더 효율적으로 활용함으로써 필요한 때에 적시 적절한 의료기관에서 적합한 의료인에게 정적 서비스를 받도록 제도화하는 것이다.

② 우리나라의 보건의료체계는 보건의료제도, 국가보건체계, 보건체계, 보건의료전달체계, 의료전달체계, 지역사회보건체계, 건강관리전달체계 등으로 불린다.

③ 크렉즈코브스키의 국가보건 체계모형 : 세계보건기구가 제시한 것으로 국가의 건강관리전달체계 구성요소를 보건의료자원의 개발, 자원의 조직화, 보건의료의 전달, 경제적 지원, 관리의 다섯 가지 하부 구성요소로 보았다.

2   건강관리 환경의 변화

(1) 저출산, 고령화 사회

저출산과 고령화는 이미 세계최고 수준에 도달하여 보건의료 및 사회 전반적으로 매우 심각한 문제와 영향을 미칠 수 있다.

(2) 질병 양상의 변화와 건강 위해요인의 증가

사회구조 및 생활환경이 다양화됨에 따라 건강 위해요인이 증가하고 흡연, 음주, 결핵 등 전통적 건강 위해요인뿐만 아니라 신종 감염병, 환경질환 등 새로운 건강 위해요인이 빠르게 증가하고 있다.

(3) 의료보장성 강화

최근 10년간 건강보험 보장률이 60% 초반 수준에서 정체하고 있어 국민이 직접 부담하는 의료비가 OECD 평균대비 1.9배(2014년 기준)로 높아 의료보장성 강화가 필요했다.

(4) 병원 중심에서 지역사회 중심으로 변화

건강관리 중심이 병원 중심 의료제도보다 1차 건강관리(건강유지 및 증진, 질병예방 1차 진료)를 중심으로 전환되고 3차 건강관리를 강화하는 사업으로 변화될 것이다.

(5) 건강불평등 해소

직업별로는 관리, 전문직군이 건강수혜집단이며 저소득, 저학력, 낮은 직업적 위치에 있는 인구집단과 여성, 노인, 아동 등의 취약계층은 낮은 기대여명과 높은 유병률을 보이고 있어 사회계층에 따른 맞춤형 건강 증진 정책 추진과 건강불평등 해소 정책을 시행해야 한다.

(6) 첨단의료기술의 발달과 4차 산업혁명

사물인터넷, 빅데이터 등을 활용한 인공지능으로 대표되는 4차 산업혁명은 진단부터 치료에 이르는 모든 단계의 데이터를 다각도로 분석해 질병에 대한 예방과 예측, 개인별 맞춤 치료를 제공하게 된다.

(7) 보건의료서비스 국제협력

의료서비스의 국가 간 교역을 확대하여 우수한 인적 자원과 높은 기술력을 지닌 Medical Korea 글로벌화를 촉진하고 있다.

3 새로운 건강관리체계

(1) 건강 패러다임의 변화

보건의료환경의 변화와 더불어 20세기 초기의 의료 패러다임을 거쳐 21세기에는 사회 환경적 패러다임으로 변화하고 있다. 이 패러다임의 중심철학은 건강문제와 경제, 환경문제 간의 중요한 관계이다.

(2) 건강관리체계의 변화와 간호사의 역할

① 간호사는 보건의료환경과 건강관리체계의 변화로 과거 어느 때보다도 다양한 장소에서 전문간호사, 교육자, 연구자, 연구자로서 상담, 교육, 간호를 제공하는 확대된 역할을 제공해야 하며 보건정책 개발과 보건의료의 질 관리를 담당하게 될 것이다.
② 간호의 수준은 기능적 간호의 수준을 넘어 사례관리와 같은 개인적 특성을 중요시하는 전인적인 간호로 이행해야 한다.

제 2 절　윤리적 접근법

1　윤리학의 기본개념

(1) 윤리의 정의

① 윤리는 사람이 이 세상을 사는 데 마땅히 하여야 할 도리를 뜻하며 인도, 도의, 인의, 예의 등으로 구성된다.

② 도덕은 사람이 사람으로서 행하여야 할 기본이자 그것을 자각하여 실천하는 행위다.

(2) 윤리와 관련 개념

① 도덕적인 & 부도덕한(moral & immoral)

　ㄱ 도덕적(moral)이라는 것은 '올바른, 도덕적 기준이나 규범에 맞는'이라는 의미이다. 그 반대어는 부도덕한, 또는 비도덕적(immoral)이며 '올바르지 않은, 도덕적 기준이나 규범에 맞지 않는'이라는 의미이다.

　ㄴ '도덕관념이 없는(amoral)'이라는 것은 '옳고 그름을 인식하지 못하는'이라는 의미이다.

　ㄷ '도덕과 무관한(nonmoral)'이란 도덕적인 가치판단과 무관한 것을 말한다.

② 옳음 & 그름(right & wrong) : 옳음은 행위, 과정, 태도 등이 객관적으로 완성된 일정한 원리, 규칙, 규범 등과 일치하는 경우에 부여되는 가치이다.

③ 좋음 & 나쁨(good & bad) : '좋다'는 말은 도구적 선으로 쓰일 경우와 본래적 뜻으로 쓰일 경우가 있다. 본래적 의미로 좋은 것은 유덕한 의향 및 유덕한 행동, 쾌락, 유덕한 자에게는 기쁨이, 부덕한자에게는 괴로움이 각각 분배되고 지식 및 올바른 의견의 4가지다.

④ 권리와 의무(right & duty) : 권리에 근거한 이론들에서 자연권 이론에 의하면 인간은 실정법을 초월하는 자연법에 따라 생명, 자유, 재산에 대한 권리를 갖는다.

⑤ 도덕적 딜레마(ethical dilemma) : 윤리적 딜레마 혹은 도덕적 딜레마는 도덕적인 이유와 갈등이 내재해 있는 상황에서 그 이유가 도덕적일 때 도덕적 갈등이 된다.

2　도덕발달이론

(1) 콜버그의 도덕발달이론

콜버그(Kohlberg, 1971)는 도덕적 옳음과 그름을 이해하는 서로 다른 방식들에 의해 특징지어지는 '단계를 통한 이동'으로서 도덕발달을 해석하고 있다. 이에 따라 그는 인간의 도덕발달에 있어서 3수준과 6단계 이론을 제시하고 있다.

(2) 길리건의 도덕발달이론

남성과 여성들은 본질적으로 서로 다른 도덕적 지향으로부터 삶의 도덕적 문제들을 해석하고 판단한다고 보았다. 길리건은 도덕성이 정의와 따뜻한 돌봄이라는 두 가지 상호의존적인 요소들로 이루어져 있다고 보았으며 여성의 도덕발달 단계를 3수준과 2과도기로 설명하고 있다.

제 3 절 윤리이론

1 윤리이론

(1) 공리주의

① 결과 이전의 원인이나 의도보다는 결과적으로 나타난 선의 유무가 윤리행동의 척도가 된다는 것이다. 공리주의자들은 결과론자들로, 어떤 것도 그 자체로서 옳거나 그 자체로서 그르지 않다고 믿으며, 수단은 중요시하지 않고 행위의 결과만이 중요하다고 생각한다.

② 공리주의에는 선호 공리주의, 행위 공리주의, 규칙 공리주의가 있다.

(2) 의무론

① **칸트의 의무론** : 칸트의 의무론은 윤리적인 문제를 초래하는 상황에서는 반드시 존중되고 지켜져야 할 절대가치가 있다고 보고 행위의 결과보다는 행동의 형태나 본질을 더 중요하게 보는 이론이다.

② **로스의 의무론** : 로스는 조건부 의무론을 제시하여 칸트의 이론체계와 공리주의가 결합된 양상을 띤다. 옳고 그름이 행위의 결과에 따라 결정지어지지 않는다는 점은 칸트와 비슷하나 도덕적 사고에 결과를 배제시킬 수 없음을 인정함으로써 칸트와 구별이 된다.

(3) 덕 윤리

덕 윤리는 행위의 결과나 의무와 관련하여 옳고 그름이 무엇인지 판단하는 것에 관심을 두기 보다는 사람의 성품, 어떤 종류의 사람이 되길 원하는지에 주목한다.

2 윤리의 원리

간호윤리 분야에서 윤리적 의사결정을 할 때 가장 많이 적용하는 윤리원칙은 자율성 존중의 원칙, 악행금지의 원칙, 선행의 원칙, 정의의 원칙이다.

3 윤리규칙

윤리규칙에는 정직, 신의, 성실이 있다.

4 윤리적 의사결정

윤리적 의사결정 모형에는 결의론적 모형과 분석적 모형이 있다.

5 윤리적 사고의 단계

윤리적 사고의 4단계는 윤리적 판단과 행동 → 윤리규칙 → 윤리원칙 → 윤리이론이다.

제 4 절 간호전문과 윤리

1 간호전문직과 간호윤리의 변천

(1) 간호전문직과 윤리

간호전문직은 그 직업적 목적과 기능, 이념이 인간을 중심으로 이루어지는 만큼 역사적으로 볼 때
어느 직업보다 직업윤리가 강조되어 왔다.

(2) 간호윤리 변천사

21세기의 '좋은 간호사'에는 협력, 책무, 돌봄에 옹호의 개념이 추가된다. 옹호의 개념은 간호대상
자들이 경험하게 되는 다양하고 복잡한 쟁점을 다루는 과정에서 간호대상자 편에 서서 지지하고
돕는 역할이다.

2 간호윤리학

(1) 간호윤리의 정의와 개념

간호윤리는 간호사들이 도덕적인 문제에 직면할 때, 어떤 행동을 해야 하는가의 기준이 되는 것이다. 이때의 도덕적 문제들은 건강, 치유, 돌봄과 같은 간호의 기본 개념들과 관련된 문제들을 말한다.

(2) 윤리학과 간호윤리학의 관계

간호윤리학은 응용규범 윤리학에 속하며, 사회의 특정 분야에 적용할 수 있는 윤리적 분석방법 및 대안, 행동규범 등을 제시하는 분야이다.

(3) 간호윤리의 중요성

간호윤리는 간호의 규범체계에서 가장 기본적인 역할을 해왔으며 특정 간호 상황에서 간호행위가 윤리적으로 근거가 확실한 선한 행위가 되도록 안내하고 이를 평가하기 위한 일반적인 원칙이 되며 전문적인 간호와 관련된 책임을 수행할 수 있도록 기본적인 틀을 제공한다.

(4) 간호윤리가 새롭게 강조되는 이유

새로운 과학기술의 발전으로 많은 윤리적 딜레마에 직면하게 되었고 그에 따라 윤리적 갈등을 표출시키고 있다. 현대 사회는 간호 전문성을 더욱 인정함에 따라 전문직 간호사에게 책임지는 행동을 요구한다.

3 간호와 실무에서의 윤리

(1) 간호사와 대상자 사이의 윤리

① 임신중절과 관련된 윤리문제 : 임신중절에 대한 윤리적 논쟁들은 태아의 생명권과 여성의 자기 결정권을 중심으로 대립되고 있다. 태아의 생명권 수호를 주장하는 보수주의적 입장, 여성의 권리가 태아의 생명보다 중요하다는 입장인 진보주의적 입장, 비극적이고 손실이 뒤따르는 경우에만 임신중절을 허용하자는 절충주의적 입장이 있다.

② 생명공학과 관련된 윤리문제 : 인간 복제나 인간 장기의 생산은 유전자의 다양성을 지속시키기 어려우므로 다양한 자손을 남길 수 없고 유전병 등을 증가시킬 수 있다는 문제점이 있다. 또한, 비정상적인 사람을 생산할 가능성이 있으며 윤리·신학적으로 부모의 가치와 결혼의 의미, 가족이 의미에 대한 문제들이 대두될 수 있다.

③ 안락사와 관련된 윤리문제 : 무의미한 생명연장에 대한 거부와 인간답게 죽겠다는 요구가 대두되고 있으나 안락사는 찬·반론이 여전히 팽팽하게 맞서고 있는 실정이며 안락사에 대한 각 나라의 인식과 추이에도 차이가 있다.

④ **뇌사 및 장기이식과 관련된 윤리문제** : 뇌사를 죽음으로 인정하는 것은 많은 사회적, 윤리적 문제를 내포하고 있으며 환자의 장기이식과 관련된 행위들을 정당화하는 원칙은 자율성의 원칙, 악행금지의 원칙, 선행의 원칙, 정의의 원칙 등 4가지 윤리원칙에 의해 고려되고 있다.

⑤ **연구와 관련된 윤리문제** : 제2차 세계대전 중 나치와 일본군들이 전쟁포로들을 대상으로 비인간적이고 잔혹한 생체실험을 진행하였고 이를 계기로 인체실험대상자의 권리에 대한 논란이 발생하였다. 다시는 이와 같은 일이 재발되지 않기 위한 노력으로 뉘른베르크 강령, 헬싱키 선언, 벨몬트 보고서 등이 만들어졌다.

(2) 간호사와 협력자 사이의 윤리

① **간호사와 의사 사이의 윤리적 갈등**

㉠ 간호사와 의사의 관계는 환자 간호의 질을 결정짓는 중요한 요소이며 간호사와 의사의 업무는 상호 보완적이며 상승작용을 유발해야 한다.

㉡ 의료행위에 기술적인 측면이 부족하거나 비윤리적인 불법행위가 행해질 때 간호사는 그 처방 수행을 거부할 의무가 있으며 관계윤리를 준수하여 의사와의 협력관계를 유지하는 것이 필요하다.

② **간호사와 간호사 사이의 윤리적 갈등**

㉠ 간호사는 독립적으로 업무수행을 함과 동시에 팀으로서 함께 일하기 때문에 다른 간호사를 감독하거나 혹은 감독을 받기도 하면서 간호사 간 관계갈등을 경험한다.

㉡ 간호사는 다른 보건의료인들과 상호 비방, 모함, 사생활 공개, 폭력 등의 언행을 삼가고 갈등 해소를 위해 노력해야 하며 상호 존중하고 신뢰하는 분위기를 형성해야 한다.

③ **간호사와 타 직종 구성원의 관계윤리**

㉠ 이해상충(COI)은 개인의 사적인 이해관계가 자신이 맡고 있는 업무 또는 공공이나 타인의 이익과 서로 상충되는 상황을 뜻한다.

㉡ 이해관계의 갈등을 겪는 것 자체를 비윤리적이라고 할 수 없으나 이해상충의 갈등 상황에서 정당하지 못한 방식으로 행동할 때 비윤리적이 된다.

4 간호 상황에서의 윤리적 딜레마

(1) 윤리적 딜레마

똑같이 비중 있는 대안 중에서 만족할 만한 해결책을 찾을 수 없는 상황으로, 간호사가 직면하는 문제의 윤리적인 측면으로 간호사가 전문가로서 지켜야 하는 윤리적 의무 혹은 책무가 서로 충돌하고 있어 어떠한 실천 행동을 선택하는 것이 윤리적으로 올바른 것인지 판단하기 힘든 상태를 뜻한다.

(2) 윤리적 의사결정

4가지 주제 모델(The Four Topics) : 존슨, 싱글레어, 윈슬레이드(Jonsen, Siegler와 Winslade, 2010)는 임상사례의 본질적인 구조를 형성하는 4가지 주제, 즉 의학적 적응, 환자의 선호, 삶의 질, 배경요인을 제시하였다.

제 5 절   간호행위와 윤리적 개념

1   간호행위와 관련된 주요 4가지 윤리적 개념

간호행위에서 간호사가 윤리적 의사결정을 하는 데 중요시되는 윤리적 개념으로는 옹호, 책임, 협동, 돌봄 등이 있으며 이것은 간호실무에서의 중요한 의미를 갖는다.

옹호	간호사와 대상 간의 긍정적 관계에서 발생하며, 환자의 권리를 알리고 이해하도록 하는 일
책임	간호사의 기본 책임 : 건강증진, 질병예방, 건강회복, 고통경감
협동	의료에서 팀원 간의 협동은 환자의 이해를 위해 필수적
돌봄	인간의 특성으로서의 돌봄, 도덕적 명령이나 이상으로서의 돌봄, 대인관계로서의 돌봄, 정서로서의 돌봄, 치료중재로서의 돌봄

제 6 절   전문직의 윤리강령

1   전문직 윤리강령

전문직은 해당 분야의 전문조직을 갖추고, 일반 대중에 대한 봉사 신념, 자기 규제, 소명 의식, 전문적 자율성, 특수한 능력과 기법, 실천, 서비스 개발 등에 관심을 가지며 전문가로서의 개인적 책임을 지는 직업이다. 윤리선언은 해당 전문직의 높은 윤리성을 사회적으로 선언하는 것이고 윤리강령은 전문직 종사자들이 갖추어야 하는 행동의 윤리적 책임을 명시한다.

2   간호사 윤리강령

간호전문직은 그 직업적 목적과 기능, 이념이 인간을 중심으로 이루어지는 만큼 어느 직업보다 윤리적 측면이 강조되어 왔으며 간호의 전문성, 권한, 책임감, 자율성의 특징을 갖추고 인류와 사회에 봉사해야 하므로 간호사 윤리강령이 제정된 것이다. 1953년 국제 간호사 윤리강령을 토대로 1972년 한국 간호사 윤리강령이 제정되었다.

제 2 장   간호사의 역할

제 1 절   간호사의 역할

1   간호개념의 변천과 간호사의 역할

(1) 간호개념의 변천

간호개념은 간호를 구성하고 있는 가장 필수적이고 기본적인 요소이며 시대와 사회 문화적 변천, 건강에 대한 사회적 요청 및 간호이론의 발달에 따라 변화되어 왔다. 간호이론이 탄생한 이후 '갖도록 하다(to have), 제공해 주다(to provide)'의 능동적인 개념으로 진화했으며 현대간호는 간호 대상자의 범위나 도움을 주는 목적 그리고 간호활동의 특징 면에서 포괄적으로 확대되었다.

(2) 간호사의 역할과 윤리

21세기의 간호전문가의 역할에는 협력, 책무, 돌봄에 옹호라는 개념이 추가되었으며, 간호사의 전문적 지식과 기술을 바탕으로 한 비판적 사고와 윤리적 의사결정의 능력이 필수적인 역량으로 인식되고 있다.

2   전문직으로서의 간호사

(1) 전문직의 정의

전문직은 전문성, 자율성, 권한, 책임감의 특징을 갖추고 높은 수준의 교육과 훈련 등을 통해 획득한 고도의 지식 및 기술적 차원의 능력을 갖추고 합리성에 근거한 업무수행을 통해 사회에 공헌한다.

(2) 전문직의 특성 및 분류기준

전문직 특성에 관한 사회학적 관점은 크게 속성 접근, 과정 접근, 권력 접근의 3가지로 구분할 수 있다. 속성 접근은 전문직의 고유한 속성을 통해 일반직업과 전문직으로 구분하는 것이며 과정 접근은 직업이 전문직으로 발전되는 과정에 중점을 두는 접근법이다. 권력 접근은 전문직이 갖는 권력과 특권에 초점을 맞추고 있는 접근법이다.

(3) 전문직의 기준

전문직의 특성을 설명한 학자는 구드, 라이저, 홀 등이 있으며 이들이 제시한 전문직의 기준은 지식, 전문적 권위, 비표준화된 업무, 윤리규범, 전문직 문화, 전문직 특권에 대한 사회의 인정이다.

(4) 전문직으로서의 간호

① 간호의 전문직 특성
- ㉠ 지식, 지식체 : 지식은 전문직 수행의 근거를 제공하며 전문성의 핵심요소이다.
- ㉡ 탐구정신 : 탐구는 이미 알려진 것들을 이해하고 검토하며 도구를 이용하여 데이터를 모으고 해석하며 해답을 제시하고 설명하는 과정이다.
- ㉢ 책무 : 자신이 수행한 행위에 대한 응답적 책임 또는 이에 대해 책임지려는 능력과 의지를 말한다.
- ㉣ 자율성 : 자율적 행위는 독립적으로 일하는 것, 그리고 실무의 범위 안에서 의사결정할 수 있는 것을 의미하며 대상자의 이익을 옹호하기 위해 실무의 표준, 윤리강령, 조직의 정책 체계 안에서 적절한 행동을 할 수 있는 능력을 포함한다.
- ㉤ 옹호 : 옹호는 어떠한 선택을 해야 하는 환자에게 선택할 수 있는 그들의 권리를 존중하고 의사결정 과정과 결과들을 통해 그들을 지지하기 위한 정보를 제공하는 것이다.
- ㉥ 혁신과 미래지향 : 자율성과 독립성, 질적 간호를 가능하게 하는 간호환경, 능숙한 임상 수행을 가능하게 하는 업무환경, 관리 구조와 혁신을 촉진시키는 프로세스, 간호사의 경력발전과 전문직에 대한 인식을 포함한다.
- ㉦ 동료와의 협력 : 간호사와 다른 건강 전문가들 간의 협력은 환자의 치료 결과에 긍정적인 영향을 미친다. 간호조직의 한 부분을 담당하는 것, 멘토링, 롤 모델링, 연구자를 돕는 것과 같은 동료들과의 협력 관계는 중요한 전문직 자질이다.
- ㉧ 윤리와 가치 : 간호윤리는 개인적 수준에서의 실무와 관련되며 간호윤리의 범위와 지식은 실무적 윤리 차원에 대한 이해를 필요로 하며 간호사의 윤리적 행위는 태도, 가치, 정책, 동료들의 행위로부터 영향을 받는다.

② 간호전문직관
간호전문직관은 간호의 가치에 직업관을 결합시킨 것으로 전문직으로서의 간호와 간호를 담당하는 간호사의 간호활동 과정 자체에 대한 직업의식적인 견해를 말한다. 간호전문직관에 영향을 주는 요인들에는 사회와 요인, 사고와 신념, 전문직 이미지, 전문직 자아개념, 행위가 있으며 인식과정과 행동과정으로 나눈다.

제 2 절 대상자의 자율성

1 대상자의 자율성과 윤리

(1) 자율성 존중의 원리

자율성이란 자신이 선택한 계획에 따라 자신이 행동을 결정할 수 있는 자기결정권과 개인적 자유
가 허용되어야 함을 의미한다.

(2) 대상자의 권리

무엇에 대해 권리가 있다는 것은 그 무엇을 이행하도록 요구할 수 있다는 것을 의미하며 권리는
크게 법적 권리, 개연적 법적 권리, 인권의 세 가지 유형으로 나눠진다.

(3) 대상자의 권리 보호

환자는 진료를 받을 권리, 알권리 및 자기결정권, 비밀을 보호받을 권리, 상담, 조정을 신청할 권
리가 있다.

2 대상자의 자율성과 윤리적 갈등

(1) 동등한 간호의 제공

간호사는 대상자의 국적이나 인종, 종교, 사상, 사회경제적 배경, 질병의 종류를 불문하고 동등한
간호를 제공할 의무를 가지나 간호사는 자신이 고용된 기관의 정책을 준수하여야 하고, 환자에게는
전문인으로서 책임을 다해야 하기 때문에 갈등하게 된다.

(2) 대상자의 자율성 존중

간호사는 어떤 환자도 고통이나 죽음을 원하지는 않을 것이라는 가정에서 즉, 좋은 뜻에서 타인의
행동을 간섭하게 되는데 이를 선의의 간섭주의라고 한다. 강제성의 정도에 따라 강한 선의의 간섭
주의와 약한 선의의 간섭주의로 나뉜다. 그밖에 대상자의 자율성 존중에는 충분한 정보제공에 의거
한 사전 동의, 사실대로 말하기와 기만, 대상자의 간호거부 권리, 신의, 대리결정, 이중효과의 원
칙이 포함된다.

(3) 자율성 존중의 원칙을 제한 받는 경우

환자의 내·외적인 제약에 따른 제한 : 환자의 내·외적인 제약은 다양하며 이로 인해 자율성이 제한
받을 수 있다. 환자의 내적 제약은 정신능력, 의식수준, 연령, 질병 상태 등이며 환자의 외적 제약
은 병원환경, 자원의 이용가능성, 의사결정을 위해 제공되는 정보의 양, 금전적 자원 등이다.

제 3 절 ## 간호사의 자율성과 윤리적 의사결정

1 ### 간호사의 자율성과 윤리

간호전문직의 자율성이란 간호행위에 대한 자율적 의사결정과 자신의 행동에 대해 윤리적 책임을 질 수 있어야 하는 것이다.

2 ### 윤리적 의사결정

① 톰슨과 톰슨은 윤리적 의사결정의 10단계를 제시했다.
② 카메론의 '가치, 존재, 행동 윤리적 의사결정 모델'은 덕 윤리, 윤리원칙에 근거한 사고, 윤리적 돌봄을 토대로 개발된 것으로 옹호, 선행, 돌봄, 정의와 같은 윤리적 원칙들이 윤리적 문제 해결에 사용되며 윤리적 문제와 관련하여 가치, 존재, 행동에 대한 질문을 던진다.
③ 버그만(Bergman, 1873) 등은 딜레마 상황의 윤리적 의사결정 모형을 통해 실제 의사결정을 하기 위해 거치는 과정을 단계별로 제시하였다.

제 4 절 ## 간호사의 자율성과 성숙도

1 ### 간호사의 자율성과 간호윤리

전문직의 특성으로 자율성은 전문직업인이 직무수행과정에서 그들 자신이 업무기능을 스스로 통제한다는 것을 의미한다.

2 ### 간호사의 성숙도

(1) 자아개념의 발달

자아에 대한 인식은 자아개념의 기초로서 자아개념은 개인의 행위가 일정한 양상으로 발달하는 동안 조직되고 그것을 실현하기 위해 노력하게 된다.

(2) 전문적 자아개념의 발달과 윤리의식

전문적 자아는 개인적 자아개념의 직접적인 반영이며 자아의 이해와 자아를 긍정적으로 보는 관점은 더 생산적인 전문적 자아개념의 형성을 유도한다. 부정적 자아개념은 전문적 역할을 성공적으로 수행하는 데 장애요인이 된다.

제 5 절 간호사의 윤리적 책임

1 간호윤리의 발전과 간호임무에 따른 윤리적 책임

(1) 간호윤리의 발전과 중요성

시대가 변화하면서 급격한 사회변화와 과학기술의 발전은 인간의 신념이나 삶의 가치 또는 직업적 신념에도 많은 변화를 초래하여 인간생명의 존엄성과 인간에 대한 가치를 변화시키고 윤리적 가치와 생명 윤리에도 변화를 가져왔다. 간호사는 도덕적 판단이 요구되는 심각한 상황에 자주 놓이게 되었고 이에 따른 법적 책임과 윤리적 책임을 분별하여 의사결정을 해야 하는 일에 자주 직면하게 된다.

(2) 간호사의 임무에 따른 윤리적 책임

ICN 간호윤리강령(1973)에 따르면 간호사는 건강증진, 질병예방, 건강회복, 고통경감에 대한 주요 임무를 가진다고 하였다. 이러한 책임을 수행하고 달성하는 과정에서 간호사는 윤리적 갈등을 경험할 수 있고 자신의 윤리적 지식을 상황에 적용하여 행동을 결정하게 된다.

(3) 그 외의 윤리적 쟁점

간호사는 그 역할과 체계의 변화에서 수많은 윤리적 갈등에 부딪히게 되는데, 동료 및 협력자 간의 윤리문제나 연구와 관련된 윤리문제에서도 바람직한 윤리적 의사결정을 해야 한다. 도덕성을 견지하기 위해 노력하고 전문직 윤리관을 확립하고 실천해야 한다.

제 3 장 간호사의 윤리적 갈등 및 의사결정

제 1 절 간호사와 대상자

1 낙태 및 관련법의 법적·생명윤리적 쟁점

(1) 낙태에 대한 입장

① 낙태에 대한 윤리적 정당성과 법적 허용에 관한 찬반 논쟁은 태아의 기본적 권리인 생명권 보호와 프라이버시 및 선택의 권리를 지키기 위한 양측의 입장이 첨예하게 대립하고 있다.

② 낙태에 대한 견해는 보수주의적 입장인 생명우선론과 자유주의적인 입장인 선택우선론이 있으며 온건주의적 입장이 있다.

(2) 낙태의 생명윤리적 쟁점

① 인격성 논쟁 : 낙태와 관련된 맥락에서 철학자들 특히 여성 철학자들은 인격체와 인간존재를 구분하며 태아는 인격체가 아니기 때문에 생명권을 갖지 않는다고 주장한다.

② 체외생존 가능성 논쟁 : 체외생존 가능성은 태아가 산모의 자궁 밖에서 생존할 수 있는 시기를 낙태 허용여부의 구분선으로 삼는 것이다.

③ 경계사례 논증 : 경계사례 논증은 낙태시킬 수 있거나 시킬 수 없는 태아를 구분하는 선을 어디에 그을 것인가의 문제이다.

④ 페미니즘 논쟁 : 페미니즘은 자기 스스로 선택할 수 있는 여성의 권리, 즉 여성의 삶이 남성의 지배 아래 있는 것이 아니라 남성과 동등한 위치에서 자신의 삶을 영위하고 있는 것을 의미한다.

⑤ 응급피임 논쟁 : 처방전 없이 사후 피임약을 살 수 있도록 한다면 원하지 않는 임신을 막아 낙태를 줄일 수 있고 청소년들의 불행을 막을 수 있다는 주장도 있다.

(3) 낙태 반대와 찬성의 생명윤리적 쟁점

① 낙태반대론자의 견해 : 낙태는 무고한 생명을 죽이는 살인이며 임신 중에 있는 태아는 보통 성인과 마찬가지로 인간이다. 낙태는 인간 생명에 대한 경시풍조를 확산시키고 미끄러운 경사길 논리를 피해갈 수 없다.

② 낙태찬성론자들의 견해 : 태아는 과연 성인과 동등한 자격과 권리를 갖춘 인간인가에 대한 물음을 제기하며 여성의 삶의 질, 여성의 생식과 관련된 자기결정권을 우선으로 존중받아야 한다고 본다.

(4) 낙태 관련법의 윤리적 쟁점

「모자보건법」 제14조에는 타고난 생물학적 조건이나 사회적 조건에 따라 생명의 가치가 구분되고 기존 사회구성원들의 이익을 위해 태아의 생명이 희생되는 것이 정당화된다는 차별적 이념이 내포되어 있다.

2 영유아 간호와 윤리적 쟁점

(1) 유전성 대사질환 신생아의 선별검사와 관련된 윤리적 문제

① 윤리적 쟁점 : 유전자 질환 검사결과는 다른 진단 검사와는 달리 검사 대상자와 가족에게 검사와 결과에 대한 정보제공과정에서 가족 상호관계에 영향을 줄 수 있다.

② 간호사는 신생아 선별검사와 관련하여 부모에게 충분한 정보를 제공하고 동의를 얻어야 하며 관련된 지식을 습득하고 대상자의 불필요한 불안 감소를 위해 필요로 되는 정보를 효과적으로 전달할 수 있는 의사소통역량을 갖추어야 한다.

(2) 예방접종과 관련된 윤리적 문제

① 예방접종을 거부하는 부모는 과거 경제적, 지리적, 시간적 이유로 자녀의 예방접종을 미뤘던 부모들과는 달리 예방접종의 안정성과 그 효과가 낮다고 인식하는 사회심리적인 문제로 인해 거부하고 있다.

② 간호사의 역할 : 간호사는 부모의 의견을 존중하고 부모가 예방접종에 대해 어떤 생각을 가지는지, 정보를 어디에서 얻게 되었는지에 대한 사정을 통해 구체적인 중재안을 가지고 접근해야 한다. 예방접종이 단순히 개인의 건강을 지키기 위한 개별 활동으로 국한되지 않으며 공공의 이익과도 관련된 윤리적 문제라는 대중의 인식을 높이는 것도 필요하다.

(3) 학대받는 아동

① 윤리적 쟁점 : 아동학대란 보호자를 포함한 성인이 아동의 건강 또는 복지를 해치거나 정상적 발달을 저해할 수 있는 신체적, 정신적, 성적 폭력이나 가혹행위를 하는 것과 아동을 유기하거나 방임하는 것을 의미한다.

② 간호사의 역할

 ㉠ 간호사는 아동 학대 및 방임에 대한 전문적 지식을 가지는 것이 필요하다.

 ㉡ 학대를 받았다고 의심되는 아동을 보호하기 위해 적절한 방법으로 신고할 책임이 있다.

 ㉢ 아동학대 및 방임 방지를 위한 프로그램을 개발하고 피해 아동을 지지하고 효과적으로 보호하기 위한 간호중재법을 익히고 적용할 수 있어야 한다.

 ㉣ 학대는 의심만으로도 신고할 수 있으므로 지체 없이 신고해야 한다.

(4) 다문화 가정의 어린이들

① 윤리적 쟁점 : 다문화 가정의 아동은 많은 경우에 사회경제적으로 낮은 생활수준과 법적 절차의 미흡으로 의료사각지대에 놓이게 된다.

② 간호사의 역할

 ㉠ 소수자에 대한 차별을 없애고 인간에 대한 존엄성을 바탕으로 사회정의 실현을 위해 다양한 문화에 대한 이해와 수용, 배려의 자세가 요구된다.

 ㉡ 보건의료 형평성, 건강한 미래세대 양성, 장래의 질병예방이라는 측면에서 다문화 가정이 보건의료에 미치는 영향력에 대한 검토와 적극적 접근이 필요하다.

3 청소년 간호와 윤리적 쟁점(비밀유지, 사생활 보호, 신뢰)

① 비밀유지는 간호사나 의사에게 제공된 정보를 동의 없이 제3자와 공유할 수 없음을 의미한다.
② 간호사가 청소년과 돌봄의 관계형성을 시작할 때 비밀유지에 대한 확신을 줄 필요가 있으나 잠재적 해악이 있을 경우 청소년 스스로가 적절한 방법으로 관여된 이들에게 정보를 밝힐 수 있도록 기회를 제공해야 한다.

4 성인간호와 윤리

(1) 응급환자 간호와 윤리적 쟁점

응급실 간호사는 자신이 해야 할 옳은 일을 알고 있음에도 기관의 제약이나 상사로 인해 선택할 수 없을 때 윤리적, 정서적 고뇌에 빠지게 된다.

(2) 간호사의 역할

응급실처럼 급박한 상황에서 윤리적 의사결정을 하고 이에 따른 행동을 하는 것이 어려운 일일지라도 환자나 보호자의 사생활 보호 및 비밀이 보장되어야 하며 진실말하기와 충분한 설명에 근거한 동의가 응급실에서도 중요한 윤리적 간호라는 것을 알고 있어야 한다.

(3) 만성질환자 간호와 윤리적 쟁점

만성질환자 및 가족과 관련된 윤리적 딜레마는 부적당한 통증관리, 노인이나 중증 장애 환자에 대한 학대와 방임, 초기 치매 환자의 의사결정 문제, 말기 환자의 치료 및 간호에 대한 의사결정 문제들이 있다.

5 노인 대상자와 관련된 윤리적 쟁점

(1) 노인학대

'노인학대'는 노인에 대하여 신체적·정서적·성적 폭력 및 경제적 착취 또는 가혹행위를 하거나 유기 또는 방임하는 것을 말한다.

(2) 치매 노인의 인권

① 치매 노인 대상자의 자율성을 최대한 옹호하면서 윤리적으로 간호하기 위하여, 치매 노인을 돌보는 간호사 및 간호보조 인력에게 치매 증상, 치매 노인과 의사소통하는 방법을 교육해야 한다.

② 치매 노인의 욕구를 최대한 잘 이해하고 충족시키도록 노력한다. 가족에게 치매 노인 대상자가 치매에 걸리기 전에 좋아하거나 중요하게 여긴 가치에 대해 듣고 반영하는 방법이 있다.

6 정신건강문제 대상자와 윤리적 문제

(1) 강제입원

정신건강문제 대상자의 입·퇴원 관리는 관할 정신보건기관 소관이며 관할 정신보건기관은 입·퇴원 관리 실태를 수시 또는 정기 점검하고 위법사항 적발 시 관련 법령에 의거 조치하도록 되어 있다.

(2) 강제처치

정신과 환자에게 실시되는 대표적인 강제적 처치는 신체보호대 적용, 보호실 격리, 강제 투약 등이며 이러한 강제적 처치는 정신건강문제 대상자의 인권 및 자율성 침해와 직결된다. 그러므로 자해나 타해 위험이 매우 높아서 신체적 제한 외의 방법으로는 그 위험을 회피하기가 어렵다는 판단이 분명할 때, 대상자 본인의 치료 또는 보호를 도모하는 목적으로 행해져야 한다.

제 2 절 간호사의 실무

1 전문직 간호실무 윤리

(1) 간호실무표준 이행 관련 문제 : 간호기록

① 간호사는 간호표준을 준수하여 간호를 수행하고 자신의 전문적인 판단과 의사결정에 의해 수행한 간호에 대해 그 정당성을 설명하고 책임질 수 있어야 한다.
② 간호사는 환자를 보살피는 옹호자로서 의료행위를 수행하며 법적 책임과 경영상의 어려움을 근거로 의료진의 잘못된 행위를 숨겨서는 안 된다.

(2) 간호실무지식 및 의무이행 문제

① 간호사는 선의를 가지고 성실하게 간호대상자를 간호하여야 하며 어떤 상황에서도 간호대상자에게 최선의 간호를 제공하기 위한 노력을 해야 한다.
② 간호가 필요한 상황에서 어떠한 경우라도 간호대상자를 떠나거나 방치해서는 안 되며, 간호할 때 소홀함, 부주의, 고의, 악의, 잘못된 정보제공 등으로 간호대상자에게 해를 끼쳐서는 안 된다.

제 3 절 간호사와 사회

1 간호 사회화 과정

사회화 과정은 같은 역할을 수행하는 사람들과 비슷한 방법으로 사고하고 행동하는 것을 배우는 것으로 지식, 태도, 가치관, 기술의 변화를 일으키는 것을 포함한다. 전문직 간호에 대한 사회화 과정은 간호사 역할 수행에 적합한 자기정체성을 내면화하고, 요구되는 기술과 자질을 학습하는 과정이다.

(1) 간호의 일차적 사회화

직업사회화 과정과 교육사회화 과정이 있다.

(2) 업무상황에 대한 재사회화

간호사가 된 후 취업상황에서 새롭게 사회화가 일어난다. 간호사는 일차적으로 관료적 조직사회에서 간호전문직의 가치관을 구체적으로 정의할 필요를 느낀다. 달톤의 4단계 모형이나 베너의 5단계 모형은 이를 설명하고 있다.

2 간호사와 사회윤리

(1) 기관정책과 간호윤리갈등

간호사들이 소속기관의 특정사항을 이행하는 데 부응하면서 환자 중심적이고 윤리적인 간호를 제공해야 할 때 도덕적 고뇌를 경험하고 윤리적 갈등을 겪게 된다.

(2) 간호사의 단체행동(파업)과 윤리문제

간호사는 양질의 건강관리에 대한 사회적 요구에 부응하기 위해 집단적 협상이나 파업까지 가담하게 될 수 있으며 상황을 바꾸어 보려는 목적으로 취한 간호사의 단체행동이 윤리적으로 정당화될 수 있는지가 중요한 쟁점이다. 목적론 및 공리주의적 관점과 의무론적 입장이 있다.

제 4 절 간호사와 협력자들

1 간호사와 의사의 관계윤리

(1) 윤리적 쟁점

의사와 간호사의 관계에 있어 업무의 기능적 차이는 존재하지만 업무의 성질이나 인간관계는 수평적이고 대등한 관계로 바뀌어 가면서 두 직종 간의 갈등은 오히려 빈번해지고 있다.

(2) 간호사의 역할

① 간호사는 항상 대상자의 안전을 최우선으로 생각하고 관계윤리를 준수하여 의사와의 협력관계를 유지하는 것이 필요하다.

② 간호사와 의사가 대상자의 건강증진의 공통적 의무를 다하기 위하여 상호 보완적인 관계가 되어야 하며 이를 위해 원활한 의사소통이 필요하다.

2 동료 간호사와의 관계윤리

(1) 윤리적 쟁점

간호사는 독립적으로 업무수행을 함과 동시에 팀으로서 함께 일하고 다른 간호사를 감독하거나 혹은 감독을 받기도 하면서 간호사 간 관계갈등을 경험한다. 직장 내 괴롭힘에 대한 잘못된 대처와 인식은 부정적인 행동을 개선시킬 수 없게 하고 간호사의 소진과 이직을 증가시키는 요인이 된다.

(2) 간호사의 역할

직장 내 괴롭힘의 피해자는 참거나 회피하는 등의 수동적인 대응에서 벗어나 정서적 반응을 조절하고 문제 중심의 대처를 사용하여 적극적으로 문제를 해결한다.

3 간호사와 타 직종 구성원의 관계윤리

(1) 윤리적 쟁점

의료인은 연구자, 교육자, 시설운영자 등 여러 역할을 수행하며 사회 관계망 안에 존재하는 연구기관의 행정가, 제약회사 관계자 등 관련 종사자들과 다양한 관계를 맺으며 이해상충을 경험하게 된다. 이때 비윤리적인 상황에 당면할 수 있다.

(2) 이해상충의 윤리적 보호방안

업체로부터 부당한 재정적 지원을 받는 행위는 2007년 리베이트 쌍벌제의 법규를 개정하여 기존에 부과되던 행정처분을 강화함과 동시에 형사처벌을 신설하여 리베이트를 받은 자에 대한 처벌이 강화되었다.

제 5 절   간호사와 연구

1   연구윤리 개요

(1) 연구윤리의 정의

연구윤리란 연구자가 정직하고 정확하며 성실한 태도로 바람직하고 책임 있는 연구를 수행하기 위해 지녀야 할 윤리적 원칙 또는 행동 양식으로 협의적 연구윤리와 광의적 연구윤리가 있다.

(2) 생명의료연구윤리의 논의

제2차 세계대전 중 독일군과 일본군에 의해 자행된 반인권적인 인체실험에 대한 교훈으로 연구대상자의 자발적 동의 등을 주요 내용으로 하는 뉘른베르크 강령과 헬싱키 선언이 발표되었다. 20세기 중반 이후 과학기술의 산업화 및 연구환경의 경쟁 심화 등에 따른 연구윤리의 변질, 또 연구부정행위 증가 등의 문제점이 발생되면서 벨몬트 보고서가 작성되었다.

2   연구대상자 보호

(1) 인체연구윤리의 쟁점

① 인권보호 : 제2차 세계대전 때 자행된 인체실험에 관여한 자들을 심판하기 위한 뉘른베르크 재판에서 최초로 10개 조항의 뉘른베르크 강령이 제정되어 인권보호의 지침이 되었다.

② 인간 대상 연구 시 의료진의 지침 : 헬싱키 선언에서는 건강한 연구대상자에 대한 실험에서 지켜야 할 윤리적 원칙을 환자를 대상으로 하는 실험에서도 준수해야 한다는 점을 명시했다.

③ 인간 대상 연구 수행 시 윤리적인 지침 : 벨몬트 보고서에서 제시된 벨몬트 원칙은 인간존중의 원칙, 선행의 원칙, 정의의 원칙이 있다.

(2) 연구대상자 보호 관련법

① 2004년 「생명윤리 및 안전에 관한 법률」이 제정되어 일부 기관에 한하여 기관생명윤리위원회 (IRB) 설치가 의무화되었다.

② 2012년 생명윤리법이 전부 개정되어 인간 대상 연구와 인체 유래물 연구 전체가 법적 규율의 대상으로 확대되었다.

(3) 연구윤리와 간호

간호사는 연구수행에 있어 연구내용의 정직성과 수행과정에서의 정확성을 확보하여 연구의 진실성을 가짐으로서 책임 있는 연구수행을 하도록 한다.

합격으로 가는
최종모의고사

제한시간: 50분 | 시작 ___시 ___분 – 종료 ___시 ___분

⬏ 정답 및 해설 316p

01 다음 중 의료소송에 관한 설명으로 **틀린** 것은?

① 현행법에서는 환자가 의료과오를 입증해야 하기 때문에 전문지식이 없는 환자는 의료과오에 대한 증거를 잡기가 쉽지 않다.

② 대부분의 의료과오에 대한 쟁점은 환자 측이 의료진을 위협하는 수단으로 시작하여 대개 승소한다.

③ 의료의 전문성과 비공개성이 의료과오에 대한 법관의 판단을 어렵게 하여 소송이 장기화되는 경향이 있다.

④ 의료소송에 대한 판결은 유사한 의료행위 및 의료사고 처리에 미치는 영향이 매우 크다.

02 다음의 경우 간호사는 어떤 법적 근거에 의해 **처벌받게** 되는가?

> 상급실무간호사(APN)가 선천성 매독에 감염된 신생아에게 의사가 처방한 용량의 10배에 해당하는 페니실린을 혈관 주사함으로써 신생아를 사망에 이르게 하였다.

① 의료과실   ② 과실치사

③ 주의의무 태만   ④ 과실치상

03 다음 중 간호사고의 조직적 예방 방안으로 **틀린** 것은?

① 법적 의무에 관한 사례 중심의 문제해결식 교육을 정기적으로 시행한다.

② 사건보고를 인사고과에 반영해 간호사들이 간호사고에 더욱 주의를 기울이도록 한다.

③ 조직적으로 위험관리를 위한 전담자를 양성하여 체계적으로 위험을 분석 및 예방하는 전략을 수립한다.

④ 누가 과오를 범하였는가를 따지기보다 왜 문제가 발생되었는가에 대한 근본적인 원인을 분석한다.

04 간호사의 법적 의무에 대한 내용 중 **틀린** 것은?

① 기본임무수행의 의무 : 간호행위를 위임했을 경우 간호의 내용 및 그 행위가 정확하게 이루어지는 지 확인해야 할 의무가 있다.

② 확인의무 : 간호사는 피투여자의 확인 투여 또는 사용의 필요성 및 시기의 확인, 의약품의 용량, 적용 부위, 사용방법 등을 확인해야 한다.

③ 주의의무 : 간호사는 환자 돌봄에 최선의 주의를 기울여야 할 의무가 있다.

④ 설명 및 동의의 의무 : 환자의 수술같이 신체를 침해하는 진료행위를 하는 경우 환자가 필요성이나 위험성을 충분히 인지하고 진료행위를 받을지 여부를 선택하게 하여 진료행위에 관한 동의를 받아야 한다.

05 사전동의에 대한 설명 중 **틀린** 것은?

① 사전동의는 법적·윤리적 함축성을 지니고 있으며 환자가 승낙하는 경우 치료나 시술 절차에 동의한다는 것이다.

② 사전동의는 '충분한 정보에 근거한 동의'이며 다른 말로 '고지된 동의'라고도 한다.

③ 가벼운 해를 입히는 이상의 위험을 내포한 시술은 특정 사전 동의서를 요구한다.

④ 동의 없이 치료가 이루어진 경우 치료가 적절하며 부정적 효과가 없다면 합법이다.

06 설명의무의 범위와 내용에 대한 설명 중 다음 내용에 해당하는 것은?

> 설명 대상자는 자기 결정권자인 동의 능력이 있는 환자 본인에게 해야 함이 원칙이다.

① 고지 설명

② 조언 설명

③ 자기결정권 설명

④ 처치거부 시 설명

07 채무불이행, 불법행위로 인한 손해배상 범위 중 피해자에게만 존재하는 특별한 사정에 기초하여 발생하는 손해를 무엇이라 하는가?

① 통상손해
② 휴업보상
③ 특별손해
④ 계약손해

08 「민법」 제750조에 의해 위법행위로 인하여 타인에게 손해를 가한 경우 그 책임을 묻는 것은 무엇인가?

① 채무불이행
② 불법행위
③ 과실치사
④ 과실치상

09 다음 중 간호기록의 중요성에 대한 설명으로 틀린 것은?

① 간호기록은 환자에 대한 간호과정의 타당성 및 결과를 알 수 있는 조직적이고 체계적인 문서다.
② 간호기록은 직접간호 다음으로 중요하다.
③ 간호기록은 간호사를 보호할 수 있다.
④ 간호기록은 증거자료가 될 수 있다.

10 다음 중 간호기록의 원칙에 대한 설명으로 잘못된 것은?

① 정확성 : 기록된 정보는 완전하고 환자, 의사, 타 간호사나 다른 건강 요원에게 도움을 줄 수가 있어야 한다.
② 적합성 : 환자의 건강문제와 간호에 관계되는 정보만 기록해야 한다.
③ 간결성 : 기록은 의사소통의 시간을 절약하기 위해 간결해야 한다.
④ 적시성 : 기록을 남기지 않은 것은 직무유기로 볼 수 있다.

11 다음 중 후천성 면역결핍증 예방법에 대한 설명으로 <u>틀린</u> 것은?

① HIV 감염인을 진단하거나 감염인의 시체를 검안한 의사 또는 의료기관은 48시간 이내에 진단, 검안한 사실을 관할 보건소장에게 신고한다.

② 학술연구 또는 혈액제제에 대한 검사에 의해 HIV 감염인을 발견한 사람은 24시간 이내에 보건복지부장관에게 신고하여야 한다.

③ 군중과 접촉이 많은 업소에 종사하는 사람으로서 감염인의 배우자 및 성 접촉자, 그 밖에 후천성 면역 결핍증의 예방을 위하여 보건복지부장관이 필요하다고 인정하는 사람에 대하여 정기 또는 수시검진을 1년에 2회 시행한다.

④ 감염인을 진단하거나 감염인의 사체를 검안한 의사 또는 의료기관은 감염인과 그 배우자 및 성 접촉자에게 후천성 면역 결핍증의 전파방지에 관해 필요한 사항을 알리고 이를 준수하도록 지도하여야 한다.

12 다음 중 HIV 증언과 관련해 비밀누설이 가능한 경우가 <u>아닌</u> 것은?

① 환자 본인의 승낙이 있는 경우
② 전염병 환자의 신고
③ 중대한 공익상의 필요가 있어 법원에서 증인으로 채택한 경우
④ 감염인에 대하여 업무상 알게 된 비밀을 퇴직 후에 알린 경우

13 장기이식과 관련한 윤리적 문제에 관한 설명 중 다음 내용과 관련된 윤리원칙은?

> 본인의 의사가 기증을 원하는 것이라 할지라도 본인의 의사에 따라 장기를 적출했을 경우 사망이나 후유증이 예상된다면 기증자가 원한다고 할지라도 적출을 시행해서는 안 된다.

① 선행의 원칙
② 악행 금지의 원칙
③ 자율성 존중의 원칙
④ 정의의 원칙

14 다음 중 장기이식에 관한 설명으로 옳은 것을 모두 고르시오.

> ㉠ 이식이란 신체 조직이나 장기의 한 부분 또는 전부를 절제하여 자신이나 다른 개체의 체표면이나 체내에 옮겨주는 것을 말한다.
> ㉡ 장기 또는 조직을 주는 쪽을 공여자라고 한다.
> ㉢ 장기는 사람의 내장, 그 밖에 손실되거나 정지된 기능회복을 위하여 이식이 필요한 조직으로 고형장기 5종과 조직 1종을 말한다.
> ㉣ 장기이식은 불치의 병으로 장기가 훼손되어 죽음에 이를 수밖에 없는 환자들에게 유일하게 희망을 주는 최첨단 의학적 치료법이다.

① ㉠, ㉡, ㉢
② ㉡, ㉢, ㉣
③ ㉠, ㉡, ㉣
④ ㉠, ㉡, ㉢, ㉣

15 다음 중 일반 연명의료에 해당하지 않는 것은?

① 체온유지
② 진통제 투여
③ 심폐소생술
④ 관을 이용한 영양공급

16 다음 중 연명의료 중단 시 담당 의료진이 고려하여야 할 내용으로 틀린 것은?

① 연명의료에 관한 일체의 결정은 의무기록으로 보관하여야 한다.
② 환자의 결정이 진정이 아니거나 의학적으로 비합리적이라 할지라도 환자의 자기결정권을 존중한다.
③ 담당 의료진은 환자의 합리적인 결정을 돕고 그 결정을 명시적으로 남기도록 환자에게 권유한다.
④ 환자의 통증이나 다른 불편한 증상에 대해 최선의 의학적 조치를 취한다.

17 윤리 관련 개념 중 '도덕적인' 것에 대한 설명으로 **틀린** 것은?

① 도덕적인 : '올바른, 도덕적 기분이나 규범에 맞는'이라는 의미이다.
② 비도덕적인 : 아기들이나 반사회성 인격장애의 경우를 말한다.
③ 도덕과 무관한 : 외출 시 빨간 구두를 신을지 노랑 구두를 신을지 결정하는 것이다.
④ 도덕적인 관념이 없는 : 옳고 그름을 인식하지 못하는 것을 말한다.

18 다음 중 간호윤리가 새롭게 강조되고 있는 이유에 관한 서술로 **틀린** 것은?

① 새로운 과학기술의 발전으로 많은 윤리적 딜레마에 직면하게 되었고 그에 따라 윤리적 갈등을 표출시키고 있다.
② 간호사가 환자를 돌봄에 있어서 환자의 실질적인 권리를 보호해주는 환자의 협력자로서의 역할이 강조되고 있다.
③ 간호의 전문성을 더욱 인정하게 됨에 따라 전문직 간호사에게 책임지는 행동을 요구한다.
④ 간호윤리의 확립은 복잡하고 다양하며 이해가 상반되는 문제에 직면했을 때 윤리적 가치관에 따라 임무를 수행하는 데 도움을 준다.

19 다음 중 자율성 존중의 원칙이 제한받는 경우로 **잘못된** 것은?

① 환자의 내적 제약 : 정신 능력, 의식 수준
② 도덕적 고려에 의한 제한 : 미성년자, 무능력자, 약물 중독자
③ 환자의 외적 제약 : 연령, 질병상태
④ 자율성 원칙이 선의의 간섭주의와 상충하게 되는 경우

20 윤리적 의사결정에 간호과정을 적용할 때 다음 질문을 하게 되는 단계는?

> 윤리적 문제와 관련된 신념, 가치, 권리, 의무 등은 무엇이며 가장 중요한 사실은 무엇인가?

① 사정단계   ② 분석단계
③ 계획단계   ④ 수행단계

21 전문직의 특성에 관한 사회학적 관점 중 권력접근에 대한 설명으로 **틀린** 것은?

① 이 접근은 하나의 직업이 전문적 권력을 획득하고 유지하게 된 사회적 기전에 중점을 두는 접근법이다.

② 전문직의 형성과정을 여러 이익집단 간의 권력 갈등과 국가와의 관계를 포함하는 역사적 과정의 결과라고 하였다.

③ 가장 핵심적인 특성을 지배성이라고 보았다.

④ 전문직은 대중의 요구에 민감하기보다는 대중을 규제하는 정당한 권리를 부여받는다.

22 전문직의 기준에 대한 설명 중 옳은 것을 모두 고르시오.

> ㉠ 전문적 권위 : 전문직은 전문적 지식을 바탕으로 의뢰해 오는 고객의 문제를 해결해 주는 역할을 한다.
> ㉡ 비표준화된 업무 : 구성원들에게 다른 직업으로 전환하기 어렵게 하여 전문직이 최종 직업이 되도록 한다.
> ㉢ 지식 : 전문직은 수준이 높고 정교하고 체계화된 이론에 근거하여 업무활동을 한다.
> ㉣ 윤리규범 : 전문가의 고객 또는 동료에 대한 적절한 행위를 성문화하여 윤리헌장을 규정한다.

① ㉠, ㉡, ㉢
② ㉡, ㉢, ㉣
③ ㉠, ㉢, ㉣
④ ㉠, ㉡, ㉢, ㉣

23 대상자의 자율성 존중에 관한 내용으로 간호사를 비롯한 보건의료계 종사자들이 환자의 개인의료 비밀을 보장하기 위해 최선을 다해야 한다는 것은 무엇인가?

① 선의의 간섭주의
② 신의
③ 정의
④ 최선이익 표준

24 다음 중 국제 간호사 윤리강령의 4개 영역이 <u>아닌</u> 것은?

① 간호사와 간호대상자
② 간호사와 전문직
③ 간호사와 협력자
④ 전문가로서의 간호사 의무

✅ **주관식 문제**

01 다음 중 간호과실의 유형에 대한 설명으로 알맞은 내용을 빈칸에 채우시오.

> • (①) : 간호사가 간호행위를 행함에 있어서 전문직으로서의 표준행위를 충족하지 못하고 평균 수준의 간호사에게 요구되는 업무상의 주의의무를 게을리하여 환자에게 인신상의 손해를 발생하게 한 것이다.
> • (②) : 환자에 대한 간호사의 의무, 환자에 대한 의무의 태만, 위험의 예견 가능성, 의무태만과 결과의 인과관계, 손상, 상해, 손해의 발생 등 구성요건이 갖추어져 간호과오로 인한 책임에 있어 인과관계가 입증된 것이다.

02 과실상계 적용 시 환자 측의 과실이 인정되는 두 가지 경우에 대한 설명에서 다음 빈칸을 채우시오.

> • (　①　) : 환자는 정확한 진찰과 진단을 위해 필요한 자신의 정보를 의료진에게 고지하여야 한다.
> • (　②　) : 의료인 측은 진료하는 과정에서 환자 측에 일정한 요청을 하는데 환자 측이 이를 거부하거나 따르지 않은 경우 환자 측 과실로 고려할 수 있다.

03 의료법 제4조에서 명시하고 있는 환자의 권리 4가지를 쓰시오.

04 윤리적 딜레마에 대한 설명 중 빈칸에 알맞은 용어를 채우시오.

> 똑같이 비중 있는 대안 중에서 만족할 만한 해결책을 찾을 수 없는 상황으로 간호사가 직면하는 문제의 윤리적인 측면에서 간호사가 전문가로서 지켜야 하는 (　①　) 혹은 책무가 서로 충돌하고 있어 어떤 (　②　)을 선택하는 것이 윤리적으로 올바른 것인지 판단하기 힘든 상태를 뜻한다.

핵 심 이 론 완 벽 파 악

정답 및
해설

합격으로 가는
최종모의고사

—

📖 간호연구방법론
📖 간호과정론
📖 간호지도자론
📖 간호윤리와 법

간호학과 4단계 벼락치기

I wish you the best of luck!

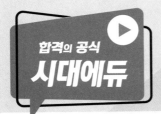

합격의 공식 **시대에듀**

잠깐!

자격증 · 공무원 · 금융/보험 · 면허증 · 언어/외국어 · 검정고시/독학사 · 기업체/취업
이 시대의 모든 합격! 시대에듀에서 합격하세요!
www.youtube.com → 시대에듀 → 구독

정답 및 해설

간호연구방법론

01	02	03	04	05	06	07	08	09	10	11	12
①	②	②	④	①	②	④	①	②	③	①	③
13	14	15	16	17	18	19	20	21	22	23	24
③	②	③	①	③	③	④	①	②	①	②	①

주관식 정답	
01	유의수준이란 오류의 허용수준으로 집단 간의 차이가 변수의 조작이나 중재가 아닌 우연에 의해 발생할 확률과 비교하기 위해 사용된다.
02	① 전향적 코호트 연구(prospective cohort study) ② 후향적 코호트 연구(retrospective cohort study)
03	① 사생활 유지와 비밀보장 ② 연구내용을 모두 알 권리
04	연구환경을 통제하기 어렵다, 연구대상자를 통제하기 어렵다 등

01 **정답** ①
이론은 다양한 연구결과의 축적으로 만들어지고 설명된다. 따라서 시간의 흐름이나 연구자에 따라서 변화할 수 있다.

02 **정답** ②
가설은 변수들 간의 관계를 검증 가능한 형태로 서술하여 해당 변수들 간의 관계를 밝히는 진술이다.

03 **정답** ②
후광효과는 대상자의 한 가지 특성이 다른 특성을 파악하는 데 영향을 주는 것을 의미한다. 문제에서는 출신학교와 사진을 가림으로써 해당 요소가 다른 요소에 영향을 주는 것을 방지하여 객관적인 평가를 하기 위한 내용을 설명하고 있다.

04 **정답** ④
무작위 배정은 연구설계에 긍정적 영향을 주는 요소이다. 나머지 보기는 모두 내적 타당도에 위협을 주는 요인들이다.

05 **정답** ①
순수실험설계는 유사실험설계나 원시실험설계와 비교해 보았을 때 내적 타당도를 위협하는 요소들을 엄격히 통제한 연구설계이다.

06 **정답** ②
명목척도는 속성을 분류하기 위해서 숫자를 사용할 뿐이며 수량적 정보에는 의미가 없다. 혈액형, 성별 등이 해당한다. 체중의 경우 비례척도에 해당한다.

07 **정답** ④

내적 일치도는 구성하는 문항이 어느 정도까지 동일한 개념을 측정할 수 있는가를 검사하는 방법으로 다중항목 척도에 있어서 측정오차를 사정할 수 있는 수단이다. ④는 검사자 간 측정 신뢰도에 해당하는 내용이다.

08 **정답** ①

어의 구별척도는 태도를 측정하기 위해 양극에 상반된 형용사를 두고 측정하는 것을 말한다.

09 **정답** ②

쉽게 표본을 선정하기 위해서 조사자가 임의로 외래한 곳에서 표본을 추출하였기 때문에 해당 표집방법은 확률표집방법이라고 말하기 어렵다.

10 **정답** ③

서열식 질문의 경우 항목이 너무 많으면 응답자가 순위를 결정하기 힘들기 때문에 10개 미만의 항목으로 정하는 것이 일반적이다.

11 **정답** ①

간호연구의 문제점은 다양하게 정리할 수 있는데, 환자 중심의 연구가 부족하고, 임상과 교육에 괴리가 있으며, 실제로 활용 가능한 연구가 부족하고, 반복연구가 부족한 점 등이 있다.

12 **정답** ③

간호사의 교육적 배경이 무엇이든 간에 연구능력은 필요하다. 간호연구 영역에서 교육수준별 기대되는 역할은 다르다.

13 **정답** ③

다른 연구자가 연구하더라도 같은 연구결과를 얻을 수 있게 연구를 진행하는 것은 양적연구의 특성이다.

14 **정답** ②

충분한 자금이 있다면 연구 수행이 쉽겠지만 실험연구에서도 조작할 수 없는 독립변수가 있는 경우, 조작이 윤리적으로 어려운 경우, 시간의 제한이 있는 경우, 대상자의 협조가 어려운 경우 등 다양한 연구 진행의 한계점이 있다.

15 **정답** ③

폐쇄형 설문지는 개방적 설문지보다 구조적으로 단순하기 때문에 회수율이 일반적으로 높은 특징을 가진다. 또한, 그렇기 때문에 계량적 분석이 용이하다는 특징을 가지고 있다.

16 **정답** ①

가상의 인터뷰를 만들어 연구결과를 허위로 날조하는 행위는 연구 부정행위의 유형 중 위조에 해당하는 내용이다.

17 **정답** ③

사전동의에 대한 내용을 설명할 때는 대상자에게 말로 전달하는 것이 중요하다. 일반적으로 연구자들은 참여자가 동의서에 서명하게 함으로써 사전동의를 문서로 남긴다.

18 **정답** ③

코딩북에 들어갈 변수명은 컴퓨터가 인식할 수 있는 정도를 고려하여 연구자가 명명하는 것으로 꼭 가설의 내용과 일치할 필요는 없다.

19 **정답** ④

변수가 등간척도나 비율척도와 같이 연속변수로 측정된 것일 때 중요한 의미를 가지는 대푯값은 평균값이다.

20 **정답** ①

제1종 오류는 type-1 error, α-error라고도 명명하며 유의미하지 않은 결과를 의미가 있다고 해석하는 경우의 오류를 말한다. 유의수준을 변화시킴으로써 감소시킬 수 있다.

21 **정답** ②

동일한 집단을 대상으로 평균을 비교하는 것으로 짝비교 t 검정이 가장 적절한 통계방법이다. 프리드먼 검정은 3개 이상의 측정결과를 분석하는 비모수적 통계방법이다. 카이제곱 검정은 두 변수 간의 통계적 유의성을 확인하는 비모수 검정방법이다.

22 **정답** ①

실험연구에서 외생변수를 통제하기 위하여 대상자를 자연스러운 환경이 아닌 연구에 영향을 미치는 요소를 제거한 환경에 두고 연구를 진행해야 한다.

23 **정답** ②

일반적으로 면접 전에 왜 이런 조사를 하며, 왜 피면접자의 의견 진술이 필요하고, 조사가 피면접자에게 어떤 이익을 주는 것인지에 대해 자세히 설명함으로써 피면접자의 관심을 불러일으킬 수 있다.

24 **정답** ①

연구에 사용된 통계 기법은 연구논의 결론 부분에 기술되는 내용이다. 연구방법 부분에는 설계, 대상자, 도구, 절차에 대한 상세한 내용이 기술되어야 한다.

주관식 해설

01 **정답** 유의수준이란 오류의 허용수준으로 집단 간의 차이가 변수의 조작이나 중재가 아닌 우연에 의해 발생할 확률과 비교하기 위해 사용된다.

해설 유의수준(significance level)은 통계적인 가설 검정에서 사용되는 기준값이다. 일반적으로 α로 표시하고 95%의 신뢰도를 기준으로 한다면 0.05(1 − 0.95) 값을 유의수준이라고 한다.

02 **정답** ① 전향적 코호트 연구(prospective cohort study)
② 후향적 코호트 연구(retrospective cohort study)

해설 특정 인자에 노출되는 것이 질병발생에 영향을 미치는지 알아보고자 할 때 진행하는 연구를 코호트 연구라고 한다. 전향적 코호트 연구란 먼저 추정되는 원인을 조사하고 시간이 지남에 따라 추정되는 효과를 관찰하는 미래지향적인 연구이다. 예를 들어, 흡연과 폐암과의 관계를 시차를 두고 관찰하는 경우가 이에 해당한다. 이와 대조적으로 후향적 코호트 연구는 기존의 기록된 자료를 이용하여 연구를 진행하는 코호트 연구를 말한다.

03 **정답** ① 사생활 유지와 비밀보장
② 연구내용을 모두 알 권리

해설 문제와 같이 윤리적 보호를 위해 연구대상자들은 크게 4가지 즉, 해 입지 않을 권리, 사생활 유지와 비밀보장, 자기결정의 권리 그리고 연구내용을 모두 알 권리를 가진다.

04 **정답** 연구환경을 통제하기 어렵다, 연구대상자를 통제하기 어렵다 등

해설 간호연구에서 과학적 연구진행에는 여러 어려움이 있는데 간략히 요약하면 다음의 4가지 요인이 있다.
① 연구환경에 대한 통제의 어려움
② 연구대상자 통제의 어려움
③ 윤리적 어려움
④ 객관적인 측정방법의 어려움

간호과정론

01	02	03	04	05	06	07	08	09	10	11	12
②	③	③	③	③	④	③	②	①	④	②	②
13	14	15	16	17	18	19	20	21	22	23	24
③	③	④	①	③	③	②	②	①	①	③	①

주관식 정답	
01	① 자신에게 알려진 영역 ② 남에게 알려진 영역
02	① 1차적 자료와 2차적 자료 • 1차적 자료 : 대상자의 진술 – "우측다리를 반 이상 잃게 될지는 몰랐어요." 　　　　　　　　 간호사의 관찰 – 흐느낌. 간호사 신체검진 시 거부적으로 반응하여 소리침 • 2차적 자료 : 최근 교통사고, 다리 절제술 ② 간호진단 : 사고와 수술로 인한 신체상실과 관련된 신체상 혼란
03	① 목표달성 여부 ② 판단을 지지하는 자료
04	① 항암제와 스테로이드 제제는 면역능력을 저하시킨다. ② 잠재적인 감염위험에 대한 정보를 제공한다.

01 **정답** ②
　공정한 마음가짐은 편견 없는 판단을 내리는 것을 의미한다.

02 **정답** ③
　간호과정에서 사용되는 지적인 기술은 의사결정, 문제해결 및 비판적 사고이다.

03 **정답** ③
　결과계획에서는 간호사가 대상자의 건강문제들을 해결하기 위해 문제해결순서를 정하고 대상자의 상태가 어떻게 변화되길 바라는지 결정해 기대결과를 설정해야 한다.

04 **정답** ③
　③ 문제분류체계의 4가지 영역을 설명하고 있으며 중재체계는 간호사가 대상자에게 제공한 서비스를 서술할 수 있게 하는 간호활동 목록으로 3가지 수준으로 나뉜다.

05 **정답** ③
　대상자의 실제 상태를 평가하기 위해 사용되는 지표는 5점 척도이며 1점이 가장 바람직하지 못한 상태, 5점이 가장 바람직한 상태를 의미한다.

06 **정답** ④
　간호현상은 ICNP의 8개의 상위 축, 즉 간호현상의 초점, 판단, 빈도, 기간, 위치, 신체 부위, 가능성, 분포로 설명이 가능하며 간호현상 분류 축이 '가능성'인 경우 그에 해당하는 예가 잠재성이다.

07 **정답** ③
　흉부 X선 촬영상 폐울혈이 나타나는 경우 체액 과다를 의심해 볼 수 있다.

08 **정답** ②
　움직이거나 자세를 변경할 때 어지럽고 실신할 것 같은 증상은 저혈압이나 뇌혈류 부족으로 발생한다.

09 **정답** ①

파킨슨 질환의 경우 쉬고 있을 때 떨리는 반면 소뇌 질환의 경우 의도적으로 움직일 때 떨림이 나타난다.

10 **정답** ④

의학적 진단은 그 병리에 대한 인간의 반응을 반드시 고려하지는 않는다.

11 **정답** ②

자료분석은 간호 틀에 기반을 둔다.

12 **정답** ②

문제의 예시는 부정확하거나 불완전한 자료수집과 관련 있다. 대상자나 간호사 중에 어느 한쪽이 속어, 은어, 전문용어를 사용하거나 대상자가 정보를 정확히 제공하지 않아 완전한 자료수집이 안 되었을 때 오류가 발생할 수 있다.

13 **정답** ③

이해한다는 측정 불가능한 동사이다. 알다, 생각나다, 느낀다, 인정한다, 배운다 등도 측정 불가능한 동사에 해당한다.

14 **정답** ③

임상 경로는 특정 상태에 있는 모든 환자가 공통적으로 지니고 있는 요구에 대한 것으로 환자의 독특한 요구가 고려되지 않을 수 있다.

15 **정답** ④

하나의 간호목표나 간호결과에는 하나의 행동 동사만을 기술한다.

16 **정답** ①

자가간호 수행능력은 스스로를 돌볼 수 있는 능력을 말하며 자신이 가진 역량보다 치료적 요구가 클 때 자가간호결핍이 나타난다.

17 **정답** ③

사고의 기록에서 대상자는 발생한 상황을 기록한 그 상황에 의해 유발되는 자동적 사고를 두 줄 기록지에 기록한다. 그 상황과 관련된 정서 반응까지 추가하면 세 줄 사고 기록지가 된다.

18 **정답** ③

③ 동행해줌에 대한 설명이다. 동행해줌(companioning)은 대상자와 함께 있어 주는 행위로 곁에서 시간을 함께 보내며 말벗이 되어 주는 것이다.

19 **정답** ②

간호 질 평가 구조, 과정, 결과 평가로 나누어 평가하고 간호과정 평가는 환자 진행과정에 대한 결과를 평가하는 것이다.

20 **정답** ②

이미 효과가 없다고 확인된 중재가 계속 수행될 수 있기 때문에 효과가 없는 중재도 평가진술문에 기록한다.

21 **정답** ①

① 예시와 부합한다. 기대결과가 활력 징후의 정상 범위이므로 이것을 지침으로 활력 징후를 측정해야 한다.

22 정답 ①

① 정서에 대한 설명이다. 기분은 일정기간 지속되는 주관적 감정 상태로 그 깊이, 강도, 변화를 관찰하고 슬픈지, 우울한지, 절망적인지, 불안한지, 화나는지, 행복한지, 고양되어 있는지 등을 기술한다.

23 정답 ③

단백질과 칼로리가 풍부한 음식을 섭취하도록 권장해야 한다.

24 정답 ①

단백뇨는 비뇨기계 감염 혹은 임신성 고혈압을 의미한다.

주관식 해설

01 정답 ① 자신에게 알려진 영역
② 남에게 알려진 영역

해설 자기 인식은 자기평가와 타인평가의 바깥에서 일어나며 사람의 가치, 태도, 신념, 행동, 정서, 욕구의 고유한 패턴을 나타낸다. 조하리창은 자기의 표상이며 자기 인식을 증가시킬 때 사용할 수 있는 도구이다.

02 정답 ① 1차적 자료와 2차적 자료
• 1차적 자료 :
대상자의 진술 – "우측다리를 반 이상 잃게 될지는 몰랐어요."
간호사의 관찰 – 흐느낌. 간호사 신체검진 시 거부적으로 반응하여 소리침
• 2차적 자료 : 최근 교통사고, 다리 절제술
② 간호진단 : 사고와 수술로 인한 신체상실과 관련된 신체상 혼란

해설 문제확인에 영향을 미치는 중요한 정보나 자료인 단서는 대상자의 주관적 진술인 1차적 자료와 가족, 다른 보건의료인, 진단검사결과의 2차적 자료로 나뉜다.

03 정답 ① 목표달성 여부
② 판단을 지지하는 자료

해설 평가진술문은 목표달성 여부에 대한 판단과 판단을 지지하는 자료로 기술하며 간호결과분류나 다른 표준화된 결과와 지표 사용 시 평가진술문 형태는 변경될 수 있다.

04 정답 ① 항암제와 스테로이드 제제는 면역능력을 저하시킨다.
② 잠재적인 감염위험에 대한 정보를 제공한다.

해설 사정과 관련된 활동과 중재에는 이와 관련된 이론적 근거가 필요하다.

간호지도자론

01	02	03	04	05	06	07	08	09	10	11	12
②	④	③	③	④	④	③	②	②	①	②	③

13	14	15	16	17	18	19	20	21	22	23	24
②	①	②	④	③	③	④	③	④	③	④	②

주관식 정답	
01	① 투입이나 산출을 변경한다. ② 비교대상을 변경하거나 비교대상이 투입과 산출을 변경하도록 영향을 미친다.
02	① 직무단순화 ② 직무확대
03	① 완전연결형 ② Y형
04	① 낙상 위험 요인 ② 간호기록

01 **정답** ②

카츠(Katz, 1974)는 관리의 기술을 실무적 기술, 인간적 기술, 개념적 기술로 구분한다. 실무적 기술은 관리자가 전문화된 활동을 수행하는 데 필요한 기술, 지식, 방법, 테크닉 및 장비 등을 사용하는 능력이다.

02 **정답** ④

길리스(Gillis)는 간호관리를 체계이론 관점에서 볼 때 투입, 전환과정, 산출, 피드백의 기전을 가진다고 하였다. 산출에는 간호 생산성의 향상과 연구결과도 포함된다.

03 **정답** ③

피들러는 상황적합이론에서 리더십의 효과를 높이기 위해 관리자의 리더십 개발 교육 훈련보다 관리자 개인의 리더십 유형과 상황 특성이 적합하도록 관리자를 적정 배치하는 것이 중요하다고 보았다.

04 **정답** ③

지원적 리더십은 구성원들의 복지와 욕구에 관심을 보이며 리더의 행동이 개방적이고 친절하며 구성원들을 동등하게 보는 것이다.

05 **정답** ④

목표설정의 중요요소는 목표의 구체성, 목표수준, 구성원의 참여, 결과에 대한 피드백, 목표에 대한 수용성이다.

06 **정답** ④

맥클랜드는 성취동기이론에서 인간의 상위욕구인 친교욕구, 권력욕구, 성취욕구가 인간행동의 80%를 설명한다고 하였다.

07 **정답** ③

직무분석의 방법은 관찰법, 면접법, 질문지법, 중요사건법, 작업표본방법이 있으며 ③은 작업표본방법에 대한 설명이다.

08 **정답** ②

베너(Benner, 1984)는 임상간호 우수성에 대한 연구에서 간호사가 사용하는 6가지 권력, 즉 변혁적 권력, 통합적 권력, 옹호 권력, 치유 권력, 참여적·긍정적 권력, 문제해결 권력에 대해 기술하였다. 해당 내용은 변혁적 권력에 대한 예이다.

09 정답 ②

집단사고에 빠지면 새로운 정보나 변화에 민감하게 반응하지 못하고 전문가의 조언이나 자문을 무시하며 문제 인식을 소극적으로 하게 된다.

10 정답 ①

문제의 설명은 명목집단법이며 명목집단법은 의사결정에 참여한 모든 조직구성원이 상호 간의 대화 없이 각자 독립적으로 자신의 의견을 제시할 수 있어 타인의 영향력을 줄일 수 있다.

11 정답 ②

영역 Ⅰ은 공개적 또는 개방적 영역으로 행동, 느낌, 동기가 자신과 타인에게 알려진 영역이다.

12 정답 ③

그레이프바인은 인사이동 즈음하여 발생하는 여러 소문이나 동료·상사에 대한 입바른 평가 혹은 불평 등이 속한다. 발설자를 비난하지 않는 것이 오히려 전략적이다.

13 정답 ②

직능 조직은 라인 조직처럼 모든 의사결정이 조직의 상층에서 이루어지는 명령 형태로 그 내용이 하달되는 피라미드식 중앙구조 형태를 취한다.

14 정답 ①

조직의 기본자산인 자금, 인력, 생산설비 등을 창출, 관리하는 프로세스는 자산창출 프로세스이다.

15 정답 ②

행동갈등은 어떤 상황 속에서 두 가지 이상의 행동이 양립할 수 없을 때 발생하는 갈등으로, 어떤 개인이나 집단이 다른 사람이 수용할 수 없는 모욕적인 말이나 행동을 할 때 발생한다.

16 정답 ④

개인 간 갈등의 원인은 개인적 요인, 업무적 요인, 조직적 요인 3가지로 나뉘며 조직적 요인은 제한된 자원, 의사소통의 결핍, 조직계층의 복잡성, 산만한 의사결정, 만장일치 요구, 불명확하고 비합리적인 정책, 원칙과 규범 등이 있다.

17 정답 ③

규범적-재교육적 전략은 사람을 사회 문화나 규범에 따라서 행동하는 존재로 가정하며 사람의 합리성과 논리성을 배제하고 태도나 가치관 같은 요인을 고려한다.

18 정답 ③

파스칼과 아토스, 피터스와 워터맨은 7가지의 조직문화 요소로 공유가치, 전략, 구조, 관리시스템, 구성원, 관리기술, 리더십 스타일을 들고 있다. ③은 관리기술에 대한 설명이며 관리시스템은 조직의 기본가치와 보상제도 및 인센티브, 경영정보와 의사결정 시스템 등이다.

19 정답 ④

좋은 목표의 설정은 SMART로 설명할 수 있으며 S는 구체적인(Specific), M은 측정할 수 있는(Measurable), A는 달성 가능한(achievable), R은 결과 지향적인(Result-oriented), T는 시간이 정해져 있는(Time-bounded)이다.

20 정답 ③

파레토 법칙은 전체 원인의 20%가 결과의 80%를 발생시킨다는 법칙으로 2대 8의 법칙이라고도 한다.

21 정답 ④

공격적 행동의 목적은 단순히 자신의 감정이나 생각을 솔직히 표현하기보다는 상대방을 지배하려는 것이다.

22 **정답** ③

처벌 효과는 예방 효과나 개선 효과가 불가능하다고 판단할 때에 최종적으로 위반 행동을 중단시키거나 재발을 방지할 목적으로 벌칙을 적용하여 강력한 제재 조치를 강구하는 것이다. ③은 개선 효과와 관련 있다.

23 **정답** ④

주사, 경구, 패치를 포함한 모든 마약은 이중잠금장치가 있는 마약장에 보관한다.

24 **정답** ②

환경관리는 시설 구비 기준, 침대 간격, 차단막, 환경 청소 및 소독, 환기 등과 관련 있다. 직원감염 프로그램과 노출 후 관리는 근무자 관리에 해당한다.

주관식 해설

01 **정답** ① 투입이나 산출을 변경한다.
② 비교대상을 변경하거나 비교대상이 투입과 산출을 변경하도록 영향을 미친다.

해설 조직구성원들이 불공정성을 지각할 때 긴장감을 줄이기 위해 투입이나 산출을 변경하거나 비교대상이 투입과 산출을 변경하도록 영향을 미치거나 타 부서로의 이동, 결근, 이직 등을 통해 그 상황을 벗어나려고 하게 된다.

02 **정답** ① 직무단순화
② 직무확대

해설 직무설계의 방법은 직무단순화, 직무순환, 직무확대, 직무충실화 4가지가 있다.
직무단순화는 과업의 양을 줄여서 분업과 전문화를 증대시키고 과학적 관리의 산업공학적 전통에 입각한 직무 구조와 방식이다. 직무확대는 한 사람이 맡아서 수행하는 직무를 보다 다양하게 하여 작업의 수와 종류를 증가시키는 방법이다.

03 **정답** ① 완전연결형
② Y형

해설 의사소통 네트워크 유형에는 사슬형, Y형, 수레바퀴형, 원형, 완전연결형이 있다. 해당 내용에서는 완전연결형과 Y형에 관해 설명하고 있다. 완전연결형은 구성원 전체가 서로 의견이나 정보를 자유의지에 따라 교환하는 형태로 주로 비공식적인 커뮤니케이션 방법이다. Y형은 다른 부서나 집단에 속한 사람들이 서로 의사소통하기 위해 조정자가 필요한 경우 사용가능하다.

04 **정답** ① 낙상 위험 요인
② 간호기록

해설 간호사는 낙상예방 관리지침에 따라 환자의 낙상 위험 요인을 사정하고 낙상예방 중재를 계획 및 시행한다. 낙상 고위험군은 매 근무조마다 낙상 수행 활동에 대한 간호기록을 1회 이상 하는 것이 권장된다.

간호윤리와 법

01	02	03	04	05	06	07	08	09	10	11	12
②	②	②	①	④	②	③	②	②	①	①	④

13	14	15	16	17	18	19	20	21	22	23	24
②	③	③	②	②	②	③	①	③	③	②	④

	주관식 정답	
01	① 간호과오 ② 간호과실	
02	① 주요사항 불고지 ② 지시사항 등 불이행	
03	① 진료받을 권리 ③ 비밀을 보호받을 권리	② 알 권리 및 자기결정권 ④ 상담, 조정을 신청할 권리
04	① 윤리적 의무 ② 실천행동	

01 정답 ②

대부분 의료소송은 합의나 화해로 끝나는 경우가 많다.

02 정답 ②

의료업무상 과실로 인해 사람을 사망에 이르게 한 경우 과실치사죄에 따른 형사책임이 따른다.

03 정답 ②

간호사고를 조직적으로 예방하기 위한 방안은 사건 보고 및 의사소통체계를 마련하는 것이다. 사건보고 와 인사고과를 분리시켜 불이익에 대한 두려움 때문 에 간호사고를 숨기지 않도록 해야 한다.

04 정답 ①

기본임무수행의 의무는 의료법상 간호사의 의무이며 환자 간호요구에 대한 관찰, 자료수집 간호판단 및 요양을 위한 간호 등이 포함된다.

05 정답 ④

동의 없이 이루어지는 치료는 부정적 효과가 없다 하더라도 법적 폭행이다.

06 정답 ②

설명의무에는 고지 설명, 조언 설명, 안전 설명, 자 기결정권 설명, 처치거부 시 설명이 있다. 문제의 내 용은 조언 설명에 관한 내용이다.

07 정답 ③

채무불이행, 불법행위로 인한 손해배상 범위는 통상 손해와 불법손해로 나뉘며 피해자에게만 존재하는 특별한 사정에 의해 발생하는 손해는 특별손해이다.

08 정답 ②

민법상 손해배상 청구권의 대표적인 발생원인에는 채무불이행(민법 제390조)과 불법행위(민법 제750조) 가 있다.

09 **정답** ②

간호사가 간호활동을 정확하고 사실대로 기록하는 일인 간호기록은 직접간호를 하는 것만큼이나 중요하다.

10 **정답** ①

간호기록의 원칙에는 정확성, 적합성, 완전성, 간결성, 적시성이 있다. ①은 완전성에 대한 설명이다.

11 **정답** ①

HIV 감염인을 진단하거나 감염인의 시체를 검안한 의사 또는 의료기관은 24시간 이내에 진단, 검안한 사실을 관할 보건소장에게 신고한다.

12 **정답** ④

감염인에 대하여 업무상 알게 된 비밀인 경우 법에 따른 명령이나 다른 법령으로 정하고 있는 경우 또는 본인의 동의가 있는 경우를 제외하고는 재직 중에는 물론 퇴직 후에도 감염인에 대하여 업무상 알게 된 비밀을 누설해서는 안 된다.

13 **정답** ②

문제의 설명은 악행 금지의 원칙과 관련된다. 아울러 기증자로부터 받은 장기로 인해 기증자가 보유하고 있는 에이즈 등의 감염성 질환이나 암 등 다른 질병을 옮겨 받는다면 오히려 해를 받는다는 예도 부합된다.

14 **정답** ③

장기는 사람의 내장 그 밖에 손실되거나 정지된 기능회복을 위하여 이식이 필요한 조직으로서 고형장기 7종(심장, 간장, 췌장, 신장, 폐, 소장, 췌도)과 조직 2종(골수, 안구)이 해당한다.

15 **정답** ③

심폐소생술은 특수 연명의료에 해당한다. 일반 연명의료에는 관을 이용한 영양공급, 수분과 산소 공급, 체온유지, 배변과 배뇨 도움, 욕창 예방, 진통제 투여, 일차 항생제 투여 등이 있다.

16 **정답** ②

환자의 연명의료 중단에 관한 결정이 진정이 아니거나 의학적으로 비합리적이면 이를 거부할 수 있다. 만약 담당 의료진이 의학적인 이유로 거부하였음에도 환자의 결정이 확고할 경우 다른 의료인 또는 병원윤리위원회에 알려 타당성을 재평가해야 한다.

17 **정답** ②

아기들이나 반사회성 인격장애의 경우 '도덕적인 관념이 없는'에 속하며 옳고 그름을 인식하지 못하는 것이다.

18 **정답** ②

간호사가 환자의 실질적인 권리를 보호해주는 환자의 옹호자로서의 역할이 강조되고 있다.

19 **정답** ③

자율성 존중의 원칙이 제한을 받는 경우로 환자의 외적 제약이 있으며 여기에는 병원 환경, 자원의 이용 가능성, 금전적 자원이 있다.

20 **정답** ①

문제의 질문은 사정단계에서 할 수 있는 질문으로 사정단계에서는 윤리적 문제의 규명과 자료수집을 하게 된다. 이 단계에서는 이 윤리적 상황에서 특별한 이슈는 무엇이며 주어진 상황에서의 윤리적 문제가 무엇인지를 질문하게 된다.

21 정답 ③

권력접근에서 보는 전문직의 가장 핵심적인 특성은 자율성이다.

22 정답 ③

구성원들에게 다른 직업으로 전환하기 어렵게 하여 전문직이 최종 직업이 되도록 하는 것은 전문직 문화이다.

23 정답 ②

의료법 제19조, 한국간호사 윤리강령 3번째 항목, 의무지향적 이론 등에서 신의에 관한 내용을 명시하고 있다.

24 정답 ④

전문가로서의 간호사 의무는 한국 간호사 윤리강령의 영역으로 각론은 간호사와 대상자, 전문가로서의 간호사 의무, 간호사와 협력자의 총 3개의 영역으로 구성되어 있다.

주관식 해설

01 정답 ① 간호과오
② 간호과실

해설 간호과오는 평균 수준의 간호사에게 요구되는 업무상의 주의의무를 게을리하여 환자에게 인신상의 손해를 발생하게 한 것이다.
간호과실은 환자에 대한 간호사의 의무태만 결과로 손상, 상해, 손해의 발생 등 구성요건이 갖추어져 간호과오로 인한 책임에 있어 인과관계가 입증된 것을 말한다.

02 정답 ① 주요사항 불고지
② 지시사항 등 불이행

해설 환자가 의사에게 진료를 의뢰함에 있어 주요사항을 불고지한 경우나 치료에 협조하지 않

는 경우 이를 지시사항 등 불이행으로 보고 환자의 과실을 인정한다.

03 정답 ① 진료받을 권리
② 알 권리 및 자기결정권
③ 비밀을 보호받을 권리
④ 상담, 조정을 신청할 권리

해설 환자는 성별, 나이, 종교, 신분 및 경제적 사정 등을 이유로 건강에 관한 권리를 침해받지 아니한다. 환자는 자신의 질병이나 치료방법에 대해 충분한 설명을 듣고 자세히 물어볼 수 있으며 이에 관한 동의 여부를 결정할 권리를 가진다. 환자는 진료와 관련된 신체상, 건강상의 비밀과 사생활 비밀을 침해받지 아니하며 의료서비스 관련 분쟁이 발생했을 때 상담과 조정을 신청할 권리를 가진다.

04 정답 ① 윤리적 의무
② 실천행동

해설 딜레마란 두 가지 중 하나를 선택하는 것이 정해져 있는데 어떤 쪽을 선택해도 바람직하지 못한 결과가 나오는 곤궁한 상황을 뜻하며 간호사는 그 역할과 체계의 변화에서 수많은 윤리적 갈등에 부딪히게 되며 바람직한 윤리적 의사결정을 해야 한다.

컴퓨터용 사인펜만 사용

년도 학위취득과정인정시험 답안지(객관식)

★ 수험생은 수험번호와 응시과목 코드번호를 표기(마킹)한 후 일치여부를 반드시 확인할 것.

전공분야

성명

(1)

4 | – | – | – |

수험번호

(2)
① ② ③ ●

※ 감독관 확인란
(응시자수)
(연번)

감독관 확인란
일

관리번호
(응시자수)
(연번)

과목코드

| 교시코드 | ① ② ③ ④ |

응시과목
1 ① ② ③ ④
2 ① ② ③ ④
3 ① ② ③ ④
4 ① ② ③ ④
5 ① ② ③ ④
6 ① ② ③ ④
7 ① ② ③ ④
8 ① ② ③ ④
9 ① ② ③ ④
10 ① ② ③ ④
11 ① ② ③ ④
12 ① ② ③ ④
13 ① ② ③ ④
14 ① ② ③ ④
15 ① ② ③ ④
16 ① ② ③ ④
17 ① ② ③ ④
18 ① ② ③ ④
19 ① ② ③ ④
20 ① ② ③ ④
21 ① ② ③ ④
22 ① ② ③ ④
23 ① ② ③ ④
24 ① ② ③ ④

과목코드

응시과목
1 ① ② ③ ④
2 ① ② ③ ④
3 ① ② ③ ④
4 ① ② ③ ④
5 ① ② ③ ④
6 ① ② ③ ④
7 ① ② ③ ④
8 ① ② ③ ④
9 ① ② ③ ④
10 ① ② ③ ④
11 ① ② ③ ④
12 ① ② ③ ④
13 ① ② ③ ④
14 ① ② ③ ④
15 ① ② ③ ④
16 ① ② ③ ④
17 ① ② ③ ④
18 ① ② ③ ④
19 ① ② ③ ④
20 ① ② ③ ④
21 ① ② ③ ④
22 ① ② ③ ④
23 ① ② ③ ④
24 ① ② ③ ④

답안지 작성시 유의사항

1. 답안지는 반드시 컴퓨터용 사인펜을 사용하여 다음 보기와 같이 표기할 것.
   보기 잘된표기: ●
   잘못된 표기: ⊘ ⊗ ① ⊙ ◐ ○

2. 수험번호 (1)에는 아라비아 숫자로 쓰고, (2)에는 ● "와 같이 표기할 것.

3. 과목코드는 뒷면 "과목코드번호"를 보고 해당과목의 코드번호를 찾아 표기하고,

4. 응시과목란에는 응시과목명을 한글로 기재할 것.

5. 교시코드는 문제지 전면의 교시를 해당란에 ● "와 같이 표기할 것.
   한번 표기한 답은 긁개나 수정액 및 스티커 등 어떠한 방법으로도 고쳐서는 아니되고, 고친 문항은 "0"점 처리함.

[이 답안지는 마킹연습용 모의답안지입니다.]

년도 학위취득과정
인정시험 답안지(주관식)

★ 수험생은 수험번호와 응시과목 코드번호를 표기(마킹)한 후 일치여부를 반드시 확인할 것.

전공분야

성   명

과목코드

교시코드 ① ② ③ ④

수	험	번	호
4	-		
① ② ③ ●			
		(1)	
		(2)	

답안지 작성시 유의사항

1. ※란은 표기하지 말 것.
2. 수험번호 (2)란, 과목코드, 교시코드 표기는 반드시 컴퓨터용 싸인펜으로 표기할 것
3. 교시코드는 문제지 전면 의 교시를 해당란에 컴퓨터용 싸인펜으로 표기할 것.
4. 답란은 반드시 흑·청색 볼펜 또는 만년필을 사용할 것.
   (연필 또는 적색 필기구 사용불가)
5. 답안을 수정할 때에는 두줄(=)을 긋고 수정할 것.
6. 답란이 부족하면 해당답란에 "뒷면기재"라고 쓰고 뒷면 '추가답란'에 문제번호를 기재한 후 답안을 작성할 것.
7. 기타 유의사항은 객관식 답안지의 유의사항과 동일함.

※ 감독관 확인란	
	인

번호	※1차점수	※1차채점	※차확인	응시과목	목과	※2차확인	※2차채점	※2차점수
1	① ⑥ ② ⑦ ③ ⑧ ④ ⑨ ⑤ ⑩							⓪ ① ⑥ ② ⑦ ③ ⑧ ④ ⑨ ⑤ ⑩
2	① ⑥ ② ⑦ ③ ⑧ ④ ⑨ ⑤ ⑩							⓪ ① ⑥ ② ⑦ ③ ⑧ ④ ⑨ ⑤ ⑩
3	① ⑥ ② ⑦ ③ ⑧ ④ ⑨ ⑤ ⑩							⓪ ① ⑥ ② ⑦ ③ ⑧ ④ ⑨ ⑤ ⑩
4	① ⑥ ② ⑦ ③ ⑧ ④ ⑨ ⑤ ⑩							⓪ ① ⑥ ② ⑦ ③ ⑧ ④ ⑨ ⑤ ⑩
5	① ⑥ ② ⑦ ③ ⑧ ④ ⑨ ⑤ ⑩							⓪ ① ⑥ ② ⑦ ③ ⑧ ④ ⑨ ⑤ ⑩

컴퓨터용 사인펜만 사용

독도 학위취득과정인정시험 답안지(객관식)

★ 수험생은 수험번호와 응시과목 코드번호를 표기(마킹)한 후 일치여부를 반드시 확인할 것.

전공분야

성명

수험번호

(1)

(2)

과목코드

응시과목

1	①	②	③	④		8	①	②	③	④	15	① ② ③ ④
2	①	②	③	④		9	①	②	③	④	16	① ② ③ ④
3	①	②	③	④		10	①	②	③	④	17	① ② ③ ④
4	①	②	③	④		11	①	②	③	④	18	① ② ③ ④
5	①	②	③	④		12	①	②	③	④	19	① ② ③ ④
6	①	②	③	④		13	①	②	③	④	20	① ② ③ ④
7	①	②	③	④		14	①	②	③	④	21	① ② ③ ④

교시코드 ① ② ③ ④

22 ① ② ③ ④
23 ① ② ③ ④
24 ① ② ③ ④

답안지 작성시 유의사항

1. 답안지는 반드시 컴퓨터용 사인펜을 사용하여 다음 [보기]와 같이 표기할 것.
   정답된 표기: ● 잘못된 표기: ⊗ ⊙ ◑ ○ ◐
2. 수험번호 (1)에는 아라비아 숫자로 쓰고, (2)에는 "●"와 같이 표기할 것.
3. 과목코드는 뒷면 "과목코드번호"를 보고 해당과목의 코드번호를 찾아 표기하고,
4. 응시과목란에는 응시과목명을 한글로 기재할 것.
5. 교시코드는 문제지 전면의 교시를 해당란에 "●"와 같이 표기할 것.
   한번 표기한 답은 긁거나 수정액 및 스티커 등 어떠한 방법으로도 고쳐서는 안되며, 고친 문항은 "0"점 처리함.

※ 감독관 확인란
(인)

관 리 번 호

(연번)

(응시자수)

과목코드

응시과목

1	①	②	③	④		8	①	②	③	④	15	① ② ③ ④
2	①	②	③	④		9	①	②	③	④	16	① ② ③ ④
3	①	②	③	④		10	①	②	③	④	17	① ② ③ ④
4	①	②	③	④		11	①	②	③	④	18	① ② ③ ④
5	①	②	③	④		12	①	②	③	④	19	① ② ③ ④
6	①	②	③	④		13	①	②	③	④	20	① ② ③ ④
7	①	②	③	④		14	①	②	③	④	21	① ② ③ ④

22 ① ② ③ ④
23 ① ② ③ ④
24 ① ② ③ ④

년도 학위취득과정
인정시험 답안지(주관식)

★ 수험생은 수험번호와 응시과목 코드번호를 표기(마킹)한 후 일치여부를 반드시 확인할 것.

전공분야

성명

과목코드

	① ② ③ ④ ⑤ ⑥ ⑦ ⑧ ⑨ ⑩
	① ② ③ ④ ⑤ ⑥ ⑦ ⑧ ⑨ ⓪
	① ② ③ ④ ⑤ ⑥ ⑦ ⑧ ⑨ ⓪
	① ② ③ ④ ⑤ ⑥ ⑦ ⑧ ⑨ ⓪
	① ② ③ ④ ⑤ ⑥ ⑦ ⑧ ⑨ ⓪

교시코드

① ② ③ ④

수험번호

(1)					
4	—			—		—	
(2)	① ② ③ ●	① ② ③ ④ ⑤ ⑥ ⑦ ⑧ ⑨ ⓪	...

응시과목

※ 번 호	※ 1 차 점수	※ 1 차 채점	※1차확인	응 시 과 목	※2차확인	※ 2 차 채점	※ 2 차 점수
1	⓪ ① ② ③ ④ ⑤	⑥ ⑦ ⑧ ⑨ ⑩					⓪ ① ② ③ ④ ⑤ ⑥ ⑦ ⑧ ⑨ ⑩
2	⓪ ① ② ③ ④ ⑤	⑥ ⑦ ⑧ ⑨ ⑩					⓪ ① ② ③ ④ ⑤ ⑥ ⑦ ⑧ ⑨ ⑩
3	⓪ ① ② ③ ④ ⑤	⑥ ⑦ ⑧ ⑨ ⑩					⓪ ① ② ③ ④ ⑤ ⑥ ⑦ ⑧ ⑨ ⑩
4	⓪ ① ② ③ ④ ⑤	⑥ ⑦ ⑧ ⑨ ⑩					⓪ ① ② ③ ④ ⑤ ⑥ ⑦ ⑧ ⑨ ⑩
5	⓪ ① ② ③ ④ ⑤	⑥ ⑦ ⑧ ⑨ ⑩					① ② ③ ④ ⑤ ⑥ ⑦ ⑧ ⑨ ⑩

답안지 작성시 유의사항

1. ※란은 표기하지 말 것.
2. 수험번호 (2)란, 과목코드, 교시코드는 반드시 컴퓨터용 싸인펜으로 표기할 것
3. 교시코드는 문제지 전면 의 교시를 해당란에 컴퓨터용 싸인펜으로 표기할 것.
4. 답란은 반드시 흑·청색 볼펜 또는 만년필을 사용할 것. (연필 또는 적색 필기구 사용불가)
5. 답안을 수정할 때에는 두줄(=)을 긋고 수정할 것.
6. 답란이 부족하면 해당답란에 "뒷면기재"라고 쓰고 뒷면 '추가답란'에 문제번호를 기재한 후 답안을 작성할 것.
7. 기타 유의사항은 객관식 답안지의 유의사항과 동일함.

※ 감독관 확인란

(인)

컴퓨터용 사인펜만 사용

냐도 학위취득과정인정시험 답안지(객관식)

★ 수험생은 수험번호와 응시과목 코드번호를 표기(마킹)한 후 일치여부를 반드시 확인할 것.

전공분야

성 명

(1) 4 _ _ _

(2) 수 험 번 호

과목코드

응시과목

1	① ② ③ ④	14 ① ② ③ ④
2	① ② ③ ④	15 ① ② ③ ④
3	① ② ③ ④	16 ① ② ③ ④
4	① ② ③ ④	17 ① ② ③ ④
5	① ② ③ ④	18 ① ② ③ ④
6	① ② ③ ④	19 ① ② ③ ④
7	① ② ③ ④	20 ① ② ③ ④
8	① ② ③ ④	21 ① ② ③ ④
9	① ② ③ ④	22 ① ② ③ ④
10	① ② ③ ④	23 ① ② ③ ④
11	① ② ③ ④	24 ① ② ③ ④
12	① ② ③ ④	
13	① ② ③ ④	

교시코드 ① ② ③ ④

과목코드

응시과목

1	① ② ③ ④	14 ① ② ③ ④
2	① ② ③ ④	15 ① ② ③ ④
3	① ② ③ ④	16 ① ② ③ ④
4	① ② ③ ④	17 ① ② ③ ④
5	① ② ③ ④	18 ① ② ③ ④
6	① ② ③ ④	19 ① ② ③ ④
7	① ② ③ ④	20 ① ② ③ ④
8	① ② ③ ④	21 ① ② ③ ④
9	① ② ③ ④	22 ① ② ③ ④
10	① ② ③ ④	23 ① ② ③ ④
11	① ② ③ ④	24 ① ② ③ ④
12	① ② ③ ④	
13	① ② ③ ④	

답안지 작성시 유의사항

1. 답안지는 반드시 컴퓨터용 사인펜을 사용하여 다음 보기와 같이 표기할 것.
   보기) 잘된 표기: ● 잘못된 표기: ⊘ ⊗ ⊙ ◑ ○ ◐

2. 수험번호 (1)에는 아라비아 숫자로 쓰고, (2)에는 "●"와 같이 표기할 것.

3. 과목코드는 뒷면 "과목코드번호"를 보고 해당과목의 코드번호를 찾아 표기하고,
   응시과목란에는 응시과목명을 한글로 기재할 것.

4. 교시코드는 문제지 전면의 교시를 해당란에 "●"와 같이 표기할 것.

5. 한번 표기한 답은 긁거나 수정액 및 스티커 등 어떠한 방법으로도 고쳐서는
   아니되고, 고친 문항은 "0"점 처리함.

※ 감독관 확인란

(인)

감독관 확인란

관 리 번 호

(연번)

(응시자수)

년도 학위취득과정
인정시험 답안지(주관식)

전공분야

성명

★ 수험생은 수험번호와 응시과목 코드번호를 표기(마킹)한 후 일치여부를 반드시 확인할 것.

과목코드

① ② ③ ④ ⑤ ⑥ ⑦ ⑧ ⑨ ⑨		
① ② ③ ④ ⑤ ⑥ ⑦ ⑧ ⑨ ⑨		
① ② ③ ④ ⑤ ⑥ ⑦ ⑧ ⑨ ⑨		
① ② ③ ④ ⑤ ⑥ ⑦ ⑧ ⑨ ⑨		
① ② ③ ④ ⑤ ⑥ ⑦ ⑧ ⑨ ⑨		

교시코드

① ② ③ ④

수 험 번 호

4	–	① ② ③ ●

(1)

(2)

| ① ② ③ ④ ⑤ ⑥ ⑦ ⑧ ⑨ ⓪ |
| ① ② ③ ④ ⑤ ⑥ ⑦ ⑧ ⑨ ⓪ |
| ① ② ③ ④ ⑤ ⑥ ⑦ ⑧ ⑨ ⓪ |

답안지 작성시 유의사항

1. ※란은 표기하지 말 것.
2. 수험번호 (2)란, 과목코드, 교시코드 표기는 반드시 컴퓨터용 싸인펜으로 표기할 것
3. 교시코드는 문제지 전면 의 교시를 해당란에 컴퓨터용 싸인펜으로 표기할 것.
4. 답란은 반드시 흑·청색 볼펜 또는 만년필을 사용할 것. (연필 또는 적색 필기구 사용불가)
5. 답안을 수정할 때에는 두줄(=)을 긋고 수정할 것.
6. 답란이 부족하면 해당답란에 "뒷면기재"라고 쓰고 뒷면 칸기란에 문제번호를 기재한 후 답안을 작성할 것.
7. 기타 유의사항은 객관식 답안지의 유의사항과 동일함.

※ 감독관 확인란

⑩

응시과목

번호	※1차점수	※1차채점	※2차확인	응 시 과 목	※2차채점	※2차점수
1	⓪① ② ③ ④ ⑤ ⑥ ⑦ ⑧ ⑨ ⑩					⓪① ② ③ ④ ⑤ ⑥ ⑦ ⑧ ⑨ ⑩
2	⓪① ② ③ ④ ⑤ ⑥ ⑦ ⑧ ⑨ ⑩					⓪① ② ③ ④ ⑤ ⑥ ⑦ ⑧ ⑨ ⑩
3	⓪① ② ③ ④ ⑤ ⑥ ⑦ ⑧ ⑨ ⑩					⓪① ② ③ ④ ⑤ ⑥ ⑦ ⑧ ⑨ ⑩
4	⓪① ② ③ ④ ⑤ ⑥ ⑦ ⑧ ⑨ ⑩					⓪① ② ③ ④ ⑤ ⑥ ⑦ ⑧ ⑨ ⑩
5	⓪① ② ③ ④ ⑤ ⑥ ⑦ ⑧ ⑨ ⑩					⓪① ② ③ ④ ⑤ ⑥ ⑦ ⑧ ⑨ ⑩

년도 학위취득과정인정시험 답안지(객관식)

컴퓨터용 사인펜만 사용

★ 수험생은 수험번호와 응시과목 코드번호를 표기(마킹)한 후 일치여부를 반드시 확인할 것.

전공분야

성명

(1) 4

(2)

수험번호

응시과목

과목코드

교시코드
① ② ③

답안지 작성시 유의사항

1. 답안지는 반드시 컴퓨터용 사인펜을 사용하여 다음 보기와 같이 표기할 것.
   보기 잘된표기: ●
   잘못된 표기: ⊘ ⊗ ● ◐ ○ ○○●

2. 수험번호 (1)에는 아라비아 숫자로 쓰고, (2)에는 "●"와 같이 표기할 것.

3. 과목코드는 뒷면 "과목코드번호"를 보고 해당과목의 코드번호를 찾아 표기하고,
   응시과목란에는 응시과목명을 한글로 기재할 것.

4. 교시코드는 문제지 전면의 교시를 해당란에 "●"와 같이 표기할 것.

5. 한번 표기한 답은 긁거나 수정액 및 스티커 등 어떠한 방법으로도 고쳐서는
   아니되고, 고친 문항은 "0"점 처리함.

응시과목

	① ② ③ ④			① ② ③ ④
1	① ② ③ ④		14	① ② ③ ④
2	① ② ③ ④		15	① ② ③ ④
3	① ② ③ ④		16	① ② ③ ④
4	① ② ③ ④		17	① ② ③ ④
5	① ② ③ ④		18	① ② ③ ④
6	① ② ③ ④		19	① ② ③ ④
7	① ② ③ ④		20	① ② ③ ④
8	① ② ③ ④		21	① ② ③ ④
9	① ② ③ ④		22	① ② ③ ④
10	① ② ③ ④		23	① ② ③ ④
11	① ② ③ ④		24	① ② ③ ④
12	① ② ③ ④			
13	① ② ③ ④			

과목코드

응시과목

	① ② ③ ④			① ② ③ ④
1	① ② ③ ④		14	① ② ③ ④
2	① ② ③ ④		15	① ② ③ ④
3	① ② ③ ④		16	① ② ③ ④
4	① ② ③ ④		17	① ② ③ ④
5	① ② ③ ④		18	① ② ③ ④
6	① ② ③ ④		19	① ② ③ ④
7	① ② ③ ④		20	① ② ③ ④
8	① ② ③ ④		21	① ② ③ ④
9	① ② ③ ④		22	① ② ③ ④
10	① ② ③ ④		23	① ② ③ ④
11	① ② ③ ④		24	① ② ③ ④
12	① ② ③ ④			
13	① ② ③ ④			

※ 감독관 확인란

(인)

관리번호
(연번)
(응시자수)

★ 수험생은 수험번호와 응시과목 코드번호를 표기(마킹)한 후 일치여부를 반드시 확인할 것.

**년도 학위취득과정
인정시험 답안지(주관식)**

전공분야

성 명

과목코드

교시코드

수 험 번 호

답안지 작성시 유의사항

1. ※란은 표기하지 말 것.
2. 수험번호 (2)란, 과목코드, 교시코드는 반드시 컴퓨터용 싸인펜으로 표기할 것.
3. 교시코드는 문제지 전면 의 교시를 해당란에 컴퓨터용 싸인펜으로 표기할 것.
4. 답란은 반드시 흑·청색 볼펜 또는 만년필을 사용할 것. (연필 또는 적색 필기구 사용불가)
5. 답안을 수정할 때에는 두줄(=틀) 긋고 수정할 것.
6. 답안이 부족하면 해당답란에 "뒷면기재"라고 쓰고 뒷면 추가답란에 문제번호를 기재한 후 답안을 작성할 것.
7. 기타 유의사항은 객관식 답안지의 유의사항과 동일함.

※ 감독관 확인란

(인)

※ 감독관 확인란

좋은 책을 만드는 길
독자님과 함께하겠습니다.

도서나 동영상에 궁금한 점, 아쉬운 점, 만족스러운 점이
있으시다면 어떤 의견이라도 말씀해 주세요.
시대고시기획은 독자님의 의견을 모아 더 좋은 책으로 보답하겠습니다.

www.sidaegosi.com

시대에듀 독학사 간호학과 4단계 전과목 벼락치기
(간호연구방법론 / 간호과정론 / 간호지도자론 / 간호윤리와 법)

초 판 발 행	2021년 11월 19일 (인쇄 2021년 08월 18일)
발 행 인	박영일
책 임 편 집	이해욱
저 자	유형주·편보경
편 집 진 행	송영진·양희정
표 지 디 자 인	박종우
편 집 디 자 인	차성미·박서희
발 행 처	(주)시대고시기획
출 판 등 록	제10-1521호
주 소	서울시 마포구 큰우물로 75 [도화동 538 성지 B/D] 9F
전 화	1600-3600
팩 스	02-701-8823
홈 페 이 지	www.sidaegosi.com
I S B N	979-11-383-0398-9 (13510)
정 가	20,000원

※ 이 책은 저작권법의 보호를 받는 저작물이므로 동영상 제작 및 무단전재와 배포를 금합니다.
※ 잘못된 책은 구입하신 서점에서 바꾸어 드립니다.